中國近代中醫藥期刊彙編

第一輯

35

中西醫學報

上海辭書出版社

目録

中華民國六年八月出版

中西醫學報

第八年第一期

本期之目錄

本報全年十二冊本埠洋八角四分中國境內洋九角六分日本臺灣洋一元零八分香港南洋各島洋一元三角二分零售每冊洋一角上海英大馬路泥城橋西龍飛馬車行西首間壁三十九號丁福保醫寓發行

日商 仁壽堂大藥房廣告

●醫療用各種藥品●醫療用各種器械●工業用各種藥品●棉花繃帶材料●閨閣用各種化裝品●代售各售靈藥

敬啓者本大藥房專向日本著名各大廠販運上等原封藥品並寄種仁丹　日月水　中將湯　胃活　靈效丸等著名靈藥茲値交易伊始特廉價發售以廣招徠賜顧者請認明牌號庶不致誤此佈

上海虹口吳淞路O字第一五〇號 仁壽堂大藥房謹啟

電話第四〇五七番

花柳病救護法序

陳邦賢 冶愚

傳染病有二種一曰急性傳染病一曰慢性傳染病慢性傳染病之最劇者又有二種一曰肺結核一曰花柳病據人間死亡數言之死於慢性傳染病者決不少於急性傳染病而其爲害於人急性者與慢性者亦不同彼百斯篤、虎列剌、赤痢、能於一時奪幾萬人間之生命實爲至危險之病幸不時常流行流行苟止則其害亦無然肺結核、花柳病、則非必卽傷人命惟次第損其健康且其害不止在罹病者之一人并延及子孫毒及社會至人種亦因以退化故其禍實不讓急性傳染病

今試舉一千八百九十九年、急性與慢性傳染病、德國之死亡統計則知死亡總數爲七十二萬五千八百零一人其中痘瘡死者十四人窒扶斯死者四千四百零五人猩紅熱死者一萬二千一百三十六人合計一萬六千五百五十五人然慢性傳染病、則肺結核患者、已有六萬八千四百零八人當急性傳染病全體之四倍占死亡總數之十分之一

爲花柳病而死者其統計雖甚難知然苟思慢性腦病、脊髓病、內臟諸病、所斃之男子其原因皆爲梅毒感染之故又考方生即死及生無幾時而即死之小兒皆先天梅毒并爲婦人科病所死之婦人其原因皆爲淋病傳染之故則可以知花柳病者之死亡數亦不多讓於結核病之死亡數也

世間花柳病患者其數若干德國常調查之當千九百年四月三十日德國政府命全國醫師以其一日中所治療之花柳病患者數報告政府於是應其命而報告者爲醫師全體百分之五十二即爲半數有餘而患者之總數有四萬九千零二人寇氏又謂德國花柳病患者一日平均約十萬人即人口千人中有三人蓋實有以上統計之二倍數云德國素重衛生檢徵嚴密染花柳病者當如此之衆况吾國向無娼妓檢徵者乎

吾國花柳病繁衍之地以上海廣東等處爲最即以上海論娼妓約五千人以上恐此五千人中無一不染花柳毒者每人每日與一人交接則每日即有五人遊客染花柳毒者以一月統計之染花柳毒者則有十五萬人以三十人中一人染花柳重症而致死者計之則每月當死亡五千人若以每十人中一人染淋病或梅毒而致盲目穿孔

殘疾、等者計之則每月當有一萬五千人假使此十五萬人再傳播於其妻或遺傳於其子女因以流產、或早殤、或衰弱、等若以其數計之則更不知增幾許倍矣

上海一隅染花柳毒者當如此之多況吾國地大物博數千倍於上海之地乎吾國警察既無檢黴之說而吾國醫者、又多不明其花柳病之眞正原因以致染花柳病者愈染愈多愈趨愈劇卽此一端已足亡吾國而有餘矣夫花柳病包括梅毒、淋病、軟性下疳、三者之總稱也其病菌各不相同有一人同時感染此菌、而又感染彼菌者無一人因一種菌而併發數病者更無以一種藥丸、藥粉、或藥水、而能統治一切花柳病者故市儈所售之花柳藥率多欺詐非但無效而且有害試以染花柳病者、損失之醫藥費、約略計之每人至少數約十元若以一月十五萬人統計每月需損失一百五十萬元上海一隅每年需損失一千八百萬元若以全國染花柳病者損失之醫藥費集而興海軍整國防倡實業修內政亦何患國家不能與列强相抗衡耶

花柳病、非全不能治愈之病也亦非全能治愈之病也惟視治之者之方法爲何如耳軟性下疳、除異常症治則必愈淋病、梅毒治得其道則未有不愈者治不得其道雖卽治愈恐亦不免有再發之虞故花柳病之治療救護關係於生命及殘疾者甚大吾國

花柳病救護法序　四

旣乏良醫更鮮花柳病書籍此邦賢之所以編纂花柳病救護法也此書分上下二編上編總論專述花柳病之慘害俾未染者讀之得以警省下編各論分述軟性下疳、淋病、梅毒、等種種救護之方法俾已染者讀之不必延醫僅可自行治療按法施治必獲奇效卽當世醫者讀之亦如獲臨牀之寶典也愿海內同志一嘗試之

花柳病問答

葉藎伯

問何謂花柳病。

答因狎妓而傳染之惡疾。謂之花柳病。

問花柳病如何傳染而來。

答與有花柳病毒之妓女交接。或健康之婦女。與有花柳毒之男子交接。陰莖及陰部稍有微細之創傷。則病菌卽乘之侵入體內。漸漸發展其勢力。而全體遂蒙其害。此外與患者接吻。及同用一切器具。（如手巾、便桶、被褥、等類）亦能傳染本病。

問花柳病共分幾種。

答花柳病之種類甚繁。然普通大別之爲四種。卽梅毒、淋病、下疳、横痃、是也。梅毒卽俗所謂楊梅瘡。淋病俗名白濁。下疳有軟性硬性之別。横痃又名便毒。倘破潰卽俗所謂魚口也。

梅毒篇

問梅毒症狀之深淺。可分爲幾期。

答可分爲三期。 病勢初起爲第一期。 病狀大顯爲第二期。 病毒深入臟腑爲第三期。

問第一期之症狀如何。

答病毒感染後。伏在人體內約一星期或三星期之久。然後始漸漸發出。起初男子則於龜頭。女子則於大陰唇間。發生無痛而微痒之小硬結。此卽硬性下疳。過數十日後。遂破潰流出膿汁。鼠蹊部淋巴腺亦腫起硬而且大之核。按之不甚疼痛。此卽無痛性橫痃。爲梅毒漸蔓及全身之徵候也。

問第二期之症狀如何。

答經過第一期後。若不治斷根。則病勢漸移入第二期。此時硬性下疳及橫痃已愈後三四十日。或一年以上。初覺周身疲倦。頭痛。男子則於龜頭頸圍近部。女子則於陰唇陰核等處。生灰白色、或微紅色之扁平贅肉。漸至顏面四肢亦發大如豌豆之紅疹。又或爲水泡及膿泡之疹。卽俗所謂楊梅瘡是也。同時又惡寒發熱。骨節疼痛。喉痛（均於夜間爲甚。）頸部生瘰癧。陰門肛門等處潰爛。爪甲及齒牙變形等。此時如治不得法。則必陷於最危險之三期梅毒。

問第三期之症狀如何。

答經過第二期後。病勢再增進。則陷於三期。此時病毒漸漸破壞全體諸器官。於是全身皆生瘰癧。前額及腿頸骨起橡皮腫。不能屈伸。更進則疼痛化膿。或成瘻孔。眼睛耳聾。鼻梁陷沒。聲音嘶嗄。於是全身組織。悉被破壞。而大命以傾。

問何謂惡性梅毒。

答梅毒往往於第一期中。突然發現二期症狀。又突然移行於第三期者。此爲惡性梅毒。其毒更爲猛烈。

問第一期梅毒之療法如何。

答初起時之硬性下疳。須以强烈之腐蝕藥腐蝕之。而裹以沃度仿綿紗。輕者約一星期卽可治愈。惟仍宜急服全身驅黴劑。

問第二三期之梅毒療法如何。

答宜施全身驅黴療法。如汞劑及沃度劑等。或內服。或注射。或外塗。惟最特效者。莫妙於注射新六零六。NEOSALVARSAN收效確而且速。并能斷根。

問新六零六與舊六零六比較。孰優孰劣。

答舊六零六效力雖好。但副作用太多。新六零六又名九百十四。效力旣極確實。又無副作用。卽體質虛弱者。注射亦無防害。故患者甯用新六零六爲佳。
問六零六注射何處爲最宜。
答六零六注射法有三種。一爲皮下注射。一爲筋肉注射。一爲靜脈注射。三種中以靜脈注射效驗爲最確實。故近今醫生。已不甚賞用皮下及筋肉之注射法。而多行手腕靜脈之注射。但此種手術。尋常人斷不能行。非熟諳之醫生施行不可。
問六零六有無流弊。
答有心臟疾病。及血管疾病之人。不宜注射六零六。此外均無流弊。

下疳橫痃篇

問下疳有幾種。
答有兩種。卽硬性下疳。軟性下疳是也。
問何謂硬性下疳。
答硬性下疳爲梅毒之起點。其症狀已詳載第一期梅毒中。
問何謂軟性下疳。
答軟性下疳者。男子則生在包皮內葉。或包皮外緣。包皮繫帶等處。女子則生在陰唇腔口等處。係大如帽針或大如豌豆之潰瘍。疼痛出膿。且蔓延性極廣。有多數之發生。甚至有陰莖全部皆潰爛者。

問軟性下疳有無併發症。

答常與急性橫痃併發。

問下疳之療法如何。

答硬性下疳初起時。當用濃厚石炭酸腐蝕之。或切除患部。如已潰爛。則用沃度仿謨撒布。或用甘汞次硝蒼、撒布。如呈硬結節者。則貼水銀硬膏。

軟性下疳。宜先以昇汞水、或石炭酸水、洗滌患部。而後以沃度仿謨、及次沒石子酸蒼鉛、或阿依洛芬、等撒布於潰瘍上。然後覆以綿紗或油紙。而終施繃帶。

問何謂橫痃。

答橫痃往往與梅毒、淋病、軟性下疳、等併發。生在鼠蹊部。(即兩跨間)係硬而且大之核。紅腫疼痛。步行不便。急性者且發熱惡寒。病勢增劇。則化膿破潰。於是病毒由血管而入全身。

問橫痃之療法如何。

答塗搽沃度丁幾。或水銀軟膏。（惟二藥不可併用）如再不消散。則須施切除術。然非手術熟諳之醫師行之不可。

淋病篇

問淋病有幾種分別。

答有急性、慢性、前尿道淋、後尿道淋、之分。

問何謂急性淋病。

答初起時尿道口微癢。漸漸流出黏液。閉塞尿道口。時欲放尿而又困難。病勢再進。則尿道化膿。含有極烈之膿菌。小便時異常疼痛。晚間就寢。陽物自然勃起。

問何謂慢性淋病。

答慢性淋病者。係由急性淋病未經治愈。以致釀成慢性症狀。放尿時有黃色之粘液物混於尿中。早起時被膿汁粘着尿道口。以致小便困難疼痛。

問何謂前尿道淋。後尿道淋。其診斷法如何。

答淋毒僅限於尿道之前部者。爲前尿道淋。如兼侵及尿道後部者。卽併發後尿道淋。其診斷法。先使患者一次放尿。分入二個玻璃盃。視兩盃所貯之尿。其色混濁如一者。是有後尿道淋之併發症。如前盃混濁後盃不混濁者大抵無後尿道淋併發之徵矣。此外又有一診斷法。先以硼酸水洗淸前尿道部。而後放尿。若其尿全無混濁及膿液者。則是無後尿道淋之確徵。反之則是有後淋之證也。

問淋病有無他種之併發症。

答淋病往往併發睪丸炎。副睪丸炎。尿道狹窄炎。攝護腺炎。關節炎。精囊炎。精系炎。

問試將以上種種併發症舉其大略。

答睪丸炎副睪丸炎者。均係睪丸腫大。急性者甚至惡寒發熱。如兩睪丸均受淋毒。則失製造精液之機能。往往不能生育。此爲淋病最易併發之症也。

尿道狹窄炎者。係尿道腫脹。放尿時非常困難。小便極細。如尿道蓄不潔之物過多。必致不能放尿。往往於陰莖外面或肛門周圍穿孔。此中放出之尿。常混膿汁。直爲終身不治之症。凡患淋病久不治愈者。多有釀成此症。

攝護腺炎者。卽會陰部腫脹。生如栗子大之硬結。(或大如雞卵)發熱惡寒。大便時疼痛。甚至化膿。結果頗危。

關節炎者。係淋毒侵入全身關節。致發腫脹疼痛。甚至發熱。手足不能伸屈。如係惡性者。則必化膿。極難醫治。（按此與尋常關節炎不同）。

精囊炎及精系炎者。係淋毒由輸精管而入精囊。則起精囊炎。其症狀係腰部疼痛。往往夢遺。或精中混有血液。倘病勢再增進。則變爲精系炎。於是股部亦牽扯疼痛。

問女子之淋病如何。

答女子之淋病。亦係尿道口、子宮口、流出點滴之濃液。放尿時疼痛灼熱。併有一種微癢之感。最易惹起淫慾。慢性者。則較急性痛苦稍減。然更難治愈。

問女子淋病中。以何種併發症爲最多。

答女子淋病。最易惹起淋毒性直腸炎。及淋毒性子宮諸病。

問何謂淋毒性直腸炎。

答女子淋毒最易由肛門侵入直腸。於是腸粘膜腫脹。並流出多量之膿液。而發惡臭。大便時有一種極劇之疼痛。往往肛門亦起炎症。又發生痔瘡。此症若不速治愈。將來必變成潰瘍。致肛門狹窄。危險實不堪言也。

問何謂淋毒性子宮諸疾患。

答淋毒由尿道侵入子宮。往往發生子宮外膜炎。子宮內膜炎。子宮實質炎等。此等炎症之疼痛。頗似分娩時之陣痛而腹部腰部如以手壓之。痛苦尤甚。尿意頻數。大便困難。惡寒發熱。子宮內時時流出膿血及白帶。若成慢性。則分泌物源源不絕。並起精神沉鬱。頭痛暈眩等病。倘不速治愈。必致波及喇叭管、卵巢、腹膜等部。發炎而死。

問此外男女淋病尤易惹起何種疾患。

答男女淋菌。誤入眼中。必發生淋毒性結膜炎。往往失明。

問男女淋病宜內服何藥。

答內服宜拔爾撒謨劑。蓽澄茄末。撒曹。撒魯兒。撒里必林。布里洛林。烏華烏爾矢葉等。如陰莖勃起者。則宜臭素劑。

問男女淋病宜外用何藥。

答外治藥宜先用殺菌劑。如蛋白化銀。亞爾克寧。過滿俺酸加里等。注入尿道。待淋菌消失後。再用收斂劑。如硫酸亞鉛。硫酸銅。依比知阿兒明礬。鉛糖等。注入尿道。其分量須視病之深淺而定。此外又有各種併發症。宜施行手術及器械療法者。非普通人所能通曉。故從略。

問淋病有何種特效注射藥。

答近今新出之淮科欽注射。頗有效果。

問淋病之急性、慢性、前淋、後淋、是否同一治法。

答治法大略相同。惟後淋尙須用通尿管。及其他之尿道器械插入療法。因過涉專門。非醫生不能施行。故從略。

花柳病之預防法及調養法

問豫防花柳病有善法否。

答以絕跡靑樓爲最善之法。如已與患者交接。卽於交接後。用百分之二之硝酸銀水。滴二滴於尿道口。滴二滴於繫帶。又有用如意帶。亦可免感染者。然不幸觸破。仍是不妥。在女子則於事後宜用潔淨綿花。醮千倍之昇汞水。洗拭陰部。如防間接傳染。則於公共游戲場中手巾茶碗等。萬不可用。

問花柳病之調養法如何。

答玆將花柳病之調養法十四條詳列於後。

一　身體必須安靜。一切用力之動作（如乘馬競走等事）均當嚴禁。房事尤不可犯。

二　宜清心寡慾。勿閱誨淫之書畫。勿手淫。勿近狎友。

三　衣服宜寬鬆。不可太緊太重。

四　臥床宜寒暖適度。不可過暖。被褥尤須清潔。

五　飲食宜易消化。與富有滋養性之物。一切辛辣、堅硬、油膩、及酒類等。有刺激性者。均當嚴禁。因此等食品。不特易致神經興奮。惹起淫慾。且有增進病勢之危。

六　晚餐宜少食。不可過飽。

七　患者臥之姿勢。宜向內側或外側。不可仰臥。恐陰莖接觸被褥。易誘勃起。

八　須勤於洗浴。可蕩滌皮膚惡毒。活動血液。如患淋病者。且可稍輕患部之痛苦。

九　便秘最易增重病勢。故遇秘結時。必須服輕瀉劑以通利之。

十　陰部必須清潔。如患淋病者。小便後可用白布浸硼酸水洗拭龜頭、陰囊、諸部。女子則洗拭陰唇、陰道、會陰、等處。

十一　龜頭睪丸腫脹者。當施冷罨法。卽用綿紗浸硼酸及鉛糖水而冷罨患部。（以帶提起。以免搖動。）或塗搽別剌敦那軟膏。依比知阿兒軟膏。水銀軟膏等。

十二　接觸淋病之手指及手巾等。絕不可用以拭目。否則淋菌入目。必發極劇之結膜炎。至於失明。

十三 宜多飲牛乳。不特能滋養身體。又可通利小便。最宜於患淋病之人。

十四 臥房之窗。務須常開。以流通淸潔之空氣。免致臭穢蓄於室內。

中風病中西治療之大要

馬孟元

原因　西名腦出血又名卒中即腦之血管破裂而血液溢出之病也多因精神感動及動脈內膜炎等所致四十歲以上之人多患之男子尤多於女子於遺傳素因大有關係並由飲酒過度及傳染梅毒等而致而身軀短矮頸項肥滿食量過健之人尤易患之

症候　前驅期頭痛眩暈耳鳴眼花全身倦怠語言蹇滯四肢知覺鈍麻等亦有無此期而一時突發者

突進期猝然卒倒人事不省脈搏大而緊張或遲滯呼吸不整且帶鼾聲顏面潮紅並歪邪不正口開流涎頓發半身不遂體溫始下降而後昇騰眼球及頭部迴轉於出血側瞳孔異大反射遲鈍四肢不收反射機能消失有時起癲癇狀痙攣不隨意利尿或閉尿其死亡時間每有不出數小時及一二日者

回復期凡病症之少輕者大抵於二十四時中即可回復然常有半身不遂出血部之反對側遂患偏癱記憶力衰滅言語不明舌之運動不能充分挺出遂頃斜於麻

痺。方面軀幹及筋肉痲痺。皮膚之反射消失。患急性褥瘡。共同偏視。是爲不良之徵候。

轉歸　有困頓床褥至數年之久者。能完全治愈者。十中不過二三。

預防法　凡具本病體質者。忌過度之勞動。宜愼膏粱。節飲食。謹房事。並時時整調便通。爲主。

療法　一、營養療法。高擧頭部。安靜身心。寬解衣帶。安臥於新鮮之空氣中。及暗室中。能嚥下者。食液性食餌。

二　內治療法

（甲）瀉利劑　血液亢進。併於腦部。抑其有餘。導之使下。此瀉利劑之應用也。

附方　治體溫亢進。顏面潮紅。大便閉結者。

甘汞　〇、五　乳糖　〇、五

右頓服。其餘瀉鹽、人工鹽、蓖麻子油等。隨便選用。但老弱而心機不正。顏面蒼白者。禁之。

（乙）鎭靜劑　腦氣震盪。則精神錯亂。擾動不甯。此鎭靜劑之應用也。

附方　治精神不安。夜不能寐。及頭痛等症。

抱水格魯拉爾　二、〇　沙列布漿　五〇、〇

陳皮舍　一〇、〇　分作二次服。

又方　治同前。

水製阿片越　〇、三　白糖　二、〇

右研和分作十包每二時服一包。

又方　治同前。

鉀溴　二、〇　鈉溴　五、〇　阿摩尼亞溴　二、〇

水　一〇〇、〇　一日三次二日分服。

(丙)變質劑。周身筋肉。麻木。痙攣。失新陳代謝之作用。此變質劑之應用也。

附方　治病後一週日促進溢血之吸收。並梅毒性患者。

沃剝　四、〇　單舍　二〇、〇　餾水　一八〇、〇

右調和一日三次二日分服。

(丁)强心劑。老弱之體。猝遘重疾。身冷。自汗。呼吸衰微。行將虛脫。此强心劑之應

用也。

附方 治心機衰弱顏面蒼白脈搏微弱而歇代者。

精製樟腦末 ○、五至 一、○ 白糖 九、○

右混和分作十包每二時服一包。

按此方如顏面潮紅體溫昇騰者不宜用之。

三 外治療法。 此病當急劇之時每有牙關緊急痰涎上擁。種種藥物有嚥下困難之虞。故下列各種外治療法不可不講求也。

(甲)灌腸法。 大便閉結腸枯血燥藥物入胃恐損眞元此灌腸法之應用也。

附方 爲通利大便之用。

大黃浸(一五、○) 一五○、○ 蓖麻子油 二○、○ 硫苦 二○、○

右爲灌腸劑。一次或二次分用之。

(乙)皮下注入法。 興奮之藥直入血行見功甚捷此皮下注入法之應用也。

附方 爲甯神安眠之用。

鹽莫 ○、一 餾水 一○、○

右調和每次注射一筒。

又方　爲强壯心臟之用治同前强心劑。

硫酸依的兒　二○、○　樟腦　二、○

右一筒至三筒行皮下注入。

又方　治病久不愈筋肉麻痺之用。

硝酸斯篤里規尼涅　○、○○五　餾水　一○、○

右每日一筒行皮下注入。

(丙)吸入法　倉猝發病氣閉痰凝關竅不利藥石難攻此吸入法之應用也。

附方　治九竅不利爲開通關竅之用。

安摩尼亞水　或炭酸安摩尼亞　各適宜。

時時嗅入之。

(丁)芥子泥塗布法　血液上行則逆下行則順刺戟足部以導血下行此芥子泥之應用也。

附方　爲引血下行之用。

用芥子和適宜之水。成爲泥狀。塗布於腓腸部。

（戊）瀉血法　血鬱不宣。壅蓄腦部。非從事外達。則內氣不舒。此瀉血法之應用也。

頭部或頸部腫脹之處。貼置水蛭或吸角。強壯者並可行刺絡法。

（已）冰囊罨法　火熱亢進。勢等燎原。姑從直折。以抑機能。此冰罨法之應用也。

頭部或頸部。貼置冰囊。

凡老弱而顏面蒼白者忌之。

（庚）電氣療法　周身肌肉頑木不仁。借用電力以資宣導。此電氣療法之應用也。

本病至二三週後。頭部用平流電氣療法。卽貼六〇平方仙米之導子於兩顳顬部。或貼一導子於患側之顳顬部。貼一導子於頸部。徐徐通一（ミリアンペール）之平流電氣。約一二分鐘。其餘痲痺之筋肉。行感傳電氣療法。

其他更有按摩法、操練法、溫浴法、鹽水浴法等。皆所以宣暢遍身之血脈。而使其除舊生新之用也。

附中醫方論　元按中風一症。西人謂之腦出血。以腦之血管破裂。而血液溢出之病也。夫腦爲一身之主宰。知覺運動。皆由此出。乃中國古來醫籍。僅言臟腑經絡皮肉筋骨。不言腦髓。粗疎之弊。更有何言。內經曰。風中五臟六腑之俞。亦爲臟腑之風。各入其門戶所中。則爲偏風。其言畧而不詳。仲景因之。著於金匱要畧曰。夫風之爲病。當半身不遂。或但臂不舉者。此爲痺。脈微而數。中風使然。又曰。邪在於絡。肌膚不仁。邪在於經。卽重不勝。邪入於腑。卽不識人。邪入於臟。舌卽難言。口流涎沫。茲數語、對於本病症狀。雖大暢厥旨。而以風邪爲病四字。印定後人眼目。遂令後學處方立論。非袪風。愈風。卽散風。疎風。但知爲外來之風邪。不知爲腦筋之自病。但知爲風邪所中。而肌肉不仁。筋骨痿縱。不知爲腦筋之自病。而知覺運動皆失其職。但知風入之淺深。而病有輕重。不知腦筋之自病。亦有淺深。輕重之不同。致令此項重症。數千年晦盲否塞。無人能抉其微。苟非西學東漸。不將長此終古乎。卽其他之驚風。痙厥等症。罔不皆涉於腦。而中醫亦未一言及此。何怪中國之於腦病。無一善治方法也。不獲已、姑就立言之較爲中肯者。摘錄數條。聊以見其梗概爾。

內經云。汗出偏沮。使人偏枯。又曰。痱之爲病。身無痛者。四肢不收。智亂不甚。其言微知可治。甚則不能言。不可治也。又曰。偏枯身偏不用而痛。言不變。志不亂。病在分腠之間。巨針取之。益其不足。損其有餘。乃可復也。（上二條以言之變與不變志之亂與不亂確可定本病之重輕）金匱曰。夫風之爲病。當半身不遂。或但臂不遂者。此爲痺。又曰。賊邪不瀉。或左或右。邪氣反緩。正氣卽急。（西醫謂出血部之反對側遂患偏癱卽是此意。故外治方法。宜在其出血部）正氣引邪。喎僻不遂。邪在於絡。肌膚不仁。邪在於經。卽重不勝。邪入於腑。卽不識人。邪入於臟。舌卽難言。口吐涎沫。（斷定病機之淺深輕重數語自是確實）

又程國彭醫學心悟中風論曰。中風有中腑中臟中血脈之殊。中腑者。中在表也。外有六經之形症。與治傷寒無異。以發汗散邪爲主。中臟者。中在裏也。其人眩仆昏冒。不醒人事。或痰聲如曳鋸。宜分臟腑寒熱而治之。假如其人素挾虛寒。或暴中新寒。則風水相遭。寒冰徹骨。而風爲寒風矣。假如其人素有積熱。或鬱火暴發。則風乘火勢。火借風威。而風爲熱風矣。爲熱風。多見閉症。其症牙關緊急。兩手握固。法當疎風開竅。先用搐鼻散吹之。次用牛黃丸灌之。若大便閉結。腹滿脹悶。火勢極盛者。以三化湯攻之。爲寒風。多見脫症。其症手撒眼合。口張聲如鼾。遺尿等。更有兩目直視。搖頭上竄。髮直如粧。

汗出如珠。皆脫絕之症。法當溫補元氣。用大劑理中湯灌之。若痰涎壅甚。以三生飲加人參灌之。（如上諸症。確爲本病之至危篤者。然未嘗無挾火挾痰所致。若參朮之滯痰。烏附之助火。用者尚宜詳審）間有寒痰壅塞。介乎閉脫之間。不便遽補者。用半夏橘紅各一兩。濃煎至一杯。以生薑自然汁對沖。頻頻灌之。其人卽醒。然後按其虛實而調之。中血脈者。中在經絡之中也。其症口眼歪邪。半身不遂。大秦艽湯主之。

元按此篇論本病治療大法。包舉靡遺。中間提出閉與脫二症。足爲臨症之金針。以此處用藥。動關生死。關頭不可不深思而明辨之。顧閱徐靈胎先生洄溪醫案以此症多由痰火風三者混合而成。法宜清火消痰。以治表。養血順氣。以治本。佐以袪風安神之品。不可急於求效。過用重劑。以致傷生。若擅用參附等藥。助痰助火。百無一生。統閱治療方案。語語皆有見地。至西醫對於本病療法。確皆注力於宣暢血脈。通利腸胃。及鎭靜腦筋。開通關竅等法。殆與徐氏方論。隱相符合。惟獨於強心劑。及皮下注入法中用樟腦。依的兒。莫爾比涅等。率皆性味燥熱。具興奮之作用。以治心臟衰弱。顏面蒼白。種種虛脫之情形。又與用參附回陽之旨不相背馳。是固因體質之不同。而用藥之爲寒爲熱。爲補爲瀉。不可執一也。聰其旨微矣。

又按西醫對於本病。多用。外。治。療。法。故於。正。氣。無。甚。傷。害。而中醫則多內服藥品。如羌防柴獨烏附天雄等。率皆。猛。烈。重。劑。刼。奪。津。液。得。毋。病。未。去。而。正。先。撥。乎要之此種症候。本多不治。卽間有可治者。亦。不。能。求。效。太。速。否。則。是。猶。入。井。之。人。而又。下。之。石。也。可。不。戒。歟。茲取方藥中之較爲和平者。分列於左。以資參考。

（甲）開通關竅法。

搐鼻散　治中風症不省人事。用此吹鼻中。有嚏者生。無嚏者難治。

細辛　皂角　半夏生用　各等分。

右爲極細末。磁瓶收貯。勿洩氣。臨用吹一二分於鼻中。

按西醫有吸入法。用阿摩尼亞水及炭酸阿摩尼等。時時吸入鼻中。卽同此意。

稀涎散　治中風牙關緊急

江子仁六粒　牙皂三錢　明礬一兩

右先化開明礬。後入二味。待礬枯爲末。每用三分。吹入喉中。爲救急弔痰開喉之用。

其餘牛黃丸、至寶丹、蘇合香丸之類。均可選用。

（乙）消痰順氣法。

二陳湯。　陳皮一錢　茯苓三錢　薑半夏一錢五分　炙甘草一錢　加大棗二枚。

水煎服。

竹瀝湯

竹瀝五分　生葛汁五分　生薑汁一分

右和勻每服半茶杯日三服。

滌痰湯　治中風痰壅舌強口不能言。

天南星薑製　枳實各一錢　製半夏二錢　白茯苓二錢　橘紅　石菖蒲

人參各八分　竹茹二錢　甘草五分

右水二盞。生薑三片。煎八分。食前服。

（丙）攻堅導滯法。

加減三化湯　治中風熱勢極甚。閉結不通。便溺阻滯者。

厚樸薑汁炒　大黃酒蒸　炒枳殼　各一錢五分

右水煎服。按此方乃攻裏之峻劑。非堅實之體。不可輕服。且中風與傷寒不同。傷寒可一下而解。中風雖下不解。有時亦用下法者。不過通其鬱熱調其腸胃而已。

(丁)養血祛風法。

加減大秦艽湯　治風中經絡。口眼歪邪半身不遂。或語言蹇澁。

秦艽一錢五分　甘草　川芎　當歸　芍藥　生地　獨活　防風
白芷　白朮　黃芩　茯苓　薄荷各一錢　水煎服。

按此方祛風之中。又兼養血。即治風先治血之理。

(戊)散風平火法。

加減貝母瓜蔞散　治中痰涎壅甚。風熱上擁。

川貝母　瓜蔞皮　天花粉各三錢　荆芥二錢　防風　黃芩各一錢五分
天南星　半夏各一錢　陳皮　薄荷各七分　甘草　黃連各五分　威靈仙一錢

水二盞。煎八分溫服。

(己)溫中散寒法。

附子理中湯　治寒風中臟。陰冷極甚。顏色蒼白。六脈沉細。吸呼衰微。脫症隨見者

製附片　淡乾薑各六分　人參二錢　白朮一錢半　甘草六分　水煎服。

加減三生飲　治同前兼寒痰壅塞之症。

生南星一錢　生附子五分　生薑一錢　生木香八分

水煎濃汁。另以人參五錢。煎汁同服。

按以上二方非眞正虛寒。未可浪用。幸勿犯徐氏之戒也。

（庚）清燥養陰法。

附方　治中風症。心中煩熱。瘖不得寐。面赤氣粗。脣舌乾燥。口渴苔黃等症。

鮮生地三錢　元參　桑葉　丹皮　連翹各二錢　羚羊片一錢　水煎服。

又方　治同前而症狀較輕者。

大生地三錢　清阿膠二錢　生牡蠣　川石斛各三錢　知母　甘菊花各二錢

水煎服。

告患胃病者

患胃疾者。每以墨守食柔軟之物。爲養生之上乘。實大謬也。胃病非一種也。有因過食或食腐惡物而起者焉。有爲單純胃加答兒者焉。有爲一發不可收拾之胃癌者焉。或因胃酸過多過少者。或因胃之運動不足者。或因胃之吸收滋養不佳者。病有種種。治法亦有種種。未能一律概之也。胃病中最多之胃酸過多症。乃因胃中酸量太多而起。患此者。覺胃部有苦悶之嘈雜。胸中溢酸。空腹時則胃發痛。此病當調薄其胃酸爲最要。服重曹或煆製麻偪涅西亞等藥。以中和其胃中之酸。此醫界之定論也。而胃酸過多之時。與其食米飯薯等含水炭素類難消化之物。不如食肉類卵等之蛋白質。易於消化之物爲愈也。萬鈞

嬰兒養育法

葉蕙如

(一)嬰兒初生後一星期內宜每日早晚各洗浴一次。一星期後。則每日一次。每次時間不可過十分鐘。又飽食後出汗後。均不可洗。

(二)嬰兒食乳。以本生母哺之最妙。惟初生一二日。母之乳頭尚未脹足。不宜劇用手擠。亦不宜使兒吮吸過久。大約廿四點鐘內。僅可哺乳三次。更兼服淸牛乳。(即用開水將牛乳兌淡)若至三日之後。乳汁發多。其味濃厚甘甜。則可盡服人乳。每兩點鐘哺一次。二個月後。則三點鐘哺一次。六個月後。則宜稍與易消化之食物。逐漸減少其乳量。十個月後。即可斷乳。惟不宜在夏間。及虎牙方出之時。

(三)倘母體過於虛弱。及患肺癆、癲癇、花柳、脚氣、水腫、熱病、乳房病等。不能自行哺乳者。只可僱乳媼代哺之。然選擇乳媼。最宜注意。否則危害殊甚。茲將選擇法分條列後。

(甲)不可過三十五歲。或不及二十歲者。

(乙)宜體氣强健。及無花柳等隱疾者。

(丙)乳頭宜以堅實凸長者爲妙。或以手按其乳部。有乳滴出者。則更合宜。

（丁）擠出之乳。以白而微藍者佳。

（戊）嬰兒服乳媼乳後。若安睡不哭者爲佳。倘嘔吐多啼。大便無常。兒體未見加重者。是乳媼不合之故。須另易之。或哺以牛乳。

（四）乳媼每日宜肉食。並宜飲牛乳。以助乳汁之發育。

（五）嬰兒十八個月後。始可稍食水菓。

（六）嬰兒大便每日約一二次。服人乳者。則爲黃色。服牛乳者。則係灰白色。若一日之間。大便數次。其色變爲赤、青、黑、或黃而稀薄。混有黏液及白塊等者。卽係病象。至小便每日約一二十次。大抵澄明無色。如有病徵。則短少而帶微黃色。育兒之家。務須留意。

（七）小兒哭啼。本是天然。但亦須時時留意。如顏面蹙緊之哭啼。或突然急迫之哭啼。或動其一部分而哭啼。或兩脚屈折於腹部而異常之哭啼等。卽須留意其口唇顏面全身之顏色。有無變化。及其他部有無損傷。

（八）衣服宜適合於時候之溫暖。並宜寬鬆。不可過緊。致礙呼吸營養。

（九）嬰兒臥室。宜空氣流通而幽靜。衾褥宜柔軟。臥之姿勢。不可仰面。然橫臥亦不宜長久偏於一方。須斟酌時間而更易之。四季皆須掛蚊帳。以防蠅蚊毒蟲等類。

（十）大人不可在小兒室內吸烟。不可使之聞過大之聲音而受驚。不可使日光直射兒面。不可使寒氣侵襲兒身。不可與以過甜之食物。不可使兒頭髮爪甲過於蓄長。

（十一）嬰兒身體萬不可行過劇之搖動。

（十二）須常用稀薄之硼酸水揩拭嬰兒頭面眼邊等處。使顏面清潔。免生一切瘡毒及各種眼病。

上列各條。皆係對於養育嬰兒必須注意之點。然此特大略而已。尚有嬰兒性情體質不同者。則須隨時體察安全處置可也。

分娩育嬰。皆為婦女萬不能免之事。曩者風氣未開。一般人民。皆從舊日習慣。衛生一道。殊不合法。以致產婦嬰兒。誤喪生命者。比比皆是。蒿如心竊憫之。比來懸壺滬瀆。以西法專門為人接產。頗荷女界之歡迎。或更有以產前產後之攝生及育兒法見詢者。雖詳為陳說。然匆促之間。仍有未盡之處。茲將經驗所得。編成妊娠時之調養法。分娩後之調養法。嬰兒養育法。逐條列後。非敢云利濟婦嬰。聊為我女界同胞之一助。閱者苟能如法實行。獲益當匪淺尠。幸勿視為平淡而忽之。

是則蕙如所謦香禱祝者也。　葉蕙如謹識

姙娠時之調養法　葉蕙如

(一)孕婦精神。第一宜愉快適度因胎兒將來產出時之活潑與否。全視母體懷孕時之心境爲轉移。故過度之喜樂、憂愁悲哀憤怒等。均不相宜。

(二)孕婦宜每日於空氣新鮮之地。爲適宜散步。大有消化飲食、爽快精神之效。然運動過度則不可。如上梯、騎馬、乘車、提携重物、或長途旅行、久坐久臥、均須嚴禁。以防半產。

(三)住屋宜光明淸潔。空氣流通。絕不可居暗室。

(四)衣服被褥宜輕暖寬鬆。不宜過緊過小。致礙呼吸及胎兒之發育。又懷孕四個月後。宜緊以腹帶。或以闊布(冬日則用法蘭絨)纏繞肚腹。以免下墜之苦。

(五)身體務須淸潔。因姙娠中皮脂腺分泌增多。尤易汚穢。故須常用溫水沐浴。然時間不可長久。乳頭宜常用酒精或燒酒揩拭。以免皮膚軟弱。將來哺乳易於損傷。

(六)宜食易於消化及有滋養性之物。凡烟、酒、芥子、辣椒、胡椒、及其他之有刺激性者。均不宜用。如係向來習慣。雖未能驟然禁絕。然僅宜食少量。若至姙娠後半期間。日不宜飽食。

(七)孕婦每易大便秘結。往往成爲痔瘡。故須常使通順。如有便秘者。可食淡泊之小菜。或於空腹時飲清水一盃。兼行適宜之運動。如仍無效。則用甘油灌腸法。或食萞麻油一食匙。大便自通。如小便不通。須用溫溼布覆於下腹部。若再無效。須請醫生診察。

(八)房事宜節制。如孕至五月以後。尤宜全然禁止。

分娩後之調養法

葉蕙如

(一)產後一星期內。宜食牛乳、雞湯、稀粥、半熟雞蛋、等流動性易消化之物。一星期後。則可擇平嗜好物而食之。但堅硬及有刺激性或肥膩等品。均宜禁忌。

(二)產後最宜平臥一星期內。不可見客談話。凡家政瑣屑及過憂過樂之事。均不可與聞。

(三)產後最初數日。須用硼酸一錢化清水一盌。洗滌產門。一日三次。以免各種不潔之微菌襲入子宮。

(四)產後十日。可以起坐。三星期後。可以自由行走。然亦不宜過度。因產後之子宮。必經六星期方能創傷復舊。收縮如常。故起居行動。愈遲愈妥。否則恐致子宮下垂。及血崩等。

(五)產後衣被務宜清潔寬鬆。所用腹帶。不宜早去。

(六)產後宜服補血劑。以恢復體力。

(七)產後大小便不通。可照姙娠調養法內第七條行之。

(八)產婦能自行哺乳最佳。不特可恢復自己之體力。且可增加小兒之營養。

(九)產後百日間。不可犯房事。

(十)產後數日如有寒熱之現象。恐係產褥熱。及猩紅熱等症。頗為危險。宜急延醫治療。切勿遲誤。如有其他之症候。亦以速治為要。

自製補血藥方

孫祖烈

補血藥水藥房出售者不下數十種。其所用之藥。大多相同。茲將藥房發行最普通之補血健胃藥名開密克爾甫特者之製法述之。以備服補血藥者之採擇。

欲造開密克爾甫特補血健胃藥。先宜製成甲乙丙三方茲特分述如左

甲方

鐵絲　五六、二五　燐酸 Acid Phosphoric　七二〇、〇　餾水　四五〇、〇

右先以燐酸與餾水傾入玻璃燒瓶中。將鐵絲用剪刀剪碎。每條約二三分長。（鐵絲宜細愈細愈佳。而溶解較易。）投入燒瓶內以酒精燈燒之。至鐵絲溶解爲止。然後以濾紙濾過即成甲方

按燐酸分量宜用天秤秤之。不可用量杯測算。例如燐酸五〇、〇。先將空量杯置天秤秤之。除去量杯之重再加上法碼五〇、〇。以燐酸倒入空量杯中。至滿該分量爲止。

乙方

光粉 Praecip Chalk　一八〇、〇　燐酸　三六、〇　餾水　一四四〇、〇

燐碱 Sadii Phosph 一三、〇　泡特裴揩 Potass Bicarbonas 一三、〇

右先以燐酸與餾水傾入瓶內。即將光粉放下。放下時分量宜少。隨倒隨以乳捧搗之。使其混和。此時切忌作一頓放下。否則必有沸氣傾出。飛濺四處。宜注意。光粉倒完。再以燐碱放下。法同前。再以泡特裴揩放入。法亦同前。三種藥倒完後。將濾紙濾過。(渣滓棄諸)卽成乙方。

丙方

哮蘭子 Coccus Cacti Grain　四五、〇　五溫糖　一〇一五、〇　餾水五四〇〇、〇

右三藥混和。置於釜內。以火燒之。待其溶解。用法蘭絨布濾之。卽成丙方。

按哮蘭子如係顆粒。宜用研缽擣碎。使成粉末。不然其中色素不能析出。

以上三方製成後。卽將該藥混和在一處。以乳捧掏和。裝入小玻璃瓶內。卽成最佳之補血健胃藥。耑治諸般貧血虛損等症。功效異常。服法一日三次。每次一大食匙。食後服用。忌茶。小兒減半。此藥製後可放置一年之久。不致損壞。

最新萬病土療法

許家慶

曾見某報記事欄。載有新聞一則云。某村女年二十歲。爲蛇咬。兩足盡腫。求診於醫者。皆無效。女父曾聞故老傳說。數百年之前。村中有女被蛇咬。將患者全體埋入土中。僅露其頭部。歷數小時而愈。於是如法泡製。將女埋入土中。僅露其頭部。經六小時。果全愈。記者又嘗聞諸某君云。余於二十五年前游南非洲時。一日。御車出遊。途中馬車顛覆。御者(土人)與余均折足。余就診於白人之醫生。費金千元。經時六週而愈。御者掘地穴。將折足埋入土中。經五日而全愈。記者又曾聞人言。住於德沙利附近之土人。名倍代劝蔭斯者。嘗罹熱病。塗泥於全身。以光乾之。俟泥乾而病愈矣。因此種種。記者於土之能已病。且有增進健康之力。深信不疑。而實驗之念尤强。自是以後。記者試之於本身。試之於數千人之患者。未嘗一次失敗。而悉著功效。今特發表此實驗之結果。凡受傷腫脹及皮膚病。用冷水和泥塗患處。無不立愈。凡患一切熱病。塗泥於身體。即能退熱。肺病則塗泥於肺上。心臟病則塗泥於心臟上。胃病則塗泥於胃上。患實扶垤利亞則塗泥於首之週圍。頭痛則塗泥於頭頂。眼痛耳痛。塗泥於眼耳。則痛立止。下腹部之病。宜塗泥於腹。夏季裸體臥於土上。祇襯毛布一層。極能增加身體之闊力。掘土爲穴。其長度闊度較人身略寬。使患者仰臥其中。除頭部外。悉埋以土。如是每日施行三十分鐘。患者之元氣。逐日增盛而疾自愈。患足冷。則每日跣足運動於土上。歷三十分鐘或一點鐘。更用冷水濯足。則足不覺其冷矣。神經衰弱者。每日跣足安步土上三十分鐘。則其人漸復其健康矣。記者極信土之效能之偉大。因欲告於全地球之同胞。俾得共享其幸福也。

土療法非新法也。新舊醫家均有行之。肺葉炎之敷土耳其泥。腮腺炎之塗井底泥。其意用以退炎耳。至咬腫折足而亦可治。須當視其傷勢。蓋土中之細菌在表層。每立方生的米突內。含細菌多至數百萬。其中如惡性浮腫菌、炭疽熱菌、破傷風菌。常存在土中。若有傷口。塗此種泥土。則此致病菌。便有機依緣其局部而病發矣。則欲用泥土以治病。不更轉以滋病乎。則又不可不察也。編者識。

女子生育學校感言

梁紹淩

閒嘗閱美國雜誌。忽有一不可思議題目。觸我眼簾。曰生育學校之成績。驟覩之。令我咄咄稱怪。嗟夫。生育本天造地設。不期然而然。不期致而致。孰維綱是。孰主張是。尙有研究餘地耶。豈非令我大惑莫解者。因沿其流以溯其源。得其課程表於他醫學報。乃爲之拍案三呌絕曰。美人之用心苦矣。其爲國民計美矣。備矣。觀止矣。蔑以加矣。曩讀孔氏書。以學養子而後嫁爲怪事。今始知其大謬不然矣。嗚呼。美人安得其不爲世界强國耶。因錄諸如下。並作感言。

生育學校設立於美國紐約。專爲女子研究生育之理。校址在闤闠之中。立法新奇。故從學者極衆。且皆富家女子也。敎員則以著名之醫學家科學家及看護婦擔任之。課程尤妙。一爲日常攝生。使起居飲食。務有節制。二爲受胎之保養。使將來生產。不致艱難。三爲分娩後之營養。避身體精神之激刺。使元氣易於回復。四爲處理幼童之身體。凡關於兒童生理組織。詳爲注意。而於身體清潔。被服清潔。尤日行之無遺。五爲研究哺乳法。(分生母乳乳母乳牛乳三種)及嬰兒生齒期之離乳法。六爲注意乳兒之食品衣服沐浴運動睡眠言語玩具種痘及傳染症之豫防。七爲離乳後之訓練。務使養成其誠實仁慈剛毅忍耐克已等良根性。而其所近之友。尤須三注意之。八則於兒童就學期。使知家庭與學校之關係。

今日之時代。何時代哉。曰競爭生存。優勝劣敗。强權家野心家奉諸爲金科玉律。醢人頭腦。扼人咽喉。以致人之死命者也。嗚呼。此蓋人民相食之秋也。智哉美人。知風雨飄零之會。種弱不可以圖存也。於是警告國人。以改良人種爲先導。生育學校。卽其嚆矢。用心之苦。建策之良。誠可謂登峯造極矣。夫國以民爲本。民從母以生。大木千尋。青青蒼蒼。其葉榮矣。然其所以致此婆娑者本也。長江九折。滔滔淙淙。其流長矣。然其所以致此浩大者源也。女界之爲國民母。非猶木之本水之源耶。胎之。生之。敎之。養之。人之所以得爲人。而總總芸芸於第三星球中。使生出無限的事業者。固母之力也。則母之責任。不綦重哉。其胎之也。猶物之製自模型也。型之優者其物優。型之劣者其物劣。巵巴卑氏曰。胎內之子。必與母性相類似。故古聖哲賢。亦嘗以胎敎爲訓。列女傳曰。古者婦人妊子。寢不側。坐不邊。立不蹕。目不視惡色。耳不聽淫聲。不食邪味。夜則令瞽叟誦詩。以道正事。大戴禮曰。周后娠成王於身。立而不跛。坐而不差。獨處不倨。雖怒不詈。皆可爲胎敎之證也。故爲孕母者。應如何以調節其心神。應如何以和藹其情性。應如何清潔其意志。又應如何謹愼其起居。固可不言而喻矣。胎教也如是。養育也何獨不然。胎兒在孕母宮中。被以胎胞。浸以溫液。溫柔舒適。何以加諸。今誕生矣。一朝舍其安樂窩。遂從事與外界相搏擊。溫潤之居處。一變爲寒燥。安適之習慣。一變爲勞動。則兒體疲勞爲何如耶。羅馬詩人有言曰。初生之兒如舟爲怒濤所破。身墜大洋中。擧目無助。須身與波浪相搏擊。韶拔氏曰。初生之兒如初燃之燭。雖有微風吹盪。亦足以觸滅之。是則胎兒情景。可想知矣。故爲母者。應若何保養其身體。若何調理其精神。若何節制其溫度。若何改良其興居。其皮膚汚穢也、又應若何清潔之。便通弗適也。又應若何注意之。他如呼吸病胃腸病傳染病之發生。又當爲之嚴密防範。更可無容置喙矣。養育也、既當如是。教導也又當何如。夫精神最易感動。莫稚子若也。性情最易陶鎔。亦莫稚子若也。稚子之性。爛然。熳然。無所謂成見。無所謂强屈。决之東方。則東流。决之西方。則西流。其將來情性。一視母教爲轉移。語云。與齊人居。不能不齊言。與楚人居。不能不楚言。蓋生於斯。長於斯。所得者亦於斯。勢也。亦理也。則爲母者。又應如何以盡教誨天職。可不思而得矣。我國俗尚早婚。韶齡已作他人婦。其於小子五官百骸。尚未遍識。遑論所謂胎教。遑論所謂母道。故其作姙婦時也。少可慮者。卽耿耿介意。難如願者。亦委曲強求。或陰險性成。或狐疑滿腹。或妒忌以害物。或縱慾以傷身。故其結果。非胎死腹中。即臨產艱苦。縱或有安全分娩者。三數日後。呱呱者亦隨天末罡風。向無定河邊去矣。其養之也。則不識撫育爲何物。言衣服、不知其溫寒。言居處、不知其良惡。汚穢加諸其耳目。尿汗浸潤其皮膚。子之哭也。則以哺乳是從。而不計其消化力。食以黍粟。給以餅酥。尤司空見慣者也。可憐哉。此無量數未來可畏之青年。竟受最親愛母氏所戮喪。抑何出人意表耶。其教之也。非督責過酷。即姑息養奸。非教以荒唐。即激之成恨。否亦導諸懈怠。縱諸驕奢。教之偷竊。以長其盜心。導之舌辯。以長其不遜。根之既苦。實何以甘。推波逐瀾。宜乎令其亘惡滔天而莫可收拾矣。故其長也即爲惡是從。爲樂是視。蔑視道德。浪擲功勳。徵逐於貨利之場。沉湎於聲色之窟。烟霞成性。顛倒晨昏。酒肉充腸。損傷脾胃。結果也。體虛矣。血耗矣。肌瘦矣。骨枯矣。生命既無所存。事業復何所有。嗚呼。吾人得以生得以成。固無一不賴之斯三者也。今若此。非胎之無方。即養之不當。非養之不當。即教之無道。國家又安得而不衰弱耶。嗟夫。半化貽羞。病夫成誚。吾人消受此惡名詞久矣。見兎顧犬。事猶未遲。力挽狂瀾。端賚現在。則生育學校之設。豈容或已哉。夫我國之民。數非不多也。材非不富也。乃政治後人。實業後人。舉凡一切之學術事業。亦無不後人。噫嘻。是何故。是何故。則愚蠢者居其半。疾病者居其半故也。然盡爲而至此則一言而蔽之曰。家庭無教育。以此無教育之半化病夫。試問復有何能力與無人道之暴鄰相抗擷。物腐而後蟲生。履霜之漸。豈一朝一夕故耶。故吾人不欲生存於地球上則已。如欲之。舍從根本上解决外不爲功。德也。智也。體也。務使女子人人俱具此資格。由家而鄉。由鄉而省。由省而國。則二十年後。庶可有奮翼瀜池之希望。否則奄奄一息。海牙和平會主人翁。固非所敢側視矣。奈何大夢沈沈。舉國同轍。其冥頑閉塞者。固無足論。即少號爲開通者。又拘於不良。社會。習慣。惡劣。道德。格言。師長。父兄。不肯以此。爲訓。言子女學生。不敢以此相問難。謂事。實。最狎。言之。可醜。而不。知茫。茫中。斷送幾許。前途。幸福矣。故吾敢大聲爲女子諸君告曰。生育者。爲女子。唯一。天職。非汚。穢事。非隱秘事。非羞恥事。乃清潔與名。貴事也。左右化功。操縱事業。光明磊落。孰過於此。佯羞畏縮。果胡爲哉。今日之女學生。非所謂文明之代表者耶。經史文學算學理化諸科。升堂者入室者。已比比是矣。而問其爲母之道。則茫然莫之知也。如此則安用其爲女子。爲。則安用其爲新中國民之母爲。總而言之。欲避。淘汰。之慘。當以。改良。人種。爲急務。改良。人。種之。先導。則以。設斯。校。爲。要圖。增其。知識。啟其。愚蒙。作未雨之綢繆。勿臨渴而掘井。

則種族淪胥。庶可挽救。苟際此千鈞一髮之會。猶曰守舊。猶曰禮化。中國之中國。尚可爲哉。尚可爲哉。基之不固。圮隨以傾。根之不茂。實將焉遂。國之本在民。民之本在母也。嗚呼。諸君以爲然否。

肉食中之牛馬鑑別法

劉超林

吾國醫學。尚屬幼稚。未能張其勢力於行政之域。故居今日而欲於飲食悉合乎衛生者。蓋亦戛戛乎其難矣。上無賢明之政府。以嚴行取締。下有奸滑之商民。而從中漁利譸張爲幻。弊端叢生。市死畜之肉者有之。市病畜之肉者有之。甚至有市感受傳染病毒之肉者。不幸售其奸計。中其病毒。大則喪生。小則攖病。生命之危。有若綴旒。政府爲保護人民生命而設。而獨於公衆之衛生。則忽焉昧焉。此則國民之大憂也。他姑勿論。僅就肉食言之。肉食以牛肉爲最普通之食品者也。而市上屠戶。有以馬肉混充之者。馬肉非常食之品。有之。必爲死馬。或老病之馬。食之每致疾病。故吾人不可無此種鑑別之智識。以獨其奸。而不受其欺。抑亦衛生之一道也。閱者諸君。其樂聞之乎。

鑑別之法。須首明牛馬二畜解剖上之異點。二畜外觀上之鑒別。夫人皆能道之。馬之頸與四肢較長於牛。馬屬奇蹄類。牛屬偶蹄類。牛有角而馬無之。如此之類。姑無論矣。

茲更詳其著明之異點如左。
(骨骼)馬骨骨端有凹凸。且甚著明。而牛則較隱。骨幹內含之流動脂質。馬則較多於牛也。牛之骶骨。乃九截結合而成。骶體與骶角相交處成正角形。馬之骶骨則五截合成。而所成之骶角。則爲鈍角。馬之骿骨凡十八對。牛則十三對。而骨片則較闊。其尙有特異者。馬項骨體長。前足具有踠骨三四塊也。
(舌)牛舌尖銳。舌面有㖔莿。故舌面凹凸不平。在舌之邊緣。此種㖔莿尤多。馬之舌尖則鈍。㖔莿少。故舌面光滑。
(內臟)牛心形尖。裹以脂網。脂網色白而質實。心底有肕骨一塊。此爲牛心之特異點。馬則無之也。牛肝大小凡兩葉。大葉在前。小葉在上後。馬肝三葉。另上有一小葉。凡四葉。牛有膽囊在肝後。馬則無之。
(肌質)馬之脂網呈深黃色。質柔軟而濕潤。嗅之有悶味。肌絲粗而色瘀黑。牛肉色深紅。肌紋幼。牛肉於宰後十二小時內。卽起僵硬。馬肉之僵硬則較遲。
如上所述。有時尙不能鑑別之者。可利用血清沉澱之理以鑑別之。法將所欲驗之肉搾出血液。而與曾注射牛血入兎體之兎血清調和。如爲牛肉。則起同性反應而致沉澱。否則不呈此作用。

尙有驗獸糭法。亦可爲鑑別之用。蓋馬肉含獸糭約千分之九至二十。牛殆無之。雖有亦甚少。

驗獸糭法）將所欲驗之肉五十瓦切碎。加水二百瓦。煑之經十五分至二十分鐘。俟冷而濾隔之。貯入試筒。加以試藥一二滴。（碘片二、〇鉀碘四、〇汽水一〇〇、〇）如有獸糭則呈淡紫色。如恐混有糭質。於試驗前程有礙者。則先以肉湯一分加醋酸二分。然後加入試藥。待其變色時而鑑定之

抑吾聞之。宣尼在魯。官司寇。鬻羔豚者弗飾賈。當是時。風俗醇樸。民無機心。而居上者又能德以服之。形以畏之。宜其臻於郅治之隆矣。邇者學術日益進。道德日益漓。種種罪惡。俱假學術以行之。是則學術之不幸也。即如牛乳。及諸種食餌。懼其日久而變腐也。則用種種之防腐藥品以攙其中。若防腐藥品如昇汞、硼石、石炭酸、沙力先、火廠連之類。悉皆劇毒之藥物也。攙於食物以售其奸。則其罪又焉可恕。故必範之以法律。而科以罪。顧檢查之證明之者。則全賴乎學術之力也。是故學術之力。直能濟法律之窮。夫如是。則此項之知識。又曷可少哉。

發疹窒扶斯病原之發見

東京醫學會雜誌七月號 馬弘道譯 浙江醫藥專門學校

從來研究發疹窒扶斯之病原者甚多。或云桿狀菌。或云雙球菌。又有主張細胞內小體者。衆說紛紛。莫衷一是。頃東京二木博士報告發疹窒扶斯之病原為一種螺旋體。於八名患者腎臟圓柱內。有七名發見同一之螺旋體。又於小流行地方檢查患者之尿。當發熱期證明有定型之螺旋體者三名。又注射其初期之血液於猿。則發病之猿尿中當發熱期亦能證明螺旋體。又於此猿之腎臟及副腎內得證明多數變形螺旋體。而對照之動物均呈陰性。此螺旋體之形態略似梅毒之螺旋體。長六至八u間有長一〇u。螺旋狀迴旋數三至五至七回。有微活潑運動。二端或一端具有短小絲系。由一般螺旋體染色法得着色。與其他之螺旋體例如回歸熱鼠咬症之螺旋體各依其形態及動物試驗之性狀容易鑑別。惟與梅毒螺旋體頗類似。可依動物試驗之狀態以鑑別之。此螺旋體之培養及免疫關係尚在研究中。認為發疹窒扶斯之病原。今可無疑。請參觀下列諸端。

一、本病毒具濾過可能性。

二、本病毒對於外界之抵抗力弱。無遠達傳染能。直接或短距離由水滴感染。故可用呼。吸。器。械。以。預。防。之。

三、虱。能。傳。播。病。毒。

四、患。者。尿。中。含。有。病。毒。能。試。驗。的。證。明。

五、病。毒。廣。汎。存。在。於。患。者。體。內。殊。以。血。液。及。諸。臟。器。爲。然。

六、本。病。不。如。回。歸。熱。及。鼠。咬。病。之。反。復。發。作。又。對。於。六。零。六。號。奏。效。不。著。

世之庸人。多以吉凶之豫兆。而自以爲喜懼。而所謂吉喜凶懼者。又皆模糊應響之談。如夢吉夢噩夢而預卜爲凶兆吉兆。見彗星而憂有戰事。聞鴉聲而懼有凶報。於此等無關之事。自信之而自憂之。甚至終日遑遑。不寗起居。嗟乎。無事自擾。曷若虛心平氣。無憂無慮。以適其心。以寗其懷之有益乎。且愚以爲與其喜懼此等迷信之吉凶前兆。不若以之警戒夏日侵人之時疫。勿使病菌乘機肆虐。健全我之胃腸。保養我之身心之較爲有實益也。無錫萬鈞

小兒看護法

孫祖基 道始

小兒初生後之數週間大抵由產婆養護之產婦之健康回復後對於保護小兒之方法詢諸產婆及富於經驗之人詳言之小兒如何沐浴如何著用衣服如何灌腸及其他之必要事項等均當一一熟考之

小兒之清潔法最爲緊要生後之一年間每日沐浴一次不特保身體之清潔幷可溫暖小兒之身體活潑小兒之身體也論其方法用多量之清潔溫湯其溫度初爲攝氏之三十六度次第減少至三十五度小兒之頭部不可入此溫湯中以柔軟之海綿揩拭身體兩眼必須用清潔之布及清潔之微溫湯洗之小兒在溫湯之中五分間斯可矣出溫湯之後以乾燥之大手巾拭除其濕氣著衣服而置諸牀上又沐浴之時嚴加注意不可因沐浴而罹感冒沐浴時所用之石鹼宜用佳品而效力薄弱者不然有損小兒之皮膚也晚間就寢之候用浸漬微溫湯之手巾揩拭小兒之身體小兒覺非常愉快易於熟眠

除上述外尚有一清潔法即生後經過三月之小兒養成其便器上大小便之習慣未授以便器之前決不大小便蓋小兒於一晝夜間大都有數回之大便與十數回之小

便此習慣養成之後於小兒之發育上頗有裨益倘不能養成即報告醫師受其指示并於大小便之後用浸漬溫湯之手巾揩拭局部以保局部之清潔

小兒所居之室空氣務須流通乾燥而日光當前惟不可有光綫直射於眼中小兒之出生若在春末夏秋之溫暖季節越二週之久即可於戶外遊行若在秋末冬初之寒冷季節則非經六七週之久不可外出初至戶外之際以三十分時爲限眩目之地及寒暖變化過激之處均不可往

小兒之衣服務須柔軟寬大常保清潔冬季著適當之衣服以保溫暖不問夏季與冬季有溼氣之衣服萬不可著用胸部及腹部之締結不可過緊汚穢之衣服用熱湯洗滌待其乾燥後方可著用要而言之處置小兒一以清潔爲主寢臥時所用之衣一以輕暖爲主小兒之手足克自由活動夏季應用蚊帳以防蠅蚊等之刺襲

小兒出生後之三月以臥於牀上爲宜待其自行舉頭并有將身體舉起之姿勢然後抱起小兒之身體不可有劇烈之搖動不然往往遭莫大之危險也

小兒生後之一年中最適當之滋養食物係母親之乳汁苟母親之乳汁不足或因任相當之職務（教務及其他之職業）而不克常處家庭則雇用乳母或以牛乳哺育

小兒亦屬佳良雇用乳母之際須延聘醫士精密檢查乳母之身體得醫師之保證方可雇用母親宜注意乳母之處置小兒果出於慈愛與否果常保清潔與否果注意小兒之健康與否分泌乳汁之多寡與否乳母平素之生活法苟極粗陋宜徐徐改良之决不可頓行更易每日令其於戶外行適當之運動凡用於哺乳兒之一切規則均令其遵守倘有違犯則以理諭之可也

用牛乳哺養小兒須用健康牛榨得之牛乳牛乳較人乳濃厚消化不易宜加入清水以稀釋之苟甘味不甚充足則加砂糖以補足之今將稀釋之標準述之於左

出生後三月間之小兒　牛乳一分水三分

出生後四月至六月間之小兒　牛乳一分水二分

出生後七月至九月間之小兒　牛乳一分水半分

出生後十月至十二月間之小兒　牛乳二分水一分

出生後經過十二月之小兒可飲純粹之牛乳

稀薄牛乳之飲用每次均須用新製之品其溫度與人體之溫度相近最爲適宜易言之卽三十七度也溫度若失之過高或過低往往誘起嘔吐及下痢不可不愼

牛乳易於腐敗故貯藏之時必須沸騰一次詳言之按每日朝夕飲用之量配置瓶內將該瓶入諸鍋或釜內之水中除去瓶口煮沸之涉半時間以上便可此時之鍋或釜宜加以蓋煮沸既終密封瓶口以防空氣之侵入各瓶均貯於冷水中

哺乳器宜常保清潔應用之後苟有剩餘之乳汁宜棄之該器與橡皮之吸口嚴密洗滌之且暫時浸於清水中

小兒之飲乳須有一定之時間若因小兒之哭泣即令其飲乳爲一種不良之習慣蓋飲乳過多乳汁於小兒之腹中腐敗因是而起嘔吐或下痢者有之故小兒之哭泣宜察其性質果因飢餓而哭泣固當授乳不然便不可授乳爲母親者對於小兒養成一定時間授乳之習慣雖屬困難然當以忍耐力爲之行之稍久遂成一種之習慣也此規則養成之後可爲實行人生應守規則之初步不可怠忽不然小兒漸漸成長養成種種之惡弊也

小兒之飲乳出生後之一週間每三四時間一次其後每二三時間一次夜間三次於黃昏夜半及曉明時行之苟小兒哭泣則徐拍小兒之脊使其就眠經二三月之久夜間哺乳二次於夜之十一時及破曉時行之如是漸漸加減養成小兒於一定時間哺

乳之習慣於母子之健康上有莫大之裨益也

小兒出生後之數週即用乳粉等哺育之頗形危險何則蓋此時之小兒既無乳齒唾液之分泌又極稀少加以胃腸係單一之管狀物消化作用非常微弱此時而投以固形分小兒之腹部必因之堅硬大便結塊而有惡臭腹痛而身體衰弱因之而死亡者往往有之故初生之小兒以乳汁爲最良之食物

小兒之口中入以砂糖粉或砂糖水以博小兒之喜悅乃世間通行之習慣豈知此等之物足以弱小兒之胃腸減小兒之食慾卒爲身體營養不良之源

小兒出生後之半年間除乳汁外無食他種食物之必要經七八月之久小兒之乳齒業已發生唾液之分泌量亦增加除飲用乳汁外可食加味之食物如粥之加入砂糖與食鹽者此外如雞卵鳥肉汁等亦可食之每日一次每次約半茶碗爲離乳之準備出生後經一年以上上述之滋養食物每日食用二次漸漸增加至每日三次此時之小兒每日食同一之食物亦屬無妨混食反爲有害小兒出生後經十八月至二十月可完全離乳

小兒發生齒牙之時期有嚙物下痢發熱及不穩等種種現象此時易罹疾病爲母親

者當注意之授以滋養食物皮膚常保清潔使其不至感冒此外用清潔之指按摩小兒之齒齦并與以柔軟之橡皮任其咬嚙是乃安慰小兒之一道也

離乳之後齒牙出齊之際咀嚼力頗大消化液之分泌亦盛此時可食米飯柔軟之肉類及新鮮之野菜等小兒漸漸發育可投以各種之滋養飲食物惟以不害身體爲限

今將小兒易發之疾病述之於左

不消化病　本病爲小兒最易罹之病論其徵候如嘔吐乳汁下痢嫌惡睡眠不安等皆是考其原因大抵爲乳汁或食物之不良及過飲過食等小兒之死亡以死於此病爲最多又罹本病之後最易誘起他病例如小兒之猝起痙攣是也

鵝口瘡　本病爲小兒易罹之病論其徵候舌之表面生類似白苔之物漸漸增加布滿口中本病之原因大抵爲清潔法之不講求故罹本病之候一方面延醫士治療一方面清潔哺乳用之器具小兒之口中用微溫湯洗之小兒之哺乳若係母乳則哺乳之前後必須設法清潔乳房

百日咳　百日咳爲小兒易罹之病罹之之後喉頭不適咳嗽不止顏色蒼白時或嘔吐時或大小便不止咳嗽夜間最甚因之睡眠不安其一種困苦之狀見者無不哀憐

本病為一種之傳染病罹之之後宜速延醫士療治患兒居於隔離之室嚴行消毒法

實扶的里亞　本病為劇烈之傳染病夏季與冬季均極流行罹之者以小兒為多成人甚少論其徵候咽喉及其附近發生白色之物稱為義膜患者當速延醫士療治近時發明血清注射法應用是法之後大抵痊愈患兒宜與他人隔離痰汁及患兒所用之物品均當嚴行消毒

痙攣　小兒易罹種種之痙攣論其朕兆眼球引上兩手握拳顏面呈不安之狀發一種變調之泣聲其原因為消化不良發熱驚愕飲用母親精神感動後之乳汁等患兒宜平臥冷却頭部延醫士診視易起本病之小兒宜防感冒及過度之食物不可不注意也

嘔吐　小兒飲乳過多往往將乳汁之一部分吐出嘔吐雖非疾病然不可持續過久苟嘔吐與下痢併發當延醫士診視

下痢　專飲乳汁之小兒大便呈黃色且頗柔軟若呈水狀或有綠色之凝塊便為下痢之證宜速延醫士診視之

股側之破裂　小兒之股側往往有破裂之處考其原因為大小便時未注意清潔之

道故小兒之股側大小便後宜用柔軟之手巾浸漬微溫湯而揩拭之揩拭之後撒布天花粉是乃預防本病之一法也

吃逆　吃逆不得稱謂疾病起於小兒急行哺乳之際故小兒之哺乳宜時時中斷徐徐爲之舌上略塗少許之砂糖粉

蛔蟲　附着蛔蟲卵子之野菜果物及逼近便所之井水小兒食之大抵發生蛔蟲腹內寄生蛔蟲之後起腹痛流涎及下痢時或睡眠不安顏面呈赤色有種種之症狀療治之法應用珊篤寗蛔蟲遂隨大便而排出也

蟯蟲　小兒之體中易生蟯蟲考其原因大抵爲不潔之飲食物蟯蟲爲白色之小蟲寄生於肛門之附近用鹽水灌腸便克撲殺之也

肝胃氣痛靈藥　此藥專治吞酸。便秘。腹脹。不思食物。肝胃氣痛。服之立效。久服能除病根。每瓶一元。能服八日。〇總發行所上海靜安寺路派克路口丁福保醫寓〇外省買藥者該欵須從郵局滙寄每瓶另加郵費二角

脚氣病靈藥　上海近來脚氣病最多。患者大抵脚腫麻木。便秘。心跳。氣急。不良於行。甚至有因此喪生者、敝寓自製一種脚氣病藥。服之頗效。每瓶服二日。計洋六角。〇總發行所上海靜安寺路派克路口丁福保醫寓

丁福保醫生製 **家庭藥庫**　此藥庫專爲便於家庭學校工廠及旅行而設。凡遇一切普通疾病。如發熱、頭痛、瘧疾、痰多、喘咳、筋骨酸痛、胃痛、喀血、吐血、便秘、發痧、浮腫、脚氣、瀉痢、不眠、心跳、驚悸、眼痛以及小兒之吐乳腹瀉等。皆可對症用藥。獲效無比。凡猛烈藥品。非尋常人所可運用者。概不列入共藥十二種。可用三百三十餘次。共計大洋九元四角。外加木箱四角。郵費八角。　又　**家庭藥庫小號**　每箱三元四角。外加木箱二角。郵費五角。如欲索藥庫說明書者函索卽得。信內須附郵票三分。爲寄回件之用。上海靜安寺路派克路口丁福保醫寓

丁福保製 **精製補血丸**　功效　一治貧血諸症　二治萎黃病　三治急性病後之衰弱　四治大出血後之衰弱　五色慾過度　六治慢性下痢之衰弱　七治患瘰

癧之衰弱者　八可爲患癧疾者之第一補品。每瓶大洋一元。◉凡購藥者。其欵可從郵局滙寄總發行所上海靜安寺路三十九號丁福保醫寓

丁福保製　半夏消痰丸　功效　一治濕痰、寒痰、燥痰、以及老年痰多等症。　二治各種痰之不易吐出者。能將氣管內分泌化薄。故爲祛痰藥。　三治晨咳、夜咳、燥咳、寒咳、勞咳。以及傷風咳嗽等症。故爲鎮咳藥。　四治呼吸氣病之喘息、及心臟病之喘息。故又爲呼吸困難之緩解藥。有此四端。所以咽頭炎、氣管支炎、肺癆病、百日咳、流行性感冒、氣管支喘息、肺炎、肋膜炎等。皆可治之。每瓶大洋一元〇凡購藥者其欵可從郵局滙寄。總發行所上海靜安寺路三十九號丁福保醫寓

丁福保醫生製　梅毒神效丸　梅毒病狀之最易覺者。陰莖上生小核。硬而不痛。小腹之兩側生橫痃。俗名與陽核。或頸部生硬核。有時惡寒發熱。若頭痛。喉痛。四肢骨痛。發紅色斑點。紅疹。頭蓋骨及脛骨於夜間尤痛。皆爲必發之症。服此丸神效。每百二十粒。售洋一元〇總發行所上海派克路口靜安寺路三十九醫學書局

贈送書目提要　欲索醫學書目提要者。函索即得。信內須附郵票三分。爲寄回件之用。

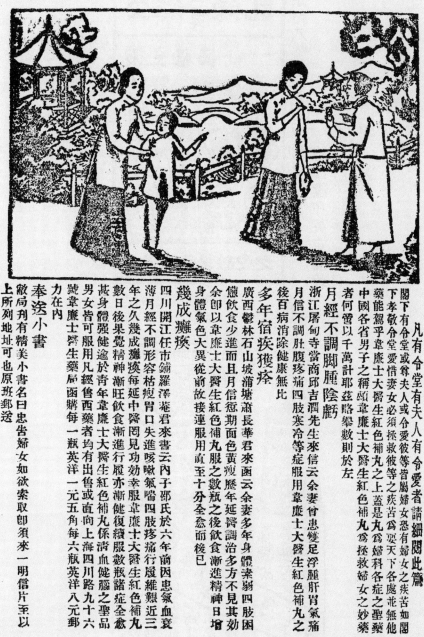

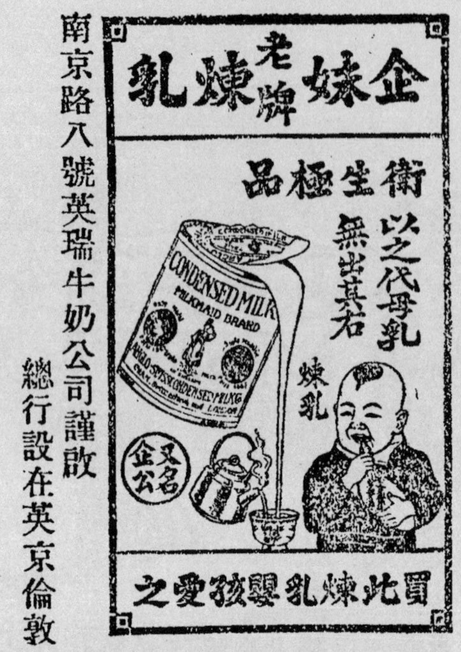
金妹老牌煉乳
衛生極品
以之代母乳
無出其右
煉乳
CONDENSED MILK
MILKMAID BRAND
又名金公
買此煉乳嬰孩愛之
南京路八號英瑞牛奶公司謹啟
總行設在英京倫敦

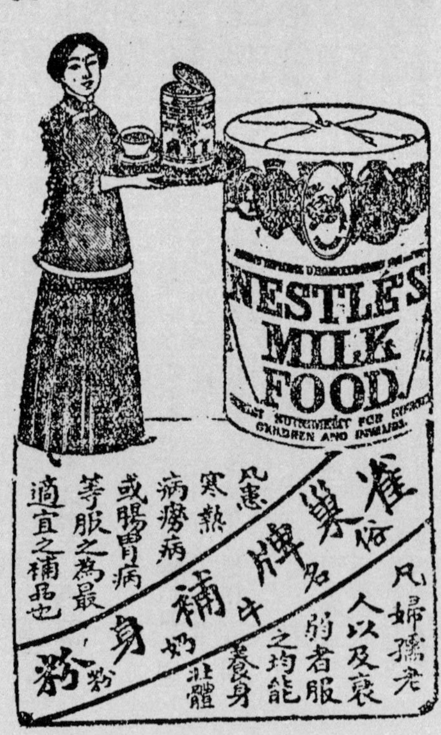
NESTLE'S
MILK
FOOD
雀巢牌補身粉
俗名牛奶粉
凡患寒熱病癆病或腸胃病等服之為最適宜之補品也
凡婦孺老人以及衰弱者服之均能養身壯體

介紹留聲機報

近世教化陵夷。風俗頹敗。通人學士。都以狎邪爲高。言不雅馴。行不由徑。嗟乎。弱國貧民。其此階之厲乎。留聲機報者。法西洋留聲機器之意。取古人之嘉言懿行。可以爲今人模範者。及海內文人學士。鴻篇佳什。足以改良社會交換智識者。分門別類而刊載之。俾讀者藉片紙如親接謦咳於古聖今賢。漸入於進德修業之一途。主其事者。爲懷寧舒君舍予。舒君工今古文辭。前爲時報時事新報健將。有聲大江南北。又有戴天默趙錦霓二君共同編輯。其議論尤爲提要鈎玄。切中時弊。舉凡進德、勤學、衛生、保身、惜陰、處世及種種家庭社會教育諸大端。足使讀者爲之變色。爲之起舞。夫以淳于東方之筆。存濟世利民之心。以貢獻於我青年。苟人各一紙。奉爲暮鼓晨鐘。其能發盲起廢也必矣。謹介紹。

丁福保醫生製 **萬應生肌膏**　此膏藥性和平。功效能拔毒生肌。專治多年慢性潰瘍及濕疹、皮疹、乳嘴疵、皸裂、擦傷諸症。用法以新軟布一塊將藥膏塗布敷於患部。每日調換一次。　每匣售洋五角。

丁福保醫生製 **消腫發散膏**　此膏功效能消腫發散。故凡一切無名腫毒。用此膏塗布。立見功效。此外又治火丹、水火盪傷、匐行疹、皮膚病等。用法以新軟布一塊。將藥膏塗上。敷於患部。每日調換一次。　每匣售洋五角。

丁福保醫生製 **立愈癬藥水**　此藥水專治各種癬症。如疥癬、鱗屑癬、痒疹、癜風等病。每日朝晚用棉花醮藥水於患處塗擦。一日數次。立能袪蟲止癢。較之市上出售癬藥水靈效無匹。　每瓶售洋五角。

丁福保醫生製 **神效疥瘡藥**　此藥專治癩疥瘡症。功效異常。治愈者已有多人。用法先將身體洗浴乾淨。以藥膏遍身摩擦。每日一次。襯衣須日日調換。換後以沸水煮過。按法試行。疥瘡不數日卽愈。注意。此藥不可入口目。　每匣售洋四角。

以上各藥外埠函購另加郵費一角。款到卽寄。空函不復。

總發行所上海靜安寺路三十九號醫學書局

譚遜氏補血汁

此汁善能補血養氣强身壯體健脾益胃養肺寬胸功效神速凡先天不足後天失調或操勞過度思想逾分神經衰弱血氣虧耗者服之均能立券奇効每一茶匙可抵七兩牛肉汁之功

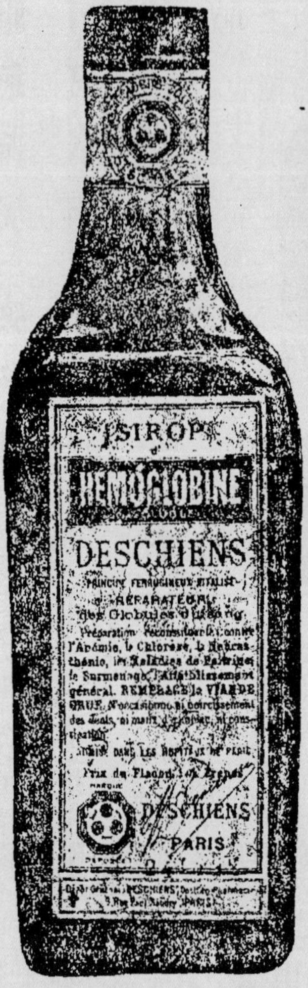

各埠大藥房均有寄售

總經理　上海法商龍東公司啟

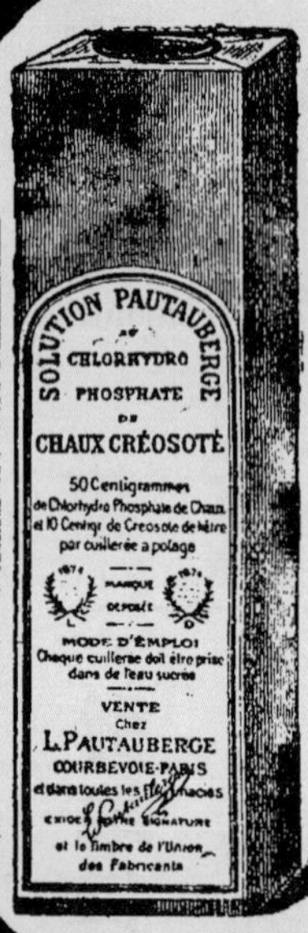

COLDS ancient and recent, **COUGHS**
BRONCHITIS
are radically cured by

PAUTAUBERGE'S SOLUTION

with chloro-phosphate of lime and creosote
which strengthens *the* bones,
gives healthy LUNGS
and prevents

TUBERCULOSIS

L. PAUTAUBERGE, Mnfg. Chemist
Courbevoie-PARIS (France).

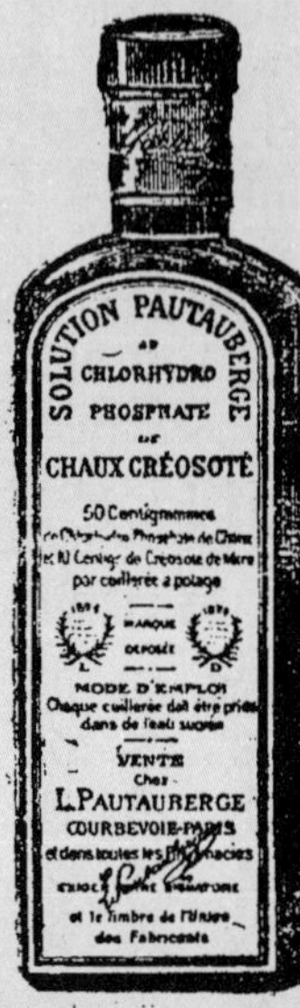

GENERAL AGENT : L. RONDON, *44, Szechuen Rd., Shanghaï.*

靈藥問世

寶德清肺汁係極有神驗之藥水全球馳名患者一服即痊眞衞生之珍保命之寶玆以此藥能治諸症略列於左

傷風感冒　急慢咳嗆

肺癆血勞　氣管發炎

胸膈痰壅　軟節瘰癧

此藥并可長服蓋消化極易有益腸臟尤於孩童先後天勞各症最能奏效實爲家常備之靈劑

總經理　上海法商龍東公司啟

各埠大藥房均有經售

中華民國六年九月出版

中西醫學報

第八年第二期

本期之目錄

本報全年十二冊本埠洋八角四分中國境內洋九角六分日本臺灣洋一元零八分香港南洋各島洋一元三角二分零售每冊洋一角上海英大馬路泥城橋西龍飛馬車行西首間壁三十九號丁福保醫寓發行

肝胃氣痛靈藥　此藥專治吞酸。便秘。腹脹。不思食物。肝胃氣痛。服之立效。久服能除病根。每瓶一元。能服八日〇總發行所上海靜安寺路派克路口丁福保醫寓〇外省買藥者該欵須從郵局滙寄。每瓶另加郵費二角

脚氣病靈藥　上海近來脚氣病最多。患者大抵脚腫痲木。便秘。心跳。氣急不良於行。甚至有因此喪生者。敝寓自製一種脚氣病藥。服之頗效。每瓶服二日。計洋六角。〇總發行所上海靜安寺路派克路口丁福保醫寓

丁福保醫生製 **家庭藥庫**　此藥庫專爲便於家庭學校工廠及旅行而設。凡遇一切普通疾病。如發熱、頭痛、瘧疾、痰多、喘咳、筋骨酸痛、胃痛、喀血、吐血、便秘、發痧、浮腫、脚氣、瀉痢、不眠、心跳、驚悸、眼痛、以及小兒之吐乳。腹瀉等。皆可對症用藥。獲效無比。凡猛烈藥品。非尋常人所可運用者。概不列入。共藥十二種。可用三百三十餘次。共計大洋九元四角。外加木箱四角。郵費八角。　又　**家庭藥庫小號**　每箱三元四角。外加木箱二角。郵費五角。如欲索藥庫說明書者。函索卽得。信內須附郵票三分。爲寄回件之用。上海靜安寺路派克路口丁福保醫寓

丁福保製 **精製補血丸**　功效　一治貧血諸症　二治萎黃病　三治急性病後之衰弱　四治大出血後之衰弱　五色慾過度　六治慢性下痢之衰弱　七治患瘰

癧之衰弱者　八可爲患瘧疾者之第一補品。每瓶大洋一元。◉凡購藥者。其欵可從郵局滙寄。總發行所上海靜安寺路三十九號丁福保醫寓

丁福保製　**半夏消痰丸**　功效　一治溫痰、寒痰、燥痰、以及老年痰多等症。二治各種痰之不易吐出者。能將氣管內分泌化薄。故爲祛痰藥。　三治晨咳、夜咳、燥咳、寒咳、勞咳。以及傷風咳嗽等症。故爲鎭咳藥。　四治呼吸氣病之喘息、及心臟病之喘息。故又爲呼吸困難之緩解藥。有此四端。所以咽頭炎、氣管支炎、肺癆病、百日咳、流行性感冒、氣管支喘息、肺炎、肋膜炎等。皆可治之。每瓶大洋一元。○凡購藥者其欵可從郵局滙寄。總發行所上海靜安寺路三十九號丁福保醫寓

丁福保醫生製　**梅毒神效丸**　梅毒病狀之最易覺者。陰莖上生小核。硬而不痛。小腹之兩側生橫痃。俗名興陽核。或頸部生硬核。有時惡寒發熱。若頭痛、喉痛、四肢骨痛。發紅色斑點。紅疹。頭蓋骨及脛骨於夜間尤痛。皆爲必發之症。服此丸神效。每百二十粒售洋一元。○總發行所上海派克路口靜安寺路三十九醫學書局

贈送書目提要　欲索醫學書目提要者。函索即得。信內須附郵票三分。爲寄回件之用。

烟癮早已脫離

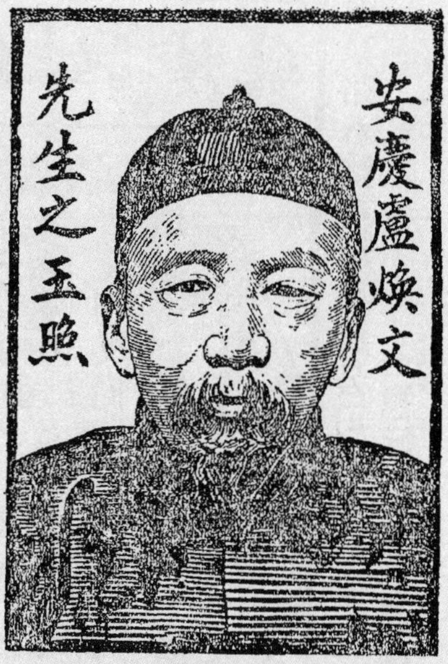

在安徽有多年宿癮精神衰弱服用韋廉士大醫生紅色補丸得獲强
健脫離煙癮矣
韋廉士大醫生紅色補丸之中並無鴉片嗎啡以及能成癮之雜質攙
和其所以能戒除煙癮者全賴是丸有精血健腦之功俾得精力復原
週身强壯故也敝局每禮拜所收到之謝函證書中每多云及賴是丸
而得脫離煙癮俾得精神復舊者蓋是丸之功力甚爲奇妙能生新血
使血氣充盈週身强健凡所失之原氣俾得復舊重獲康强之樂也卽
如安徽省安慶盧煥文先生之確據盧君向在官署爲書記其來示云
鄙人年逾古稀素染煙癖現雖戒絕無奈身體發軟步履維艱每閱各
報內載韋廉士大醫生紅色補丸遍行中國無論男女皆可常服能使
弱者轉强虛者能健卽赴中法大藥房隨購兩瓶照單呑服月餘之間
果然精神倍於曩時行動陡然强健足見名不虛傳眞濟世之靈丹實
保身之良藥佩戴之至韋廉士大醫生紅色補丸爲天下馳名壯身健
體之聖藥功力神速有淸血健腦之奇功曾經治愈　血薄氣衰　諸
虛百損　少年斲傷　胃不消化　瘋溼骨痛　臀尻酸楚　筋系刺
痛　山嵐瘴癘　脚氣浮腫等症以及皮膚各症對於婦女疑難各疾
尤著靈効凡經售西藥者均有出售或直向上海四川路九十六號韋
廉士醫生藥局函購每一瓶英洋一元五角每六瓶英洋八元郵力在
內

贈送軟弱男子　玆有小書一卷名曰腦系疾病如欲索取卽須
寄一明信片至以上所列地址原班回件請爲留意郵票按新郵章須
貼足一分半爲要

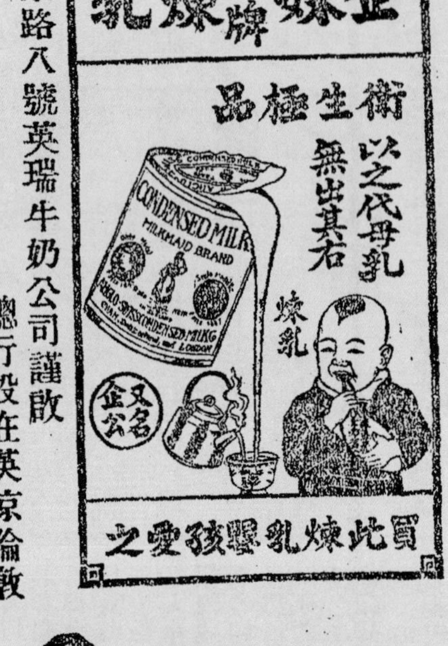
金妹老牌煉乳
衛生極品
以之代母乳無出其右
CONDENSED MILK
MILKMAID BRAND
煉乳
又名企公
買此煉乳嬰孩愛之
南京路八號英瑞牛奶公司謹啟
總行設在英京倫敦

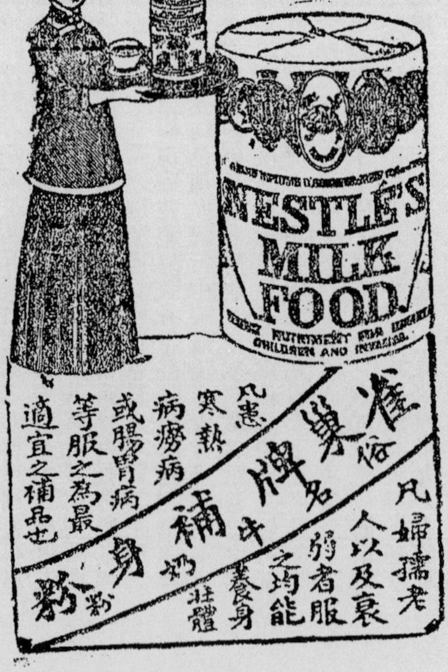
NESTLÉ'S
MILK
FOOD
雀巢牌補身粉
名牛奶粉
凡患寒熱病癆病或腸胃病等服之為最適宜之補品也
凡婦孺老人以及衰弱者服之均能養身壯體

家庭必備

花柳病救護法

世之患花柳病者。其初每諱言之。及至病勢增進。毒播全身。各部破壞。始皇皇然求一般毒門家醫治。此輩醫生。成年登報。但知侔利。學識經驗。均屬茫然。受其治後。不特病勢未愈。且加劇焉。嗚呼。既罹花柳之毒。復遭毒門家之欺騙。豈不哀哉。丹徒陳治愚先生。慨此輩不知醫理之普通人之易於受欺也。特出其平日經驗。加以各家之說。彙成此編。凡花柳病之原因、症候、經過及損害各臟腑之危險、與療治攝生法。皆以淺顯之筆。詳細述明。俾未患者讀之。知所警懼。已患者及早治療。不至因循自誤。並不至爲醫生所欺。誠普通人不知醫理者居家必備之書也。每部定價大洋五角。　總發行所上海靜安寺路三十九號醫學書局

古文緒論

學古文之南針也。凡五十七條。桂林呂月滄郡丞。就宜興吳仲倫先生問而得之者。吳先生名德旋。以詩文鳴於時。著有初月樓集。其文於古人法度無不合。而其言則深造獨得。未嘗有所依傍。月滄郡丞。篤嗜古文辭。迨見先生而體格一變。此書外間傳本絕少。今由無錫萬叔豪詳加注釋。刊以行世。俾學者知從入之途。每部定價大洋二角。　總發行所上海靜安寺路三十九號醫學書局

丁福保醫生製**萬應生肌膏**　此膏藥性和平。功效能拔毒生肌。專治多年慢性潰瘍及濕疹、皮疹、乳嘴疵、皸裂、擦傷諸症。用法以新軟布一塊。將藥膏塗布敷於患部。每日調換一次。　每匣售洋五角。

丁福保醫生製**消腫發散膏**　此膏功效能消腫發散。故凡一切無名腫毒。用此膏塗布。立見功效。此外又治火丹、水火盪傷、匐行疹、皮膚病等。用法以新軟布一塊。將藥膏塗上。敷於患部。每日調換一次。　每匣售洋五角。

丁福保醫生製**立愈癬藥水**　此藥水專治各種癬症。如疥癬、鱗屑癬、痒疹、癜風等病。每日朝晚用棉花醮藥水於患處塗擦。一日數次。立能祛蟲止癢。較之市上出售癬藥水。靈效無匹。　每瓶售洋五角。

丁福保醫生製**神效疥瘡藥**　此藥專治癩疥瘡症。功效異常。治愈者已有多人。用法先將身體洗浴乾淨。以藥膏週身摩擦。每日一次。襯衣須日日調換。換後以沸水煮過。按法試行。疥瘡不數日卽愈。注意。此藥不可入口目。　每匣售洋四角。

以上各藥外埠函購另加郵費一角。款到卽寄。空函不復。

總發行所上海靜安寺路三十九號醫學書局

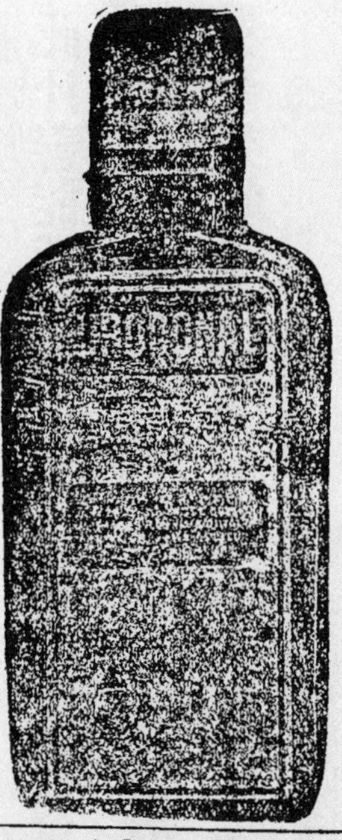

Urodual

靈驗保命散

此散專治風溼骨痛脚氣腫痛腰肢酸痛肩臂牽痛浮腫結核以及他症爲獨一無二之神品

Jubol

利便清熱

壽寶通亟丸

凡大便秘結之症最屬危害便秘之症因於腸運萎斂大便硬而凝結腸內之動力無靈以至積穢不通理所固然獨此壽寶丸係用一種水草化出精華合以奇妙之藥品處誠特製者也蓋該水草含有異常性質確有運化腸臟之功更稟本藥房研究多時深得其採用之法是以服者大便無硬結之患得暢快之效且於多服瀉劑及過用水法致成肚腸虛熱刺痛之症此丸能立時治愈然則壽寶丸確爲瀉劑中極靈極妥再造腸臟之無上神品且患有便秘症年久者宜連服此藥以六個月爲度能掃清病根與平常人無異也

Globeol

白色補丸

此丸功能治療陰虧血少各種虛病肥瘦面黃一切弱症病後支離難復本原體形衰敗漸致委頓肺部成癆辛苦莫狀神經不實悅忽異常以及小兒先天不足等症此自色補丸係由法國巴黎京石德蘭頭等大藥房專爲固本壯血却病養生起見採取鐵液之精華化合藥品之奇妙特別精製者也

各埠大藥房均有經售

花柳病問答

葉蘧伯

發凡

世人患花柳病者其初每秘不告人殆病勢增進毒播全身破壞各部難於着手危及生命者比比皆是鄙人懸壺滬瀆有年所治花柳各症指不勝屈因將平日經驗彙成此書出以淺顯之文編為問答之體雖寥寥數頁而各病之原因症狀經過及損害各臟腑之危險與療法攝生法皆詳細述明俾患者閱之知所警懼及早治療庶不至因循自誤是則著者所厚望也

邇來一般滑頭毒門家成年登報包醫各種花柳病症自誇王道不問病之輕重竟有先將包治價目定出者天花亂墜淆惑聽聞其實若輩但知侔利學識經驗均屬茫然僅恃覇烈草藥數味貿然從事往往患者耗去所定包銀數倍不特病勢未愈且加劇者推原其故皆由患者既乏普通醫學之智識且無鑑別醫生之能力徒憑報端所載竟至問道於盲殊可憫也故作此書示人以正當之治療免遭一般不學無術花柳家之刧

書中所載各種外治法患者若照法施治獲效匪淺至內服藥多未載明分量及配合

花柳病問答發凡　二

方。法。因年。齡有大小。之別。體質。有。強。弱。之。分。病勢。亦。有。輕。重。之。判。故未。敢。預。先。擬。方以免。毫。釐。千里之誤是以患者甯以及早延。醫。治。療。爲。妙。蓋著。者。之本。意不過。欲使一。般。患。者。略具花。柳。之。智。識。免爲。庸。醫。所。誤。若欲。作完。全。之。花。柳。醫。生。則另有各。種。西。醫。專。書。在。此。册。僅能。備。參。攷。之。資。而。已。

論嬰兒七日病及預防法

繆素靈德尊

初生嬰兒得此症後大多在七日間而死故俗名之曰七日病然有過七日外或至十餘日而死者但頗罕此症之病狀因有喉間抽搐牙關緊急故又名之曰鎖喉症或鎖喉風博醫會名嬰兒痙症中醫曰臍風因其臍必有變異也或又名破傷風

此症在中國最多因中國產婦及接產婆不知潔淨而起而中國人不知此症之原因往往附會於鬼謂有牀頭婆奪其魂魄而致噫、迷信牀頭婆之作祟而不知研究此症之病原而豫防之致中國可愛之嬰兒之生命易塗此毒之險能不傷乎

此症近今外國絕尟因其產婦皆有衛生清潔智識及接產婆曾授接產之教育而知潔淨之法（外國接產者皆用曾畢業之醫生或曾畢業之專門產科者）故得免之前十餘年西印度有一海島名蘇格蘭其初生嬰兒亦多患此症而死者但多在八日而死故此處名之曰八日症後幸善長惻然憫之專設醫生教其土人於將產時如何潔淨於已產後如何豫防其後此症消滅無餘矣

欲知此症之預防法不可不先知此症之原因

此症無論成人及嬰兒皆有之皆由創傷而傳染

論嬰兒七日病及預防法　二

嬰兒此症之原因則多因剪臍帶之剪及所綁臍帶之線覆臍帶上之綿花布片不潔淨而致吾常目擊所剪臍帶之剪鐵銹不去汚穢異常且多用不潔淨之綿花及陳舊之爛布與嬰兒裹臍帶豈知不潔淨之剪與綿花爛布中常有此症之毒菌致用剪剪臍帶時或用綿花裹臍帶時爲此症之毒菌由臍之創口而遂染達於身中則發此症且中國封臍散如茱萸末之類皆不甚潔淨或有此毒菌藏在其間皆可得此症

此症之毒菌亦易傳染於產婦其傳染之道皆由產婦於採兒時用手入陰道或子宮內而致陰道微有損傷此毒菌得由此微損傷而傳染之或接產婆之手有此症之毒菌附着傳入陰道子宮內不必微有損傷而亦能得此症因子宮較別處易於傳染之故也

中國接產婆之手皆未曾用殺毒法而清潔其手且未見過用番梘洗淨其手者則接產婆之手其不潔可知難保無此毒菌附着也噫、中國之產婦亦險矣哉

或產婦產兒後以不潔淨之陳舊爛布拭其陰露者亦可得此症

嬰兒得此症後無論其臍帶已脫或未脫其臍定起紫赤色而瘥有黃色之水滲透於上或有膿液或漸成痂或臍上有青筋直透至上其味甚惡常時啼哭不止不穩眠是

如强直之現象兩顎骨互相壓緊其口不能開張不食乳或食乳時而咬乳頭手足痙攣頭向後牽引爲發端繼則牙關緊急喉內諸肌抽搐更甚故此呼吸甚喘緊更進爲頸背諸肌亦收縮其勢甚爲危急凡此等病狀發作後漸漸亦復減退而覺無此危急之狀此是本病之間歇也自數分鐘至數時間此時雖可授乳然因病機之進行而發作之間歇愈短縮其身熱至四十一或四十二度死後筋肉殆全弛緩

凡嬰兒有此等病狀發見須速延醫療治之愈速愈佳或冀其可愈遲者恐不及也此症大抵難治居多有謂能過八日外能救回之成數甚高云故豫防此症於未萌而勝於得此症而求治萬萬倍也故此豫防法不可不知也

此症之毒菌於一千八百八十四年間爲倪姑蘭氏所發見後於一千八百八十九年爲北里氏純粹培養之

凡腐敗汚穢之物及凡土地房屋多塵埃各處皆有此毒菌嬰兒得此症後可於臍處取其惡水膿液以千二百倍之顯微鏡可以見之

此症之病理乃此症之毒菌由臍帶剪口染達於身內發生毒素由腦筋而漫延至腦及脊腦根與腦脉混合使脊髓之反射刺衝性異常亢進故起全身抽搐等病狀

由是觀之則豫防全在潔淨以現今最有成效之豫防法乃於將產時將房中一切不潔淨之物盡行移過別處又須洗淨房中之地及牀檯櫈等物洗後曝於日中尤首先須將剪臍帶之剪以磨石磨去其垢污鐵銹後與白線同入水煑沸之以潔淨之紙或布包藏待產時用裹臍之布不可用陳舊爲佳如欲用之須先將洗至十分潔淨以水煑過曝於日中使乾藏於潔淨之處待至產出嬰兒時先用溫水洗潔淨嬰兒之身（與嬰兒洗身之水切忌過熱因過熱之水最易惹起全身之痙攣而似此症）拭乾後以上言所煑過之線緊綁臍帶又以上言所煑過之剪剪斷臍帶糝以埃多方散（即方散又名氯）散於臍上及週圍與臍帶之剪口覆以消毒裟布於其上又須多覆消毒綿花然後用潔淨之布帶緊裹之直裹至其臍帶已脫亦須用如前法再裹之直裹至臍乾水無變動爲止

欲免產婦得此症必須使接產婆先以番梘洗至其手極潔淨或以百份一之利疏林水再洗之然後方准其手探入陰道或子宮內產後拭陰露之布亦須經洗淨煑過曝乾方可用若用紙者亦須蒸過方可用不然吾恐不獨能染此症又恐易染產後風也（產後風即產褥熱）

此預防法不過因中國之接產婦皆不知預防此症而言之耳苟用西法醫生或西法接產婦無論華人西人均曉如此爲之預防不用產者自備預防所用各物惟祗先潔淨產婦房中各物可矣

苟能實行用此豫防法則嬰兒可決無此症幸勿輕視此豫防法可也

醫鑑

繆素靈德脊

不研究醫學衛生即不自愛生命　研究醫學者之須知

人最寶貴者是生命最能傷生命者是疾病能卻疾病於未萌者是衛生也能除疾病於已發者是醫學也故衛生醫學爲最效之保險也豈可不研究醫學衛生至最精處以保生命乎苟不研究衛生醫學以保生命即不自愛生命耳夫人終日汲汲惟利是圖此猶謀間接保護生命已耳而衛生醫學能卻除直接侵害生命之疾病換言之衛生醫學即爲直接保護生命之要物人豈可終日汲汲僅求間接保護生命而不求直接保護生命之衛生醫學者乎所謂終日汲汲欲求直接保護生命之衛生醫學者非合羣研究衛生醫學致最精處何以奏功然吾國向只有中醫近世西法輸入則有西醫於是業中醫者尊中以抑西業西醫者尊西以抑中其實皆入主出奴之見並無言

論之價值然各有所長各有所短必須互取其所長以補其所短苟欲如是非合中西而研究之不能也然醫藥之學至精至微學之匪易吾國學中西醫者眞心研究者少爲利祿而來者多且問世之心急向學之期短恆有學焉不精語然不詳以藥物嘗試視人命如草菅又創爲異說者謂西醫長於外科中醫長於內科殊不知醫學不必存中西之見也亦不必存有內外之別凡有醫理精深成效卓著當互相研究交換智識破除門戶之見融會而貫通之以期能驅除人之疾病痛苦增進人之康健快樂然後可所望吾人切切注意斯旨也

醫學無畢業之談話

有客問予曰子於醫學已畢業乎應之曰未客曰子已入校習五年餘矣何尙未曰吾雖學至老死亦未得爲畢業也客曰何解貴學校章程畢業期限豈非以五年乎予曰然此五年期限乃學期之畢業耳並非醫學可畢業也無論何科學皆無畢業之期學有日新月異而無窮何況醫學深奧奇離乎凡人習一科學雖至聰明靈敏之人自古至今由今至天地末日亦不能窮其所學故孔子曰爲於理有未窮故其知之有不盡也人雖學至老死祇可謂一身之畢業而學仍有未窮故曰學無畢業之期吾故曰予

雖學至老死亦未得為畢業也君韙其言否客曰所言誠是但今人習醫四五年後無不詡詡然以為自足傲傲然自以為第一無二之醫家且謀利之心急而不肯再費苦心以求精益求精與君所言大有天淵之別矣

人之智愚不盡關乎腦之大小

今之生理學家謂人之智愚關乎腦之大小莫不曰腦大則智腦小則愚以吾觀之不盡然也雖然腦大固智若不教育之并擴充其見聞腦雖大而不能用亦同腦之小者等耳雖腦小者若以良教育灌溉之并擴充其見聞則其智不下於腦之大者即有過無不及吾常見有腦大於常人之腦而愚於常人腦之小者有與小於常人之腦之人同等者亦有小於常人之腦之人其智甚高者此則可見人之智愚不盡關乎腦之大小也亦實關乎教育之良否見聞之深淺耳

人之記憶力强弱不關乎腦皺襞深淺及多少

今之生理學家莫不曰人之記憶力强弱在乎腦皺襞深淺及多少而異腦皺襞多而深者則記憶力强腦皺襞淺而少者則記憶力弱吾亦謂不盡然也人之記憶力强則非先有腦皺襞深而多人之記憶力弱亦非先腦皺襞少而淺腦皺襞之深淺及多少

大約平等人人不相上下若學識多則腦皺襞生多而深以藏此學識若學識愈多則腦皺襞亦愈隨而多及深故有學識之人無一不腦皺襞深而多腦皺襞深而多之人故無一不有學識故記憶力覺強人故悞之曰記憶力強則腦皺襞多而深以爲先腦皺襞多而深而後發生強記憶力而不知先有強記憶力而後有腦皺襞深而多也有質之者曰既言智愚不關乎腦之大小腦皺襞之深淺何以比之於禽獸蟲魚之動物莫不以腦小及腦皺襞淺少者爲最愚腦大及腦皺襞深多者爲智乎應之曰雖然人與各種動物之智愚雖由此分別因各動物皆不用其腦故致腦部皆不發達耳吾甞剖一未受教化之猴之腦與一已受教化之猴之腦則二猴之腦炯然不同已受教化之猴之腦皺襞深而整未受教化之猴之腦皺襞深整遠未及之此則可見智愚皆非天生實由運用否耳如人之口莫不能言人之脚莫不能行苟自呱呱墮地後若絕不教之言並絕不聞人所言絕不教之行並絕不使見人所行吾敢決之曰必不能言必不能行可爲一比例之鐵證也人之腦亦何獨不然苟不運用之則腦力必失苟常用之則腦力必增如人常運動筋骨則筋骨必強鍵偉大若不運動之則必薄弱此豈非又一比例之明證矣乎

大割治後壽短之疑點

有友告予。曰曾數見割砂淋後不滿三年必死。予初不之信。且不注意焉。後又受二三友人告予。曰某割砂淋後二年餘而死。又某三年二月而死。又某三年四月死。某割頸腺毒瘤後二年而死。予見人人言同。始頗注意。於是稍稍調查之。查得四人。一由臍下剖取砂淋（即膀胱石）後二年十月而死。一由會陰部（腎囊下）剖取砂淋後三年四月而死。一剖取左頸腺毒瘤後二年半而死。一剖取腋下大肉瘤年餘。其手忽痛痺。其人以爲患風痺症。療治月餘而愈。次年而死。惜乎皆不查明因何而死。此爲大割治後不可不爲壽短之疑點也。特誌之。姑存疑以供日後之研究。

生月可以斷人之性質

萬鈞 錄

一月生者心肝強壯乃思想家或理論家。凡事雖得成功而義務觀念淺薄又易執迷於愛之問題。故屢惹種種誤解。

二月生者。經濟智識異常發達才能過人。感情銳敏。同情心甚厚。

三月生者。性情易變沈鬱。有不好靠賴他人之風。天性與美術家或音樂家相宜。

四月生者爲意氣鞏固之奮鬭家。然結婚以後。大多陷於不幸。

生月可以斷人之性質　十

五月生者。寛仁大度。雖以已身爲犧牲亦不顧。必要向敵直進。奮鬬至最後。方肯住手。
六月生者。好學歌藝。天性宜爲律師或演說家。若一執着物事。確可成功。
七月生者。氣雖安靜。雖爲家主。亦難永續。又若作投機事業。恐致將家産全化爲烏有。
八月生者。富於素質。乃軍人或財政家爲多。稍屬短氣。然有忍好歹之雅量。惟同情心過於深厚。反致易被人欺侮。
九月生者。有冠人之記憶力。兼有犀利之批評眼。
十月生者。投機事業。易能成功。法曹界之人最多。
十一月生者。青年時代。雖抱高潔志氣。如若一失敗。心機一轉。必變爲耽溺家。外科名醫。心易掛念者。概屬此月出生之人。
十二月生者。乃活動家。精力絕倫。不知疲乏之事。企業熱甚高。飛出海外者。此月出生之人最多。

姙娠時之攝生法

原漚

一適宜身體之運動　長時間作業。強動搖身體。甚害胎兒。故頻繁階梯之上下。長時散步。跳舞。凹凸道路之乘車等。須嚴禁之。然適宜運動於新鮮空氣中。姙婦胎兒均有大益。故不得不行之。

二避精神之感動　劇烈之喜怒哀樂。有起流產之虞。每日睡眠須較平時加多。

三注意身體之清潔　姙娠中皮脂腺汗腺分泌增加。故身體尤易污穢。沐浴宜每日一回。時間宜短。浴水溫和。

四乳房　每日一回用淨水或酒精揩拭。俾哺乳時不致有損傷之虞。

五居室　須清潔。空氣流通。光線射入者爲佳。

六衣服　須寬大。不可緊束胸部及下腹部。至姙娠第四月。可用腹帶寬繞腹部。以免腰下垂。而將來分娩時受障礙。

七飲食物　擇易消化而富滋養力者用之。忌芥子。蕃椒。酒類。濃茶。咖啡等之刺戟性之物。並不可飽食。此於姙娠後半期。尤要。

八便通　便通須每日一回。若有便秘者。行適宜之運動。每早空腹時飲冷水。或冷牛乳一杯。飯後食水菓。不但有通便之效。且能助消化之功。又每早一定時上圊。若用以上之法。便仍秘者。可用篦麻子油一匙。和茶服之。則便自通矣。

九、房事、姙娠至後半期。宜絕對禁止。以免小產。及他種危險。

十、嘔吐、姙婦嘔吐。患者甚多。若嘔吐頻發。則招全身之衰弱。卽所謂惡阻症是也。惡阻症之重者。嘔吐晝夜不息。營養之途絕。遂發諸種之神經症。陷於衰弱而死。今錄最經驗最穩妥之方於左。以便採用。

檸檬酸　二錢　冷開水一飯碗

右藥溶解。貯於瓶內。再以

臭素加里 Kalinm Brom（臭素鉀）一錢

小蘇打 Natrium Bicurbonicum 一錢

冷開水　一飯碗

右藥溶解。另貯一瓶內。

服法。將此二瓶之藥水。同傾一茶杯內。則立卽沸起。正在沸時服之。如嘔吐過甚。每半點鐘以此分量減半服之。服至全量一半。爲止。俟明日再服。如以味不佳。可加以白糖。

最妙加以菓子露。此方價廉。至藥房中調劑。不過四角左右。

居室　產室擇廣闊閑靜。空氣流通。光線射入。室溫在攝氏十八度。無用之器具。一概不得置在室中。

就褥　產後至少就褥一星期。如能二三星期者尤佳。蓋產婦能安靜就褥。可期創傷之子宮早日復元。惡露正規。臥法在初之二三日間仰臥。以後左右互相倒臥。以保子宮正常之位置。室內步行。須一星期方可。近來有人推獎褥婦早期之起立。謂分娩之翌日。卽宜在牀上起坐。以便惡露之排泄。助生殖器之復舊。惟行之過多。則招多量之出血。或子宮之轉位。下垂脫出等之虞。然仰臥過久。有招子宮之後傾屈者。故須適當以行之。

精神之安靜　產褥中避精神的努力及興奮。不可煩家政上之事。並禁長時之談話。

寢具及衣服　汚穢之惡露布及襁褓等。速持之室外。褥婦寢被。僅保溫暖。不可過熱。致發大汗。衣服清潔寬闊。褥婦用腹帶。能促腹筋之恢復。預防懸垂腹及直腹筋之離開。故最適用。

食餌　初之二三日。用牛乳。粥。鷄蛋等。口渴時用麥湯或淡茶。其後食慾增進。則可食麵包軟飯雞鴨魚等二星期後。可照如常。然刺戟性物及富於脂肪及難消化者。皆宜避之。

便通 分娩後經三四日。尚無便通者。則服蓖麻子油一食匙。

尿利 如尿閉者。於下腹部施以溫濕布罨法。即用手巾浸於溫水中。絞乾後。覆於下腹部。

外陰部之清潔 最初數日間。每日二回。用三%硼酸水浸於綿紗。清拭外陰部。

授乳 褥婦授乳。有三大利益。

一　能使生殖器恢復舊態迅速。

二　能增進自己之榮養。即食慾佳良故也。

三　對於初生兒之營養適宜。

然亦有不得不僱乳母者。即產婦有肺癆病、脚氣病、糖尿病、癲癇、精神病、重篤之胷臟炎、熱性病、及身體非常衰弱等。則此時絕對的禁止授乳。但所僱乳媼須與母體相仿者。爲合格。並宜檢查其有無疾患。

皮膚病新藥萬能油說明書

盧謙述

自歐洲戰亂以來、西洋之藥料輸入杜絕。因而藥品缺乏、藥價暴騰。日本醫藥家、受此打擊、乃研究國產、發明新藥以代之者、不尠。如松浦醫學博士所發見之皮膚病新藥ピチロール Pityroe者、卽其一也。余曾購買少許、考其基原及性狀、大有所悟、乃依故老相傳之製法、製出少量、竟與松浦氏所發明者相同。後又自創特別裝置、製出多量、廣試用之。其有效作用、適應症、處方治驗成績、均相符合。遂定名爲萬能油、擬稟請省公署立案專賣。茲特說明於左、以待醫家之採擇。

一　基原及性狀　萬能油者、由特別裝置、乾餾米糠或麥糠製出之。爲帶褐色半流動之液體、有特異之臭氣。比重比水輕。難溶於冷水、僅溶於熱水。易溶於酒精、依的兒、哥羅仿謨、而依的兒尤爲最良之溶媒也。

二　有效作用

1　爲濕疹藥　於濕疹之各型、有特殊之效。

2　消炎作用　收縮血管、吸收炎性浸潤、驅逐炎症、甚著。

3　鎭痒作用　止瘙痒甚速。

4 鎮痛作用 如癤腫之疼痛速去。

5 表皮形成作用 甚爲著明。濕性濕疹之速治者、皆由於此也。

6 良肉芽新生作用 使不良之遲鈍性肉芽改良。或使壞死面豚脂樣膜面、速清潔。促進良肉芽瘢痕治癒。

7 殺菌殺蟲作用 寄生性匐行疹。疥癬等、能治癒者、皆由此作用也。

8 新生物吸收作用 對於尖圭贅肉、尋常性疣贅、及傳染性軟屬腫之新生物、不腐蝕破壞之、而單使之吸收、毫不殘痕跡。

三 特殊作用 本品比他之皮膚藥、有特殊優良之性質如左。

1 對皮膚諸症、殆有萬能的奏效作用。

2 萬能油自體。毫無副作用。即刺戟作用少。如以十%廿%之泥膏。塗布於小兒之眼瞼等、不見刺戟結膜、又製十%尿道坐藥、插入於急性淋之尿道、不呈何等刺戟症狀。

3 能中和他之皮膚藥之副作用 即如木爹兒、或苦利沙羅並、與萬能油、爲合劑用之、則爹兒或苦利沙羅並之效力、與萬能油相待、而益強。爹兒及苦利沙羅並之副作用、全被中和而消滅。

四　適應症

1　濕疹各種期各型
2　傳染性膿疱疹
3　癤腫
4　皮膚炎
5　瘰疽
6　急性淋巴管炎
7　丹毒
8　火傷
9　凍傷
10　毒蟲刺傷
11　紅色陰癬
12　蕁麻疹

13 蕁麻疹狀苔癬
14 潰瘍性蕁疹苔癬
15 頑癬（有綠性濕疹）
16 頭部白癬（寄生性匐行疹）
17 尋常性乾癬
18 疥癬
19 傳染性軟屬腫
20 尖圭贅肉
21 疣贅
22 結核疹性潰瘍
23 尋常性狼瘡
24 バサシ氏潰瘍
25 下疳及橫痃

五　處方及用法

1 純液塗布　治慢性濕疹、白癬、頑癬、蕁麻疹、丹毒毒蟲刺螫、急性淋巴管炎、淋巴腺炎、不潔之潰瘍、結核性潰瘍等、純液塗布後、以十至二十％泥膏塗布。或以十至二十％硬膏、貼用於上記諸症之場合。適宜用之。

2 萬能油泥膏　以拉氏泥膏、或亞鉛花阿列布油、爲賦形藥、製爲五％十％二十％三十％等。

3 苦利沙羅並萬能油　五至十％之塗布液。
苦利沙羅並萬能油達拉烏買菁（五至一〇至八五）
苦利沙羅並萬能油泥膏（一〇至二〇至七〇）
苦利沙羅並萬能油硬膏（一〇至二〇至七〇）
以上之伍劑、用於苦利沙羅並之適應諸症、（乾癬頑癬）則苦利沙羅並之效力、由萬能油而增加。其不快之副作用、爲萬能油所抑制。
與木爹兒伍用之場合、其含量及效用、亦同。適症爲慢性濕疹。

4 萬能油撒布劑　萬能油一分、與滑石末七分、研和之、得爲撒布劑、用於軟性潰瘍等之場合。

於上記之處方、混沃度仿謨之四分時、則沃度仿謨之臭氣、殆消失。

其他沃度仿謨萬能油軟膏、或沃度仿謨方能油(一〇至九〇)等、皆含有多量之沃度仿謨。

5 萬能油阿列布油　各等分。對於結核性膀胱加答兒、注入膀胱內用之。又結核性痔瘻、及淋巴腺結核之瘻管、亦可注入本液、或注入純液。

萬能油甘油、亦可用之。

6 萬能油乳劑　以卵黃爲媒介藥、製十%乳劑、爲淋毒性尿道炎之尿道洗滌藥、用之。

7 萬能油綿紗　以綿紗浸漬於萬能油純液、塡充於潰瘍面、或瘻管等。

8 萬能油坐藥　萬能油五—十%。賦形藥、用柯柯阿脂、或アマオ脂、

9 萬能油丁幾　萬能油、酒精、依的兒各等分、

10 萬能油古魯胄謨　十%至十五.%。

11 樟腦加萬能油　於萬能油加二%以上之樟腦時、則萬能油之臭氣、大部分

消失

注意 爲萬能油所傳染之皮膚、或器具等、以依的兒或石油偏陣、容易拭淨。

又如廉價之衣服器具、以石油拭除之、而後洗滌、可也。

12

萬能油硬膏 本劑以胡麻油、鉛丹、及黃蠟、按舊時之膏藥煉法製之、加萬能油、爲十%者也。

本膏可延之於厚紙、貼用於患部。或延之於薄布、代用絆創膏。能嚴封患部、有耐於入浴洗滌等之利益。

用途 濕疹、膿疱疹、癰腫、丹毒、瘭疽、毒蟲刺螫、頑癬、凍傷、龜裂、傳染性軟屬腫、疣贅、尖圭贅肉、蕁麻疹樣苔癬、尋常性狼瘡、紅斑性狼瘡等。

注意 以萬能油硬膏、爲治療之目的(非只爲因定用者)而貼用之場合、則萬能油之含量宜多、且軟稠度者。則其效力强。欲製之、將本十%萬能油硬膏、一定量、入於蒸發皿。於蒸氣上或文火上、熔融之。再加萬能油之含量而混合之。直以膏藥篦、移之於厚紙或布片上、而均等展布之。

醫有十三不可學

馬弘道鈔

一殘忍之人。必不惻怛。不可學。

一馳騖之人。必無靜氣。不可學。

一愚下之人。必無慧思。不可學。

一鹵莽之人。必不思索。不可學。

一猶豫之人。必無定見。不可學。

一固執之人。必不融通。不可學。

一輕浮之人。必多鶻突。不可學。

一急遽之人。必期速効。不可學。

一怠慢之人。必多逡巡。不可學。

一宿怨之人。借此報復。不可學。

一自是之人。必以非爲是。不可學。

一慳吝之人。必以此居奇。不可學。

一貪婪之人。必以此網利。不可學。

爲醫十五則

馬弘道鈔

切脈以靜。望色以明。聽問以詳。繹因以遠。處方以簡。製藥以潔。行術以捷。飲食以潔。說諭以和。容貌以莊。婦女以禮。貴人以恭。愚人以訓。貧人以惠。富人以方。

醫病有六不治

馬弘道鈔

驕恣不論於理。一不治也。輕身重財。二不治也。衣食不能通。三不治也。陰陽幷藏氣不定。四不治也。形羸不能服藥。五不治也。信巫不信醫。六不治也。

論中國衛生之近況及促進改良方法（錄青年進步）

北京協和醫學校學生　吳葆光

我國衛生尙居幼稚時代。無論已然今與昔相較。不可謂無進步歐美諸國之講求衛生也。精益求精。不知費幾許時日之研究。而後著今日之大效。然定言其衛生事業。能完全無缺。盡善盡美。殆猶未也。我國衛生之智識。較文明先進諸國爲淺。故進步獨緩。究未可。因進步之遲緩。而遂絕望於衛生事業之提倡也。凡事。行則進。不行則止。古云千里之行。始於足下。萬重之臺。起於壘土。甚望全國同胞。由今而始。同心協力。一志注重衛生。則衛生事業之發達。指日可待。轉瞬數年。卽可與列强並美。四萬萬同胞同躋仁壽康强之域。亦非捕風捉影之談也。惟衛生事業。非一種單獨事業。純賴諸他事業之扶助。而後可望成就。故欲改良衛生。須先從扶助之事業入手。茲列爲一表分類叙述如左。海內提倡衛生諸君子。幸賜敎焉。

中國衛生改良表

- 敎育之衛生
  - 專門衛生敎育
    - 醫學校
    - 產婆養成所
    - 看護學校
  - 普通衛生敎育
    - 普通男女學校

論中國衛生之近況及促進改良方法　二

- 衛生
  - 家庭衛生教育
    - 宣講所內加講衛生
    - 家庭病之傳染
    - 家庭病之防免
  - 行政上衛生
    - 衛生警察——事業設在衛生局內
    - 衛生局
      - 調查部
        - 衛生警察事業
          - 檢查食品
          - 檢查毒藥及拘留瘋犬捕鼠等事
          - 潔淨事業
          - 生死註冊
        - 衛生科員事業
          - 檢查妓女
          - [illegible]症禁出入
          - 取締庸醫調查私立醫院及產婆
          - 授以人民衛生建築房屋及井之構造
      - 報告宣講部
        - 報告本國衛生情形
        - 報告外國衛生情形
        - 宣講及刊行衛生書報
      - 試驗部
        - 檢查藥品與有害食物
        - 試驗疑難病液
        - 發明衛生上之學理
    - 官立醫院
      - 普通醫院
      - 傳染病院

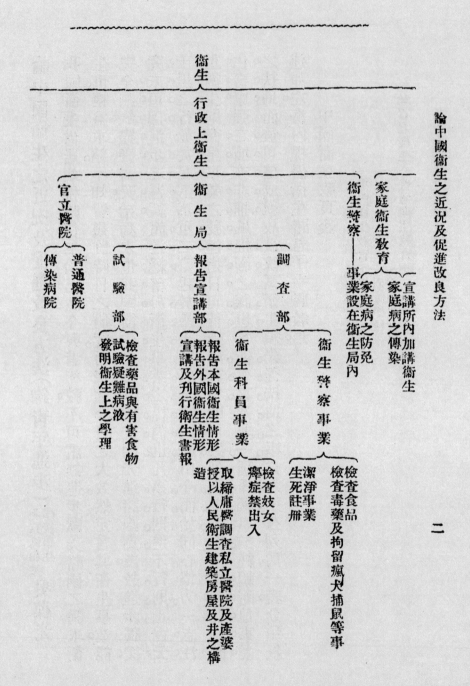

（道德及慈善事業之衞生
- 宗教
- 道德之演說及著作
- 民立醫院
- 扶助監獄貧民院等之衞生

（二）教育上之衞生

衞生與教育有密切之關係人民智識高則衞生進步速反之則遲歐美各國近日衞生有大成效者固亦在政府提倡而亦實在人民程度及格耳吾國教育尚未普及能文識字者固不乏人然目不識丁茫無知識者實佔多數此種人民非但於衞生瞢然罔覺卻有礙衞生進行也茲將吾國衞生教育上之缺點及促進方法舉例如左

（甲）專門衞生教育　俗云黃金易得人才難求無某類專門之學術必不能辦某類專門之事業此爲吾人共認之理衞生之道何獨不然是籌辦衞生事業不可不宏造衞生人材也

（一）廣設醫學校　今日我國醫學校尚不足十處而每年畢業人數至多不過八十以四萬萬人數比例之每四十萬人中方有一醫士攷美國每六百餘人中有一醫士日本每千人中有一醫士試問此四十萬人內之病者仰賴一醫士被療治者能有幾

人誤死於庸醫之手者。更不可勝數也。是故醫校之廣設。實爲刻不容緩也。

(二)產婆養成所　吾國舊俗婦人分娩。向例不延男醫而敎請極無智識極其汚穢之老媼爲之接生。母子無恙。特僥倖耳。或嬰死母病。或母子俱亡。國中產婦因此殞命或遺後患者。實非罕見。如小嬰已下。生而胎板(胞衣)尙未產出者。接生婆則使力拉出。以致子宮倒後 Retroversion of Uterus 或婦流血而亡。或擦裹以不潔之布。以致子宮發炎。種種危險。筆難盡述。是則產婆養成所不可不設立也。凡欲謀生此業者。若非由所畢業。領有文憑。概不令其行業。

(三)看護學校　看護非侍者。乃助醫也。吾國人民每多輕視之。以其與家中下人無異。不知醫者療病。三分信靠藥力與手術。七分依賴看護。即如腸熱症 Typhoid Fever 若無善良之看護觀察熱度。謹愼飲食。斯病定難望痊也。甚願一般人能明瞭此意。得知看護爲一種專門之教育。非無學之輩所能充任者。則吾國衛生前途。又增一分光彩矣。

(乙)普通衛生教育　此項普通衛生教育極爲緊要。蓋藉此可引起人民有衛生思想。而信仰新醫術也。其年齡耄邁。而極頑固者。萬難授以衛生之道。若一般幼年學生。

則不可不授以相當之衛生知識矣

（一）普通男女學校　衛生學須定為主課採用有名衛生課本今之學校徒以衛生學為名目迨書已讀竟尚不知衛生學為何物此層極須改良而女校尤關緊要一切家政衛生學與嬰兒扶養術（見下家庭衛生教育）尤為婦女斷不可缺乏之知識也

（二）宣講所內加講衛生　此為增進一般普通人民衛生智識無須另設機關因吾國城鄉鎮大都有宣講所此層頗為吾國前途賀每晚於所內除宣講國事外可加添衛生題目照演微生物或示以傳染病圖畫或講及嗜好品之有礙衛生者以期警醒且或每一星期開一次茶話會令聽講者隨便登臺發表其所見聞以期鼓勵後輩講員即可以衛生局科員充任（見後）

（丙）家庭衛生教育　此項家庭衛生行政無法管轄故不得不屬之於教育家庭衛生即個人衛生也個人衛生智識高則公共衛生亦高此自然之理也今將家庭衛生教育上之缺點及促進改良方法臚列於次

（一）家庭病之傳染　（1）瘵症 Tuberculosic 中國人最注重孝道父母沈病兒媳

孫。輩。須親侍湯藥。左右不離。以往醫院。居隔離。室。用看護。爲與。孝道。不。合。舉凡。病。者。之。食。品與藥湯。必先嘗試。其甘苦而後奉之。於病。者。或病。者。之。遺食。亦必。代食。其餘此種。形。式。對於吾國人情。則洽以視衛。生。則大誤矣。如癆病乃吾國久病傳染力極大非但食。病。者。之。食可以。傳染。卽常。往來。此類。病。者。之。寢。室。亦可致病。且此類。病。者。隨地唾痰。痰內雜有無數癆症。微生物。痰乾隨塵土飛入他人之肺。卽染此病。查吾國之癆患多半發生。於幼年。其原因。卽在此也。貧富皆然。其改良方法。須增進。個人衛。生。教育。若父母有高深。衛生。智識。當彼等。患此類病。時。決不。令兒媳。輩。行此有。害無。利之。虛僞。孝道。則後輩。卽不。染此疾矣。惟習。慣難除。若徒加以勸告。固不。若施。以衛。生。教育收效之速也。（2）眸粒炎 Trichoma 此卽眼皮內長無數小粒。爲國中常見之眼病。初起。時。病。勢。不。重。漸漸猛。烈。若不。愼。之。於。始。終致目。盲。常見。闔家患之。其原由。於一。人。患此病所用之洗臉巾。或手帕合家共用之。或誤用之。卽傳染此症。其改良方法。卽家。庭。衛生。教育。增進。則患。目疾。者。能。明。曉。其中。利。害。迅速。就。醫。當不。以。其。爲。熱。或上。火。之。說。以。致。不。能。療治之。地。步。且謹愼拭。目之。手。帕。及臉。巾。則此。症自。然。消。滅。也。（3）淋症與楊梅 Conorrhoea and Syphilis 此。卽。道。德。墮。落。之。大。原。因。（見後道德衛生上之關係）

常見男子患淋症。成婚後染之於妻。以致月經不調。難以受孕。下白等症。終致絕嗣。且或染於新產小兒。患眸膿炎。Purulent Conjunctivities 其楊梅症之傳染力。亦如上由夫傳妻傳子。以至數代。欲免此症。發生。純賴乎道德。且患此症。男子。須速。調。治。靜待十分全愈後方可成婚。上三症爲家庭中最常見之傳染病。其他偶遇之症。尚不在內也。

（二）家庭病之防免法　（1）受煤毒　此患南方罕見。而北地每至冬令因煤毒而斃者日有數起。其原由於住屋太小。且門窗緊閉。無隙地可以通風。內置一煤爐。過夜因房中空氣不足。調換以致睡者常吸CO之氣。令血凝而斃。其防免之法。即臨牀時將煤爐移置外面。或置爐而啟窗戶則可免。此險也。其已被熏者。可速搭出房外。令換新鮮空氣。延醫療治。（2）乳婦　吾國產婦產後無乳者。每請奶媽以哺小兒。卻不省察其人有無病患。往往見小兒得遺瀣症。Hereditary-syphilis 追核父母俱無花柳症。實則小兒之傳染由於乳婦。（3）小兒扶養法　吾國風俗。無論家人或來賓。每抱小嬰。接吻表示親愛。此則小嬰最易受傳染。因其敵病力弱也。防之之法。則可加增個人衛生教育。不可抗拒。彼等勿爲也。（4）種牛痘　國中每有小孩年逾七八。而尚未種過一次牛痘者。在在皆是。天花症對於吾國之感情。如此之濃厚者。卽因此也此乃家庭衞生教育缺乏之故因父母未明種牛痘之意思與利害即或爲小兒女種痘者亦不過依樣畫葫蘆耳其促進之法（一）家庭衞生教育增加（二）行政上強迫種痘

（5）纏足　此項家庭已漸漸改良且有命令頒佈其弊吾人大都明悉無庸細述惟此風鄉愚仍盛須再加勸導以期普及

（6）蚊子蒼蠅跳蚤臭蟲蝨子　此種小蟲物爲傳染病之媒介貧寒之家尤盛都以其爲夏令必有之物并不思及能致病也至於富家則以其爲不潔之物而已此數類小動物所致病患甚繁如蚊致瘧疾蠅致腸熱症臭蟲致黑熱症蝨子致瘦熱症等等切望同胞對於此數類小動物多加注意其防之之法即二字清潔是也須知清潔不需經濟免病少服藥反省經濟也其夏日家中一切食物須以罩蓋之免爲蠅蚊所叮食則多數病患皆可消滅於無形矣

（7）犬鼠貓鷄　此類動物有時爲傳染病之媒介亦應注意如鼠致鼠疫其防法即覓室內有空隙可以石灰和磚堵塞家中如有瘋犬立時送付警察其他雞貓豢養應在一定地點

（8）廚役婢女　此類僕役招雇時可請醫士檢查無病症方可上工

（9）厠所　其距離與廚房須遠北方厠所俱就地挖一小溝則糞夫不易打掃潔淨最好以缸或桶爲之上合以蓋亦家庭中防病之一道也

（10）房屋　須常啟

窗戶地上潮濕以石灰散之吾國習慣夏日開窗冬日閉窗惟鄉人尤甚且房屋多有不設窗戶者須知日光之除病力最大房屋多有窗門俾日光多射入百病皆袪其福無疆頗願大家體諒此意

(11)廚房 人以飲食爲最要飲食以潔淨爲最要盡人而知矣然我國習慣上每視廚房爲汚穢不堪之所即如蒼蠅滿室以及廚役飯具之汚溷概不介意其有妨衞生關係甚大則尤須改良者也

(12)水與米 此二種日用之食品宜多加注意南方富者每用極白之米因之而得脚氣症 Beri-Beri 者甚夥其故因此類白米外皮甚薄加之廚役淘洗太甚致脫其皮而吾人食之易受米內之毒素遂致此症北京軍需學校一次發生此症同時患此病者約達五十餘人之多易以麵食始免蔓延至水之爲患甚深不可不注意城市之中以自來水爲佳井水則不免有差用戶所飲之水宜採自來水或取用深井之水水缸應合以蓋（井之改良構造見行政論）

(13)酒 吾國因酒而致病者昔雖不若歐美之多但自通商以來各國以酒輸入吾國而國人以之爲敬客之品或作暢快身體之飲料及至於醉倘不自覺其害殊不知其身已受傷匪淺倘仍酗飲不改則必有腦線癱瘓及肝硬等症之發現也改良之法即增加個人衞生智識使其明白酒之利害則其害不撲而自滅

矣。

(14)病者　家中有人患傳染症吾國風俗向例不願赴醫院居隔離室以致症之蔓延勢不可遏以醫院與隔離室照料不如家人之周到也此項惡習急宜改良因一人患病何可遺害全家與社會究其原因家庭衛生教育缺乏耳補救之法惟有增進教育若强令住醫院居隔離室實非易事。

（二）行政上之衛生

夫衛生事業原由人民自由創辦無須政府强令提倡之也無奈國民程度良莠不齊有成事之原動力即有破壞之反抗力例如南省鄉村僻野之婦女往往以洗衣或刷洗糞桶之汚水不時傾倒街衢以致蚋蠅四起行人掩鼻此種人民苟徒加以勸語必然罔效非用法律上强制力不易革除其積習是以衛生雖貴由人民自動而政府之補助力尤爲首要茲將國中衛生行政上之近況及改良方法如左

(甲)設立衛生警察　普通警察不能干涉衛生事業者因其不知孰爲合乎衛生孰爲不合乎衛生且人民不但不承受彼輩之指導反加以抵斥也此項警察須擇選由巡警學校卒業者因其普通教育根基已固再施以衛生學術不患不易領會也衛生警察所行事業附設於衛生局內(見後)今京師衛生行政調查多以普通巡警充之

彼輩程度太淺不知空氣爲何物者居多數何能委以衛生重大之事業乎是故衛生警察不可不設立也

(乙)衛生局　國中各省府行政機關大都附設衛生科其中成績如此腐敗而無進步之原因有二(一)人才缺乏局內辦事人員既非完全醫士又非知衛生學者且吾國行政機關用人每以情面相託決不審核斯人能否勝任也(二)行政長官不明衛生以此項事業無關於國富兵强不能與海陸軍外交內政比肩也於是所撥之欵較他行政事業爲少以致徒有衛生局之名而無衛生之事實其原卽由此也

今將衛生局改良辦法列之如下　京都設一衛生總局每省各一分局每縣一支局局所附設於行政機關內亦可其分局支局與總局有互相聯絡之關係俾隨時可以察核各省各縣衛生情形　組織法　總局內設局長一人以醫學精通聲望卓著由國內或國外著名之醫科大學畢業且領有衛生專科之文憑幷行醫或辦衛生事業在五年以上者充之其分局支局長亦具有高等專門醫校畢業之資格局中科員一律醫士人數多寡以區域大小定之所辦事業如次

(一)調查部　(1)衛生警察事業　(A)檢查食品　牛乳房　牛乳雖爲補品若

不潔淨其害反深查國中牛乳房內中極其汚濁故改良之法惟有派衛生警察每隔一或二日在管轄區域內察視一切牛乳房如牛器具牛夫等并攜出牛乳一份來衛生局交付科員檢查

宰殺塲　國內宰牛羊豬所在非但不潔且不察所宰之畜有無病患改良之法宰殺塲當在一定地點牛羊豬未殺之前二日由衛生警察前往蓋印卽藉此停留二日推知此牲畜有無病症發生也且察視各肉店日間出售所餘之肉置何地點

雜食店類　衛生警察得有隨時進入檢查之權

小攤類　菜市賣主須將所售之菜蔬菓品魚蝦等每早當地呈驗衛生巡警給照後方可出售其推車沿街販賣零食者每晨當先至衛生局或隨街遊行衛生警察呈驗給照後方可營業若過午而尚未領有本日執照私行出售者應施以相當處罰衛生警察長每星期可遊行一次以便督察巡警所報告之事實是否的確有無怠慢之處勤賞惰罰可也

(B)毒食及瘋犬管轄

鴉片之毒人人皆知近來嚴行禁止漸著成效然鄉愚不免仍有栽植及輸運者應令衛生巡警下鄉隨時監視

嗎啡　此風日來尤甚其害不遜鴉片當令巡警私訪賣主及被誘成癮者入局戒之

瘋犬　街中時見瘋狗流行待巡警捕去則犬已傷人數次矣改良辦法卽衛生巡警隨時探訪各街衢有無瘋

狗。并告舖戶。遇有可疑之犬即令捕交衛生局或巡警捕鼠亦照此法。毒藥 近來藥房屢售毒藥政府無人監視竟有服硝强水而自盡者人命攸關能不注意乎故令衛生警察週視管轄內之藥房當日出售何種藥品由何醫士簽字須一一登記將簿呈驗。

（C）清潔科 井之深淺與井之四周毗連何物其水潔否我國普通巡警雖亦調査然苦無此項調査之知識行之無成效衛生巡警則平素即受此項教育可以干涉并指導人民何處之井水純潔何處之井太淺何處之井毗連厠所或糞堆則地上之汚質易浸入水而不可飲及其他改良方法則吾國民由水致之病患可望減少矣厠所改良以及清道祛渣衛生警察皆可指揮并禁止行人隨地唾痰茶樓酒館劇園人叢之所發生病症尤易因不啓窗戶（冬日）及手巾茶碗共用不加煮洗并隨地吐痰以上種種皆衛生警察應當干涉

（D）生死註册 此項生死註册我國業已舉行然所査之數不甚的確其故由於地位稍高者不甚注意此事而隨意塡寫其促進方法惟有使衛生教育普及令一般人民得知生死註册與衛生之關係其棺木舖出售棺木亦必領有衛生局之執照方

售與之

（2）衛生科員事業　（A）調查妓女此爲花柳病之源此項國中雖已舉行然尚未普及須切實考察有已成症與疑似症發生者概行拘留每星期舉行二次　（B）禦症禁出入　吾國病症如此發達其原由於交通太便帶病隨意往來舟車以致傳染歐美諸國非但由外國進口之舟車檢查帶病者拘留之即本省病者赴他省就醫亦頗不易故我國衛生局應於車站碼頭設立隔離醫院派衛生科員檢查每次所至舟車視搭客形容消瘦疑似患病者或已成症者得拘留一二日細查所患何症是否傳染是則拘留否則令回調養而於某類傳染病盛行時尤須注意

（C）取締庸醫兼調查私立醫院及產婆　中醫腐敗已非一日一日取締誠非易事惟人民衛生智識高則此項無知之醫生不禁而自絕然政府不妨通告取締若聽其存在流毒將伊於胡底檢查各私立醫院開辦者何人具何資格每月診病單送交衛生科員檢察至於產婆上文已言及茲不再述

（D）指授以人民衛生建築房屋及井之構造法　每當人民建築其房屋表圖由工程司呈衛生科員審察是否合乎衛生及窗戶門扇之多寡一一規定與衛生相符

者方給照動工掘井　井雖微事須稟明衛生科員示以各種衛生法如井深至少須三四丈旁砌以磚石上合以蓋井之四周定須潔淨等事

(二)報告宣講部　每月出報告一份(A)報告每月各省各縣衛生情形及死亡人數并告何方某病為最盛及其原因并豫防法如何治之及某方衛生事業發達之利益(B)報告世界衛生情形何國為最完美及彼等所用之法則及醫界與衛生界上之發明物或刊印圖畫或發行白話報說明其理由(C)介紹有名醫士或著名醫院於人民且告以衛生上一切保護食品法則及小兒種牛痘之緊要并他小兒預防病法每一二月在本區域內舉行衛生展覽會一次藉此三者可引起人民有衛生思想也(三)試驗部(A)檢查衛生警察所遞之食品及藥料(B)試驗各醫院所遞之疑難病液及血質等(C)發明某症之微生物及其性質如何對於所查考有何心得可報告於宣講部

(丙)官立醫院　普通醫院及傳染病院亦如衛生局在京師設總院省縣設分支醫院普通醫院內附設牛痘局以便隨時施種傳染病院內因傳染病而死亡者須施以特別法葬埋

(三)道德及慈善事業上衛生

(甲)宗教　吾國祭祀之風。沿自上古。愈演愈盛。幾成牢不可破之迷信。此固宗教問題。而與衛生有關係者。為祭祀食物耳。一般鄉愚。以敬神之物。可以療病。故往往互相贈送。視若珍品。不知此物已隔數夜。甚至臭味皆變。以此治病。非特不能奏效。恐有害焉。追本窮源。根自迷信。故今日灌輸耶教之智識。甚願同胞信仰。打消其迷信。則此弊不攻自破。消滅於隱隱中矣。

(乙)道德之演說及著作　據最近調查。我國每日各醫院平均計之。十分之四五為花柳症。追源其始。故由於衛攝不宜。而缺乏道德心。亦其一也。故今日急宜倣照西國成規。於各處設立講演會。因我國教育不甚發達。如不識字者居多。文字效力有所不及。故以直接演說為宜。曉以利害。使彼輩知不道德之如何害及身家。道德之若何利於社會。彼雖愚蠢。若日日面命耳提。未有不被感化。而歸於正者。至為稍有智識之人。民則用文字以感化之。故道德之著作。尤不容稍緩也。

(丙)民立醫院　一國衛生之發達。必人民與政府合力行之。考之西國醫院。由政府設立者固多。由人民組織者亦復不少。我國今日各處之醫院寥寥。無幾人民籌辦施醫院尤爲緊要因政府之力有限必人民自行組織之故願吾國善士上體皇天好生之德下濟衆民於苦海之中大發婆心廣設醫院使人民脫離疾病之苦各處不致有瘟疫之患利國利民誠不淺矣

(丁)扶助監獄貧民院養老院育嬰堂等之衛生　我國監獄貧民院養老院及育嬰堂等素稱黑暗在上者以彼輩罪人與貧民無足介意在下者亦以其不能上告肆其摧折故餓而病者有之發生傳染病者有之病而死者亦有之此乃大背人道然而政府力所難及故宜以慈善事業扶助之西國於此等監獄或病院准許傳道師宣講道德或衛生願我國慈善大家愼勿以此等地爲不足重而時時派人宣講使彼輩能得重生則造福社會非淺鮮矣

姙婦好食酸之理由　鈞

凡懷孕之婦人。莫不好食酸物。殆如千篇一律。此何以故。蓋胎兒之在胞中。欲完全發育。須要許多之營養物。此營養物。皆由母體取給。中尤以石灰質爲胎兒長育所急需。母體之血液。或從食物取此質。或溶母體之骨質取之。以俾胎兒。蓋胎兒藉石灰質以堅其骨骼也。而欲溶母體骨質。必以酸類。故懷孕而自好食酸。中蓋含有自然之理也。

食蛋宜兼食蛋殼　鈞

食蛋而棄殼不食者。此誤也。石灰之物。由近世之化學試驗。已證明爲萬能之藥。能增體中器官之活力。增加體重。尤能防惡病菌之侵入。强壯心臟。鼓舞精神。且增生育之力。用天竺鼠試驗。以加石灰食物飼養。則其繁殖比例頓增。是其明證。又如養禽。碎貝殼和物中飼之。則多產卵。此人之所知也。

看護病者之常識

孫祖宏 君毅

醫師之診病研究病人之容態乃最普通之事看護者及患者之家族苟有相當之知識不待醫士之詢問一一將應行詢問之事項告諸醫士則異常便利茲之所述乃就患者看護上所必要之事項而論之

一 體溫

體溫用體溫器檢查之體溫器之爲物係一細頸之玻璃管其一端呈球狀管面用黑綫分爲若干等分其溫度自九十五度以至百度球中充滿水銀管中有稱謂示標之水銀線受熱則膨脹水銀自球上昇上昇之水銀線與示標間有細小之氣泡互相隔離使兩線全不相接故示標常存留於管中應用此體溫器之時振動之使示標之下端下降而接近於球（振動過强體溫器有破損之虞不可不注意）然後將體溫器插入於口中之舌下或腋窩之內經數分間之久體溫使球中之水銀膨脹管中之水銀昇上昇至何點示標亦達諸何點體溫器自舌下或腋窩取出與寒冷之空氣相接觸水銀再行收縮歸諸球中然示標仍停止該處而不卽行降下由是而知水銀昇至何點彼示標之上端卽所求體溫之度數也

購置體溫器之時以球之上部有微曲處者為佳此種之體溫器振動之示標不至墮於球中也此外有備放大管之體溫器亦為佳良蓋有放大管之後放大示標溫度易於檢知

檢查體溫之時因體溫器而有華氏攝氏之別若係華氏體溫器必冠於F之頭字所以與攝氏有區別也健康身體之表面其自然之溫度雖為華氏九十八度四分（即攝氏之五十四度強）然隨人而異略有高低之分由是以觀吾人之體溫較諸自然之體溫或高或低即為失其健康之證據

檢查體溫通常將體溫器之球接着於腋窩之皮膚惟將檢查體溫之前宜拭除腋窩之溼氣使腕密接於胴前腕橫列於胸部由是球之全體得以腋窩之皮膚覆之至於衣服之不可包裹球部固無論矣體溫器之放置約五分間

醫士之檢查體溫有入體溫器於口中者為體溫器之球插於舌下閉口而放置三分間便可此外尚有自直腸或膣中檢查體溫者體溫器球當塗之以油不可怠忽口中直腸及膣內之體溫較諸皮膚上之體溫大抵增度一度惟未得醫士之指示仍宜自腋窩檢查體溫檢查體溫之際體溫器不可振動須橫列放置以待醫師之檢查若醫

師命看護人記錄體溫之變化此時當記錄之并將檢査體溫之時一併記錄吾人之體溫較諸自然之體溫有十度之增高或降下往往危及生命罹熱病或焮衝等之患者體溫超過百一度雖未超過百五度便爲熱病激劇之表示當十分注意若超過百五度便有莫大之危險若達百七度或超過之患者似難免於死亡也又病症將愈之間體溫忽然上昇乃疾病最良之徵候朝與晚之間體溫下降亦疾病良好之徵候朝與晚之間體溫上昇乃疾病益形不良之徵候概言之急性之病症自朝至晚體溫漸次上昇苟朝與晚之間體溫一定不變乃良好之徵候晚與朝之間體溫一定不變乃不良之徵候

罹熱病或焮衝之患者每日必須檢查體溫兩次（朝及晚）患者若爲兒童較諸成人罹同一之疾病時體溫畧高惟兒童之體溫過高較諸成人之體溫過高危險頗少罹沈衰衰脫激動虎列拉等之際體溫非常下降下降愈甚危險愈多

二　脈搏

看護患者之人必須能診脈而後可每日之朝與晚必須診脈一次遇有必要之情狀時一日中須有數次之診脈診脈之時記錄其特徵與度數以供醫士之參攷

診脈之處離腕關節之外側約五分離脈指之根部約一寸腕關節之前面上以吾人右手之食指指頭輕按便是診脈之熟練與否視指頭壓迫之强弱以爲判感知脈搏之後須計算其一分間之搏動數計算之際應用懷中時計之秒針互相比較便可得脈搏之精確度數倘與分計相比較亦無不可苟病者之精神不克持續過久計算脈搏約半分間已可矣

脈搏之數詳述如下

小兒期	百至百二十
兒童期與少年期之初	八十至百
成人期	七十至八十
老耄期	六十(時或六十以下)

女子與男子相較女子之脈搏數較男子多十橫臥之時與起立或靜坐之時相比較橫臥時脈搏數較起立或靜坐時之脈搏數少八至十脈搏之檢查宜於患者之志氣沈靜時行之不然患者受刺激脈搏有一時之增加至於神經質患者之脈搏其度數略增

罹熱病或焮衝之患者脈摶非常迅速通例自百增至百四十或達百四十以上創傷或因疾病而壓迫腦髓之時脈摶大抵遲徐罹一種之肺病肺臟中之組織有空氣存在其脈摶尤爲徐緩

罹熱病之患者脈摶頗強罹焮衝之患者脈摶充實身體虛弱之人脈摶疾速而細小指下有接觸細絲之感以指頭輕壓而脈摶即行消失者曰可壓的脈摶脈摶不規則脈摶間有全部停止者曰間歇的脈摶

除上述外脈摶尚有數多之特徵此特徵非富有經驗及饒於醫學知識之人不得知之是乃醫師專門之技術非看護者所能明瞭也

四　呼吸

健康者之呼吸每一分時之度數隨年齡而不同例如小兒期與兒童期自二十五至三十五少年期不過二十成人期自十七至十八老耄期自十五至十六

計算呼吸之數勿使患者得知否則因神經質而呼吸益速計算小兒與兒童之呼吸載掌於胴上而計算頗稱適宜罹熱病或焮衝之患者呼吸疾速衰脫或人事不省之患者呼吸輕微幾不能感知心臟或氣管枝病之患者呼吸困難神經病之患者呼吸

急而有刺激性罹熱疾或焮衝之時若體溫暫時昇上脈搏與呼吸均速當速延醫療治

看護病者之人當注意患者呼吸之臭氣蓋罹僂麻質斯之時呼吸有酸之臭氣罹糖尿病之時呼吸有類似果實之臭氣罹白喉或肺病之時呼吸有爲人嫌惡之臭氣要之各種之病症大抵與呼吸以一種之臭氣也

四　舌

看護患者之人當患者食物之時當就患者之舌而研究之舌之形態與大小均當注意舌之緣端及尖端之色尤須注意此外如舌之乾濕生苔外形變化之佳良與否亦須注意及也

患者之病症有全治之傾向時舌之尖端與緣端均無苔之發生乃通例也

精密研究舌之狀態便可推知患者之狀態例如罹猩紅熱時舌呈赤色有不消化症之時舌部生苔患低熱病時舌呈暗色或生罅裂起卒中之際舌不易伸出者也

五　皮膚

醫師時或檢查皮膚故看護患者之人對於患者之皮膚或冷或熱或乾或溼均須注

意檢查皮膚之溫度應用體溫器便可蓋看護者之手掌有炎熱者有寒冷者倘以手掌檢查皮膚之溫度恐有不良感覺及於患者之皮膚也

初起急性病症之際皮膚先乾燥而後潮溼體溫昇上之後皮膚大抵乾燥罹熱病或焮衝之患者乾燥之皮膚一變而爲潮濕之皮膚此乃良好之徵候吾嘗考之人體發汗之際體溫下降彼羸瘦及其他衰弱患者之發汗乃不良之徵候也

皮膚之色隨病症之如何而不同人事不省之患者皮膚呈青白色衰脫之患者皮膚呈眞青色黃疸之患者皮膚呈黃色關係呼吸之患者皮膚呈暗黑色罹各種熱病之患者於一定之時期內皮膚上有噴出物宜注意也

六　身體之態度

注意患者之橫臥狀態最爲緊要蓋觀察患者身體之狀態便可推知其疾病之進步否也

久罹熱病之患者橫臥之時其頭部往往與胴部水平考其原理因患病過久頸之筋肉柔弱不能將頭部擡置於枕上也如患者自行擡頭部於枕上而橫臥乃良好之徵候也

看護病者之常識

呼吸困難之時患者常不能橫臥若此時而能橫臥如常是佳好之徵候卽體力未衰之證驗也體力既衰而仍能橫臥便爲衰脫之徵候瀕死時之狀態也罹肺病之患者橫臥之時每將有患部之側面置於下方如是則健全之一面肺臟可免壓迫而善營呼吸

仰臥而屈曲兩膝原於罹腸之焮衝又腸痛之患者往往俯向而臥乃藉壓迫而免苦痛也

患者極衰弱之時大抵置背脊於下部而睡

移動患者之身體使其得最安樂最佳良之地位乃看護人所當注意之點也然欲達以上目的必須用佳良之枕支持患者之頭部倘醫師欲令患者得較高之態度再用適當之物支持兩肩與背脊之上部若欲患者易向一側橫臥附枕於背脊斯可矣若患者不能自向一側而橫臥則附適當之物或枕於背脊便屬佳良惟枕易於脫出當注意之久罹熱病之候患者不可長置背脊於下方而橫臥易言之不論何種之態度均不可絕無變化於長時間內繼續同一之態度不然肺臟易起充血患者瀕於危險之境故看護患者之人當時時變易患者之地位不可怠忽

患者所臥之寢牀頭部之一方面務須略高蓋所以杜絕患者橫臥於水平之位置也患者若有自行起坐之傾向當繫索於壁或天花板或寢台之頭部患者執之而起可得多少之補助也

罹某種疾病之時患者之身體若卒然變化其態度頗形危險例如心臟病是也變化身體之態度時須詳告醫師

七　表情

患者之顏面或呈鉛色或呈青色兩眼之瞳子如有變化或大或小均當注意罹心臟病或呼吸困難之際顏面呈焦慮的狀態內臟有苦痛時顏面呈緊縮的狀態無意識之候顏面呈不動的狀態罹各種神經病之患者顏面呈搐搦的狀態

八　大便

大便之順利與否大便之外形如何爲醫師者大抵宜詳細詢問當大便有特別變化之時宜取而藏之以待醫士之檢視大便之色最須注意又大便呈固形的狀態抑呈液體的狀態其中有無消化物有無蛔蟲有無血液或濃汁之痕跡亦須注意

身體健全之人每二十四小時大便一次多於朝食後行之若回數較此更多便係下

痢較此更少便爲秘結不可不加之意也

下痢之時大便呈水狀秘結之時大便呈圓形大便之中苟無未經消化之食物卽爲胃肝等消化器未失秩序之證據大便之外形隨各種之病症而不同故看護之人一見病者之大便與常人不同便須加以嚴密之注意也例如罹窒扶斯熱之時大便呈豌豆湯之色罹霍亂之時大便呈米水之色罹赤痢之時大便含有血液與濃汁倘畧含膽汁便呈泥色時或大便有呈泡沫狀者彼酷似釀母之大便乃含有血液而呈黑色者也(患者服鐵劑之際大便亦畧呈黑色)此外大便尚有各種之狀態或呈綠色或呈紐狀或呈乳糜狀或呈扁平狀或爲硬塊或呈硬果之形狀

患兒之大便宜取而藏之以待醫士之檢查大便之臭氣務須注意大便不可置於病室之中便桶宜加以蓋病者大便後卽移於他室經醫士檢視後卽行棄之惟將棄之前須加入少許之防腐劑如石炭酸等

九 小便

普通人一日間之小便分量約自五合至八合呈微白之麥稈色或琥珀色惟混有少量之血液時呈烟色混有多量之血液時呈赤色患熱病者之小便其色頗濃小便中

若含有膽汁之色素則小便之色呈黃褐色或暗褐色

小便之中往往有各種之沈滓看護人宜注意之并當告知醫士例如尿酸鹽生石竹色之沈滓濃汁生黃白色之沈滓粘液過多之際生白色之沈滓此等之沈滓大抵附着便器之底面與側面患者之小便醫師時測定其比重考各種之液體其比重各異水之重量假定爲一〇〇〇以此爲標準與其他液體之重量相比較或在一〇〇〇之標準數以上或在一〇〇〇之標準數以下欲知小便之比重則用測尿計之器械

測尿計由下記之三部而成即充實水銀之小球在其上部之大空球刻附度數之長管（與體溫器之管相似）是也刻符之度數自零（即水之比重一〇〇〇之意）以迄六十（即一〇六〇之意）應檢之尿盛於盃（此盃之容量約九勺不能得尿盃之際用深玻璃杯代之亦可）內將測尿計浮杯於中測尿計視小便比重之如何而沈降之深有種種之不同也

測尿計在小便之中求得測尿計之管與小便呈水平狀態時之度數即爲所求之比重也測尿計任其浮遊不可與尿盃之底面或側面相接着

健康者之小便其比重自一・〇一五至一・〇二五若比重過高（一・〇二五以

上）或過低（・〇一五以下）大抵有重大病症之發生也
測小便之精確比重須於二十四時間內之全部小便中取其一部分而檢查之
不健全之小便行化學的檢查乃醫師之所爲也蓋小便之檢查非有特種之智識與熟練不可
看護病者之人對於患者之小便或爲自然的排泄或小便保留於膀胱之中又小便排泄之時果困難否果停止否果能保持小便與否小便果漸漸滴落與否均須注意

十　戰慄

患者之戰慄與否乃醫士常詢問之事項故看護病者之人對於病人發病時之戰慄最須注意夫戰慄爲疾病最初徵候之一繼之以熱病與焮衝通例肺臟有焮衝之前必有劇烈之戰慄戰慄之間往往有發熱之感覺而脊柱間則有寒冷之感覺此時之體溫較諸平時之體溫爲高用體溫器檢查之便知
起戰慄之時令患者飲溫暖之食物便可例如茶或溫暖之牛乳或燕麥之薄糜粥等是也未經醫士之指示決不可飲用興奮劑患者須蓋過多之衾如兩足應用熱水罐甚爲合宜惟室內不可過暖又不可閉塞

戰慄、經過之後。取除過多之衾。務須注意。

十一　苦痛

苦痛。隨人而不同。有能堪之者。有不能堪之者。故患者所述之苦痛。程度。常須注意。看護患者之人。對於患者之苦痛果位於何處。果限於一部。抑果移動於各部。苦痛之部分果限於一小點。抑涉及數多之部分。壓迫之果有苦痛之感否。均須向患者問明。又苦痛之程度。有輕微者。有劇烈者。故患者苦痛之增加或減少。亦須問明。

苦痛之性質。亦有種種。有如針刺之痛者。有如刀切之痛者。有類似頭痛者。有類似嚙痛者。身體動搖。呼吸。食物。接着光綫及聽取音響。均足以增加苦痛。

苦痛與發生之疾病不在同一部分者有之。例如頭或顏面一側所起之苦痛。原於朽壞之齒。而齒之本體絕無苦痛是也。又起於膝之苦痛。實際上因無名骨之疾病而起。此乃苦痛起於反射於神經較遠之部分也。

十二　睡眠

看護患者之人。對於患者之睡眠。務須注意。詳言之。患者之睡眠。或長或暫。睡眠之性質。或輕。或重。或不安。或夢寐。或夢語。醒覺之候。或有爽快之感。或有疲勞之感。均須一。

一。注意。

罹長期病症之患者。苟能自然睡眠。乃疾病漸次痊愈之兆也。

患者睡眠之時。家內十分靜肅。似非得計。必須略有音響。使患者得因之而醒覺也。若有絕對靜肅之必要。非得醫士之指示不可。

世間之醫師。常令患者。隔一定之時間。食物或飲藥。當此之時。患者適在睡眠之中。果須令其醒覺。然後食物或飲藥。則詢諸醫師。準醫師之指示行之。又睡眠屢屢爲衰弱之症候。縱使患者醒覺而食物。因是死亡者有之。此外。則睡眠爲疾病之回轉點。此時。如令患者醒覺。反爲有害也。

患者不宜過事思慮。過事思慮。則有妨睡眠。又兩足之冷却。亦足以妨睡眠。

患者不易睡眠之時。病室宜暗而靜肅。蓋所以催促患者之睡眠也。又寒冷患者之頭部。溫熱患者之兩足。亦能使患者睡眠。投以一杯之溫牛乳或牛肉汁。頗能鎭靜患者。使其招眠。至於阿片等之痲醉藥。非得醫師之指示。不可濫飲。誠以此等之痲醉藥。均利少而害多也。

十三　譫妄症

譫妄性之患者往往發前後不一致之妄語時或於夢寐之間突起暴亂之行爲譫妄症有數種一爲劇烈而具狂暴性（癲狂性）者一爲輕微而具神經性（窒扶斯性）者

譫妄症之患者夜間最爲不良晨刻較輕

對於譫妄性之患者宜順從其性決不可反對之若患者嫌室內之某種器物便移易其地位患者狂暴之間凡爲患者所禁忌之事不可談話

看護患者之人對於患者之狀態或搐搦或痙攣或沉靜而平穩或急躁而易怒其周圍之事物果能辨識與否一切之舉動果遲鈍與否均須注意

譫妄症之救解法將綿布浸漬冷水絞乾後載於患者之頭部每二三分時交換一次

十四　食慾

醫師當就患者研究其食慾如患者之食物果如常度否果喜食否果嫌惡否食物果能保留胃中否果嘔吐否嘔吐之時果全部吐出抑一部分吐出果乾渴否均須一一考求之也看護病者之人對於上述之情形亦當注意又食物之後果續發苦痛果有特別之情狀亦宜注意及之要之急性之病症（熱病及焮衝）食慾大抵缺乏普通之病症食慾大抵不定羸瘦等之衰耗疾病食慾勉強妊娠期與神經病之患者食慾過

度。罹熱病或瘀衝之時。患者非常乾渴。羸瘦之末期。下痢及糖尿病之患者。乾渴亦甚。患者所食之食物。其分量之如何。倘醫師詢問。則看護病者之人。當詳細告知之。不可稍涉含糊。飲料之分量亦然。故看護患者之人。對於患者之狀況與徵候。須完全記錄之也。

患者嘔吐。當告知醫師。吐出之物。宜取而貯之。以供醫師之檢視。惟貯吐出物之器。須加之以蓋。

口渴。飲檸檬水等之酸性飲料。飲料若帶微溫。則鎮渴之功尤多。

嘔吐。不外使其橫臥。寬解衣服。呼吸多量之新鮮空氣。此外如呑小片之冰。飲曹達水與牛乳。服用重炭酸曹達溶液（將一撮之重炭酸曹達入諸一杯之冷水中）均有效能。

十五　咳嗽

咳嗽一症。不特因肺臟與咽喉之疾病而起。因胃腦髓及其他器官之病症而起者有之。本諸神經性原因而起者亦有之。氣管支炎之初期。咳嗽乾而緊切。末期則不然。咳

嗽柔而散漫羸瘦之初期咳嗽空虛末期深而空竭罹肺焮衝之際咳嗽短而銳利罹格魯布之時咳嗽頗嗄罹百日咳之時咳嗽呈發作的狀態

看護患者之人對於患者之咳嗽或時時發生或持續過久或輕微而有刺激性或伴患者之祛痰或呈水狀或頗濃厚或呈膠狀而附着於痰盂之底或沈於水中或呈泡沫狀或含有血痕或混多量之血液均須注意其色亦須注意祛痰宜取而視諸醫師故患者之吐痰當吐於特備之痰壺中痰壺之中宜加入少許之水痰壺經醫師檢視之後當洗滌之

患者罹傳染病之候痰壺之中宜加入少許之防腐劑亦可

十六　褥瘡

患者臥於病牀過久則身體上多受壓迫之部分易生褥瘡彼患熱病而生活力減少之時患麻痺而供給組織之神經的供給減少時褥瘡之發尤易褥瘡發生之部分以隆起而感覺最易之部分爲最多例如背脊下部與無名骨存在之部分是也

褥瘡發生之原因不僅橫臥時之壓迫過多如敷布之折疊處及寢牀中之小塊等均足以誘起褥瘡故敷布以平滑而無皺痕者爲宜且須乾燥清潔是因毛布或敷布之

濕氣亦能誘起褥瘡故也

患者宜常保乾燥清潔身體上被壓迫之部分每日宜用石鹼與溫水洗滌之洗滌之後拭乾而撒布澱粉等物如是得豫防褥瘡之發生也若皮膚呈赤色之狀態則用白蘭地酒或檸檬液或龍腦精洗滌該部便可苟皮膚破裂塗布雞卵之蛋白

有上述之注意後仍不免發生褥瘡則塗硼酸軟膏於脫脂綿上貼附患部於朝晚行之脫脂綿之上復附硬膏數條使其不至脫落又患部之上下附之以枕庶可免患部之壓迫此時所用之枕以馬蹄鐵形之空氣枕爲最便利

褥瘡初起之際當告諸醫師得醫師之指示後宜準醫師指示之方法而治療之

十七　藥劑之效用

患者服藥之後於疾病之徵候上有無效果醫必向看護人詳細尋問故看護患者之人常須注意如苦痛之減少與否嘔吐回數之減少與否嘔吐性質變化與否咳嗽之減輕與否咯痰之多寡與否大便之性質度數及分量果有變化與否體溫之昇降與否皮膚之乾燥或潮濕與否呼吸之有變化與否脈搏之疾速或徐遲與否均不可不注意也醫師治某種之疾病時間有服劇烈之藥劑是時看護人須注意服藥後之效

果苟效果已顯或停止服用或減少用量或減服用之度數例如服斯篤利幾尼涅之候宜注意筋肉之起搐搦或硬直與否服用砒素之候宜注意身體之苦痛及兩眼之腫脹與否服用水銀之候宜注意齒齦肉之腫脹及唾液之分泌與否服用阿片之候宜注意瞳孔之縮小或遲鈍與否服用別刺敦那之候宜注意咽喉之乾燥赤色之發疹（與猩紅熱時所發者相同）及瞳孔之擴大與否也

十八　醫士之來診

醫士來診之時宜整理各事不可稍涉亂雜故看護患者之人當醫士未來之前當先整理一切關於患者之徵候相告當一一準備如是則醫士既來後之診察庶不至費過長之時間也例如豫行檢查體溫計測脈搏大便吐物及小便等均取而貯之以供醫士之檢查

凡醫師前次診視後之患者一切狀態爲供醫士之參攷計一一觀察而記憶之既可節省有用時間又可免質問患者之煩患者之病狀宜安適病室宜整飭清潔易疏通空氣看護者之自體亦宜常保清潔以愉快之狀態歡迎醫師如患者罹傳染病則撤布新鮮之防腐藥以免他種之危險

又宜置備多量之溫水冷水防腐的石鹹及清潔之手巾以供醫士之需用行膣之內部診察時如清潔之手巾華攝林與冷乳劑等亦須備之行外科手術之時新鮮之毡布繃帶等所需之一切材料均準備之此外如油紙脫脂綿鋏留針縫針絲　帶及其他之必要品均當準備至於第二次來診時所需之物品請求醫師之指示可也看護人俟醫師離病室之後即將醫士所指示之事項一一記錄以備遺忘

徵求道德著作

戴天默

(一)古聖今賢之詩詞歌賦。小說論說。長篇短什。凡有感發人之天良。足爲青年指針者。一概歡迎。(二)作者請自附小傳。以志景仰。如係鈔錄古人者。請詳載出處。以便查考。(三)請詳註通訊處。以便寄贈品或璧還不合之稿。(四)不論鈔錄古人或今賢自著。合格最優者。酬以十元以下。四元以上之現金。次則酬以書籍文玩。(五)自登報起。兩月後。於新申報及留聲機報上披露。(六)稿寄上海南成都路新樂里一八四號戴蒸謀收

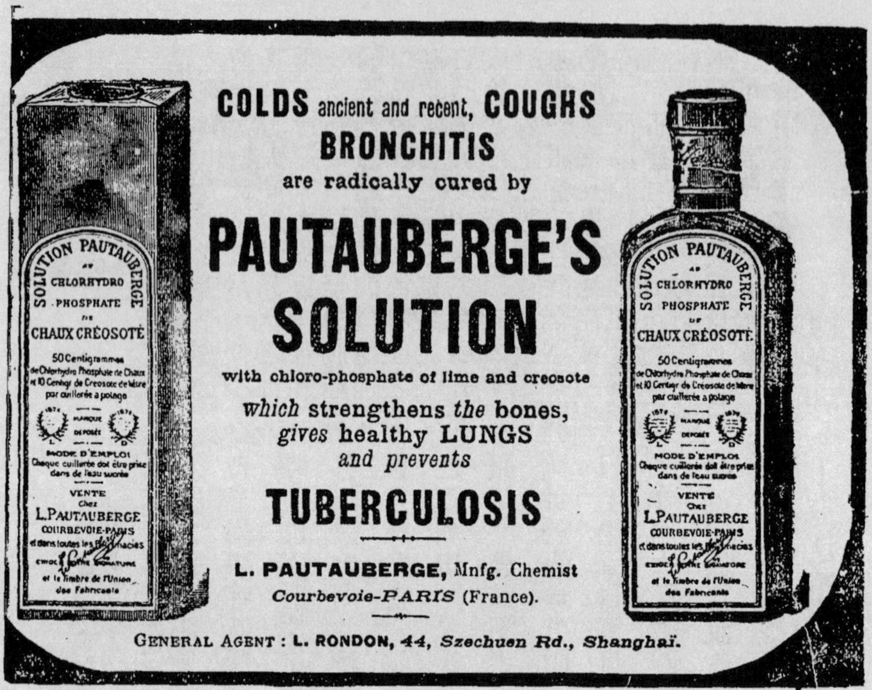

靈藥問世

寶德清肺汁係極有神驗之藥水全球馳名患者一服卽瘥眞衞生之珍保命之寶玆以此藥能治諸症略列於左

傷風感冒　急慢咳嗆

肺癆血勞　氣管發炎

胸膈痰壅　軟節瘰癧

此藥并可長服蓋消化極易有益腸臟尤於孩童先後天勞各症最能奏效實爲家常備之靈劑

總經理　上海法商龍東公司啟

各埠大藥房均有經售

中華民國六年十月出版

中西醫學報

第八年第三期

本期之目錄

本報全年十二冊本埠洋八角四分中國境內洋九角六分日本臺灣洋一元零八分香港南洋各島洋一元三角二分零售每冊洋一角上海英大馬路泥城橋西龍飛馬車行西首間壁三十九號丁福保醫寓發行

日商 **仁壽堂大藥房廣告**◉醫療用各種藥品◉醫療用各種器械◉工業用各種藥品◉棉花繃帶材料◉閨閣用各種化裝品◉代售各售靈藥

敬啓者本大藥房專向日本著名各大廠販運上等原封藥品並寄種

仁丹　日月水　中將湯　胃活　靈效丸等著名靈藥茲値交易伊始**特廉價發售以廣招徠** 賜顧者請認明牌號庶不致誤此佈

上海虹口吳淞路○字第一五○號 **仁壽堂大藥房謹啟**

電話第四○五七番

企妹老牌煉乳
衛生極品
以之代母乳
無出其右
CONDENSED MILK
MILKMAID BRAND
煉乳
又名企公
買此煉乳嬰孩愛之
南京路八號英瑞牛奶公司謹啟
總行設在英京倫敦

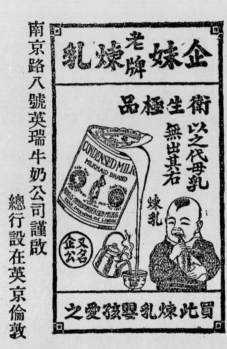

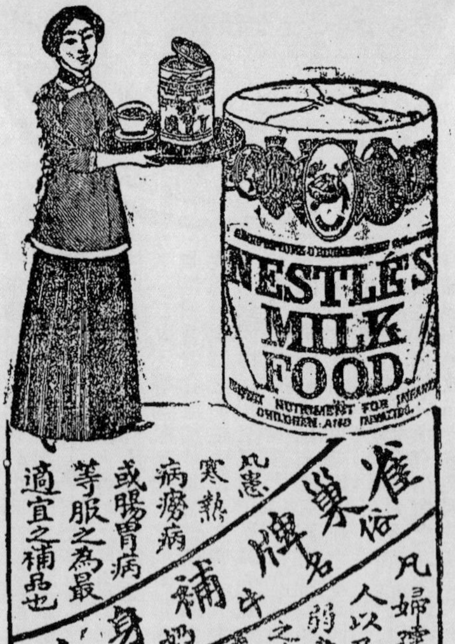
NESTLÉ'S
MILK
FOOD
雀巢牌補身奶粉
俗名牛奶粉
凡婦孺老人以及衰弱者服之均能養身壯體
凡患寒熱病癆病或腸胃病等服之為最適宜之補品也

嗚呼近世之文明

歐陽季瀛

文明之說權輿周易。自東籍傳播。流用遂廣。邇來販夫走卒。亦咸能以此置之脣齒。今欲究夫文明之定義而設爲正確之說明。殆非用一先生之言所能允協也。然而舉世之人其於形而上者若法律政治之科。形而下者若機械製作之業。大之一國建設之所基。小之個人衣食住居之所資。情意志趣之所赴。莫不以文明與否而爲判別。是故自世人言之。方以生存享受者胥爲文明之賜。文明之効能功用如此博厚。而不佞乃欲辟而闢之。聞者將毋相引爲駭笑。雖然不佞固有說也。

文明之爲物也。初非有一定之正鵠。其範圍等次原爲比較之詞。在前日之寬衣博帶較衣皮不縫之時當爲文明矣。而今日之狹袖短襟胸佩徽章者更文明也。廣廈深堂較古代穴居野處者固爲文明。而層樓崇宇勢凌霄漢者不更文明耶。然則據進化之說以勘之。文明之自身固未能立於絕對優美之地位。推而言之。前日文明今既目爲不文明。則今日之文明至後日亦奚得爲文明。惟凡人之所以讚歎謳歌於文明者。謂文明能幸福吾人也。庸詎知文明之爲物。其與幸福乃如月球之與日輪。各循其軌以爲轉運。吾人居於地上。環之而爲向背。每一晝夜間其得月影愈多。即其遠日光愈遠。

嗚呼近世之文明　二

者也味者不察以謂二物同類逐日者即可以入月何其傎耶

經濟家之言曰人生莫不有慾望故飢渴之情人所同具夫飢渴者其志在於飲食已耳惟一以文明之說進之則徒曰飲食猶不足以饜其慾望故昔以酒池肉林爲暴君無上之惡德今則大牢甘露一食萬錢尋常事也不爲泰焉文明愈進則人類之慾望亦愈高以有限之物力應無窮之慾望繼茲以往雖不必人口增加之速度有進於前而所謂物力不能週給之處其爲人生大患者轉瞬即見烏乎馬爾塞氏豈欺我者哉

客曰世治日進則慾望固與之俱高即生人享受亦日益美備此正文明之賜而子非之毋乃適得其反曰否不然也人類之慾望殊無止境而今日之所謂文明者終不足以應其需要由是慾望與文明之進步方軌並趨而無已而人心之以慾望趨向夫文明者日逐逐而不勝其困且疲矧文明之進步非能一日千里而人心之慾望則瞬息萬變社會實現之文明不足以副生人日新之慾望則吾人殘缺不備之感益繁然以興至是其所享受者不僅不能覺其突過於前或且更覺較前爲劣而精神上之生活乃益陷於窮窘無聊不可自持所謂人生之幸福者亦遂依文明進步之率而相爲反比例差

上來所述。非不佞一人嚮壁虛造之談。當世之文明現象。固彰彰詔示吾人矣。夫人生不幸至於自殺。其爲悲慘更何可言。然號爲文明幸福之世。而自殺之人數。乃與日俱增也。自殺之原因雖有多途。而其爲文明之現象則一矣。男有室而女有家。乃人生之正誼。然號爲文明之美國。其女子以獨身主義號於衆者。歲月有所增也。此其視法國之二兒制（生至二兒以上卽棄溺之河、市間製有此種溺兒之器具出售）又有進矣。貞潔之操。文明者所同尚矣。而號爲文明淵藪之巴黎。其花柳惡病竟爲全球之冠。日本近年徵兵委員報告。東京壯丁之患花柳病者。由百分之五十進至百分之七十五。故不佞之眼簾所接觸於世界文明者。大都此類。是已以文明進步故。而促進自殺之機。而又使社會風紀日趨淩夷。以漸引起人類衰滅之憂。嗚呼。其爲害豈在洪水猛獸下哉。近者美國人士嘗宣言美婦人多犯殺人之罪。其意蓋謂婦人本有育兒之義務。苟以病或其他不可抗力故。致不能生育。自屬無可如何。而美國女子乃以文明故。力求一已之安樂。不欲與男子結婚育兒。坐是令國家人口日漸減少。在國家爲有邦崩種滅之憂。在個人則準於殺人不赦之罪。

近世文明國家。皆以納稅從軍爲國民應有之義務矣。夫納賦稅以供國用。雖爲人民

嗚呼近世之文明

義所應爲惟自近世式之國家成立以來立國方針咸取積極一切施設不容稍緩租庸日益徵發騷然而一國軍事之費殆占歲計之半造艦鑄礮日夜皇皇稅收不足則廣募公債以益之公債者現世之人民以其担負遺厥子孫者也至於廣增新稅其重困現世之人民者尤無論矣二三仁者用爲悲憫始創立社會政策的財政方針用爲補救今姑勿論其救濟之策是否有當顧吾人亟欲一問其何所爲而致令如是耳苟欲吾答亦曰是爲國家求富强必由之塗術耳近世文明國家之通例耳然則所謂近世之文明國家者其所務乃在殘殺生民已耳兵刑固殺賦稅亦殺也帝國主義者殺人主義也殖民政策者殺人政策也甚至其教育暗示以殺人者也其製造預備以殺人者也烏乎近世之文明邇來物質文明超邁前古國家從而獎導之工商之業於是大興遂成一資本勢力之世界人民始見工商之利可圖也則棄農而賈由鄉村僻陋之區遷移於工商集中之地繁華初遇志炫神昏樸質敦厚之流一變而爲巧捷又以都會衛生不如郊野於國民體質乃日就卑弱及戰爭起一國之質樸而强健者將無幾矣蓋徵兵之初必擇其體魁梧而質堅壯者一旦有事驅赴疆埸使與毒烟鋼彈相搏死者枕籍生者傷殘國中優異分子乃盡戕於原野所遺留者半爲劣敗之種結果

如此。是與求富强之始望何如哉。

嗟夫自汽機盛行資本家盡爲羣中少數有力者所奪占社會中貧富階級之差與其文明發達之程度比例而爲率不佞嘗謂古代以人爲奴人猶知之而謀脫其軛今則資本家役使勞力者其事與役奴無殊而人轉無術以自拔且幾幾無說以自申也。

近世之文明與人類之幸福適成反比其驗諸經濟道德政治與夫物質者略如上述矣。玆欲更徵諸生人內界之知識以罄吾詞蓋人生各從其意欲之所動莫不冀達其所謂至高極美之境求而不得則怒且怨而自文明愈進其所以衒耀而引誘之者愈滋斯其所求亦因以愈廣由是不足之念亦愈熾而怒且怨者其情如風與潮湧莫知所底故文明進步遂爲人生一切苦惱之原莊生有言馬蹄能踐霜雪毛能禦寒自遇伯樂剔洗之然後爲病惟人亦然人當順其自然以蘄至乎涅槃之域不當爲智識所役而墮於苦海之茫茫要知今所謂文明者皆不仁者以萬物爲芻狗者也昔 Arthur Schopenhauer 曰。歷史者表示人生意知之實現而實爲最可哀悼之迷途。文明治化。不獨非人類可喜之事乃爲極可悲哀者焉故凡有欲求眞正之幸福究竟之極樂者當知超於所謂文明更有向上之一義而今世之形上形下之種種悉等諸夢幻泡影

嗚呼近世之文明

之。觀。

牙齒與健康（錄青年）

葆龢

世界日進乎文明。則食物之品質。日卽於酥軟。牙齒咀嚼之功用。初非必需。於是以漸退化。勢必至於不留隻齒而止。譬如禽之有足。不過爲組織上所不可少耳。實用之際。已屬可有可無。不啻贅疣而已矣。雖然牙齒於全身。究非贅疣也。牙科醫士之言曰。牙齒之健康。賴乎全身。反之。全身之健康。亦半恃乎牙齒。故牙齒與全身。實有密切之關係。而保護之使勿歸於淘汰。未始非衞生上之要着。人徒見牙齒爲微物。而不知爲物雖微。而其影響。乃足以左右全身之安危。譚健康者。不可不注意也。

在昔醫學中之牙科。獨立之一部耳。近世漸悟其謬。乃知彼牙齒與全身各部分之病。莫不互有關係。治內外科者。固不可不知牙齒之重要。而專攻牙科者。更不可不知牙齒與各疾之關係。此外如微生學家。如化學家。如公共衞生事業家。咸當知牙齒之爲物。恒直接間接影響於全身健康。而於微生學及化學上。頗有研究之價値。易言之。牙科醫士於微生學化學。亦宜留意。而明其大略。故大學校之牙醫科。非深明微生學及化學。不得授以學位。誠以其學未全。不可以出而問世也。葢有無數之病。前此不知其病源者。今已察知其發源於牙齒。而齒病中。亦有數種。乃發源於他部分之病。是故有治齒病而後可去他病者。亦有去他病而後齒病可愈者。然則牙科之學。固非絕對的獨立者也。

惟是文明愈甚。則牙齒愈退化。而其衞齒之道。反不若未開化之原人。食物以酥軟爲佳。而牙之功用以失。乃反視若無足重輕。不知齒病於全身之健康。有根本之影響。嘗有數種齒病足危害生命而有餘。而各等致命之疾。亦多有發源於牙者。不可不愼也。

茲述其中最可危之二症於下。一曰立格思病。一曰牙根膿腫病。

立格思病之初象。爲牙根漸縮而弱於抵抗傳染之能力。其原因大抵爲生計上之缺陷。然迄今尙未十分明瞭。所可知者。一爲痛風之影響。一爲牙垢之厚積。夫人體之供給於健全之牙齒者。爲血爲淋巴爲腦筋。然牙根中既有微生物之侵入。則彼血與淋巴腦筋等。非但不爲牙齒所用。且適足以滋養微生物而爲牙齒之害。微生物之於牙齒也。先竄於牙根。既而毀牙與牙根之膜。於是牙乃現作膿之象。於是牙齒動搖。而無數之微生物。或隨嚥以入腹。或蔓延至於健全之牙齒。爲害乃不可勝言。推至其極。不至於危害生命不止。前數年之研究此病者。謂有阿米巴類之恩達米巴爲患。恩達米巴者。極下等之微生物也。平常人口中。往往有之。特數少不足爲害。而立格思病之牙根中。則多至不可勝數。以是其病甚可危。輓近研究益復進步。知此恩達米巴者。雖亦爲一種之微生物。而其所賴以生者。則悉爲其他更小之微生物也。此項微生物爲其所吞。則消化後卽能發出一種毒質。入於血中。而立格思病乃成。特此尚非精確不移之論。猶有待於攷證也。據美國公共衞生局副局長約翰羅夫最近報告。謂有一種藥物。名安美丁者。注入皮膚。可已此病。又有一種藥曰意畢卡克者。以之刷牙。亦可奏效。顧其效甚暫耳。安美丁雖有驅恩達米巴之功用。而苟不繼續施用至數月或數星期之久。則恩達米巴之滋生。依然如故。是故立格思病之對症藥。迄今猶未發明也。報告之結論。亦謂安美丁者。殺阿米巴惟一之藥劑也。然於立格思病。未必有若何大效。蓋立格思病之如何加劇。病象何似。於體內各官能究有何種關係。今尚未盡明悉。而最後之治療法。自不能不有待於將來。若牙根膿腫病。則齒病中一種隱而不顯者也。當其病象發現之前。病之起也久矣。醫家之研究此病者。咸斷此病必與血毒之症有關。故此發現後。數星期或數月中。每卽致命。當此病發生之初。牙磁(琺瑯質)爲微生物所毀。侵蝕成孔。各種微生物乃麕集孔中。漸侵蝕至牙齒之內部(白堊質)故其病之初起也。無痛苦。亦無特狀。人每不注意之。及病象既現。則受毒已深。無可挽救矣。有以

X光線攷驗此病者。謂其中有一種微生物曰斯拙多哥薩者。能使血中生毒而危及人之生命。珉尼梭達大學教授哈泰昔耳博士。嘗攷察患此症者之膿毒。乃知其二十七分之二十五。皆含有多數之斯拙多哥薩。此外各醫家攷驗之結果。而人生亦與哈泰昔耳博士相同。且彼最可怖之心臟病。卽由一種微生物曰斯拙多哥割斯維立達斯者而起。此種微生物。泰半亦產於牙根膿腐之時。故牙根膿腫病。實爲至猛烈之病。人當注意預防者也。

往者牙科醫士。不問病之深淺。每運用鑷鋏等器。去其病齒。而若干有用之牙齒。往往無端被其損失。今日牙科已大有改良。鑷鋏之類。不過備爲陳列之品。決不輕用。然仍有未盡善之處。如於病齒之外。加以金罩。色彩爛然。觀瞻誠美。然齒中害蟲。究未掃除淨盡。於齒病又何補乎。要知治病之法。當去病根。牙齒苟有受病已深。必不可用者。卽仍用古法。運鋏去之亦得。今乃徒事外觀。力屏古法。過猶不及。吾未見其明也。一般病齒者及牙科醫士。尙其愼之。

夫與其治患於既起。莫如防患於未然。此萬事之公理也。牙齒之病。何獨不然。故齒病預防之道。誠爲社會所當共知。其道維何。則淸潔二字乃其首要。然而人之口中。實最汚穢。所可稱爲清潔者。僅呱呱墮地之一刹那耳。過此則口中漸化爲微生物之樂園矣。人於健康之時。微生物固泰半不能爲害。然一旦小有損傷。則微生物立卽乘時活動。殊屬可危。且微生物中。多有爲傳染病之根源者。如肺炎、白喉、結核、血毒、等病。其微生物所由來。莫非以口中爲孔道。以是近數年來。各國多有提倡口之衞生者。如美國紐約衞生部。亦其一也。紐約城中學生之有齒病者。幾乎十人而九。於是一九一三年。衞生部決定。非但研究而療治之。且思所以防止之。乃聘一富於學識之牙科醫士主持其事。另聘手術敏妙之牙科醫士九人爲之襄助。設牙齒衞生分所七。每所雇用看護一人。凡六歲至八歲間之小兒。均須就近至各分所報名。所中乃爲療傷滌穢。保存其健全之狀態。卽在學校之兒童。每六閱月。亦必至所中檢驗一次。所中看護。復時訪其家。示以潔口之法。與用牙刷之道。自設立牙齒衞生分所以來。收效甚佳。頗希望少兒之患齒病者。將來能絕迹於紐約也。紐約而外。各城市亦已有同樣之設施。

大抵齒病之起。不外汚穢。雖亦有非由汚穢而起之齒病。顧清潔之牙齒。要較汚穢者爲健全也。惟清潔須自幼始。當嬰兒絕乳之後。卽宜由衞生上有經驗者司其食飲。如牛乳中之微生物必經殺盡。且日飲以鮮橘之汁。小兒出世後三月至七月之間。每喜以手指入口。在小孩無知。固亦難怪。然此事極易損壞牙牀之正當形式。故爲母者。必嚴禁之。若遇腺炎扁桃炎等症。宜急就診於醫。須割則立卽割之。萬勿姑息。以貽養癰之患。

小兒至六歲以後。每六閱月。至少必經牙科醫士檢驗一次。用牙刷之習慣。當自幼養成之。小兒一有用牙刷之能力。爲母者卽宜力爲誘導。使起歡迎之心。用刷之法。非但刷牙齒之外面。卽牙肉舌底等處。均宜加以洗刷。然後以十分清潔之水漱口。并使水在齒縫中往來流行。最重要者。則所食之物。必以牙齒咀嚼。方可下咽。宜常飲蘋果橘柚葡萄等果酸。以滌積垢。若遇有齒病發現。當立就牙科醫士。細商方略。然吾所謂牙科醫士者。必須學識經驗。皆有實在根柢。且深通微生物學者。乃爲合格。否則不足恃也。至若鑲牙補牙。徒重觀瞻。羌無實益。不足論矣。

家庭實驗譚

譯日本婦女雜誌　致遠

鍼刺手指之療法

手指被鍼刺後。用蘇木之葉。燒成粉末。以飯一粒雜煉之。置於紙上。而黏貼於瘡處。立卽止。痛卽鍼尖斷入肉中。行此方法。亦可使之現出。

經濟的浴湯熱沸法

先取浴水全量之半。使之熱沸。浴時再加冷水。以增減其溫度。則薪與時間。均可節省。

兒童胎毒之消去法

婦人妊娠至三月後。卽購求乾艾。和甘草少許。以清水煎之。一日三服。則母體溫和。兒童之胎毒自去。是法屢試屢驗。均得良好之結果。

豆腐水洗髮

洗髮術本至多。然用雞卵則嫌其價昂。用菜餅則嫌其脆折。用茶水則嫌其枯萎。用市場所發賣之洗髮粉。則又嫌其粗劣。反致不潔。不如用豆腐水洗之。（卽購豆腐店所出之白湯）則穢垢盡脫。沐後益覺清鮮適意。

治息鼾聲法

人之夜寢作鼾聲。往往擾人清夢。患此者於寢前用冷水盪口。必能靜眠。

銹鍼之磨光法

夏日炎熱。怠於縫作。於是繡鍼生銹。用時頗厭其澁滯。法用堅炭徐徐磨擦。遂純滑如初。

芝蔴莖可代燭用

刈芝蔴之幹。至採實脫葉後。取其餘莖。浸入水中。約歷三週。再曝於日中。使乾之。斷爲適宜之長。以火燃之。則明亮持久。可代蠟燭之用。

牽牛花（卽喇叭花）葉可退治臭蟲

臭蟲生殖本繁。每當夏令。觸目皆是。驅除不易。法用牽牛花之葉、與蔓之枯槁者。研成細末。撒於臭蟲繁擾之處。雖不能滅其種類。而所存者亦無幾矣。

或被毒蟲螫傷以後。取牽牛花之青葉擦之。須臾卽愈。法至奇也。

海帶菜之煑法

海帶菜一物。雖經久煑之。亦難使之柔軟。費柴需時。在在可惜。法以醋少許入之。則易於柔軟可口也。

紙窗堅韌透明之法

取食物所殘之蘿蔔根頭集而絞其汁液。塗窗紙。則堅韌明亮。亦廢物利用之一道也。

脫落血跡法

凡血汚之不易洗脫者。法以鹽一握置冷水中。俟其溶解後。浸血漬之布於其中。片刻取而濯之。無論浴衣、寢衣、及白地之物。均可使之潔淨無瑕也。

止咳之妙藥

感冒風寒。卽易咳嗽。法以鷄卵一、砂糖少許。再取老薑搗細後。注沸水約一合。飲而就寢。輕者一次卽愈。重者五六次內。亦必霍然。凡風邪咳嗽。行此方法。無不奏效。

凍瘡除根法

四肢一生凍瘡。則操作行旅。大爲所窘。每至冬令。卽按時發生。法以蕪菁切成兩半。以火燒之。熱汁流出。卽於向所患處擦磨之。翌年卽不復發矣。

白薯可製火傷藥

當人體有火傷時。用白薯皮搗爛。塗於紙。附著傷處。更用繃帶縛之。但熱而易燥。不時更換。旋卽全然治好。無稍留痕跡焉。

舊漆器之再新法

洋漆器具新時固甚美觀。然一經年序。則光色退減。法以阿母尼亞少許。和水拭之。則鮮麗如初。與新漆者無異。

白色織物之洗濯法

白色絨料衣類。及各種白色棉織物。幾經洗濯。卽呈赤色。殊不雅觀。法於藥房中購金瓶露(譯音)(青色藥粉)於洗濯之最後一次。置少許入水中。卽能還原爲白色。

洗食具法

杯盤碗盂之類。食事之後。油膩黏澁。若以鹽或泥洗之。則傷瓷質。庖人苦之。法先以麩(米外之皮也)細擦。然後再滌以水。則油膩自脫。不難洗淨。

橘皮之利用法

臘底年初。每家皆喜食橘。然大都取其實而棄其皮。不知皮之功用。逾於實也。故食橘之後。宜以線貫其皮。懸於乾處。每當浴前。投少許於浴湯中。則芬芳撲鼻。身心俱快。有益於衞生。良非淺尠也。

肺癆預防與社會改良之關係（錄進步雜誌）

一　肺癆爲害之烈甚於刀兵飢荒

世間百病。莫烈於肺癆。據有經驗者之調查。全世界死亡之數、癆症約居七分之一。夫癆症者。有傳染性之疾病也。其在昔日。交通不便。傳布未廣。偏僻之區。不見其流毒。今則萬國大通。汽車輪舟。無地勿屆。昔之不罹癆症之害者。今亦在所不免。卽如中國之有癆疾。由來已久。然爲害未至極烈。亦因梗於交通耳。自海通以來。歐美爲比隣。內地亦以輪舟之通。鐵道之增。人民日益密接。疾病之種類益多。肺癆之繁盛廣布。殊可危懼。惟政府對於人民之死亡。素無統計。國家社會。視此人生之大敵。不知有所預備。則流毒將何所極。按上海公共租界數年前之調查。華人住居公共租界內者。四十七萬五千。死於癆症者。年約千人。以此推之。全中國四萬萬人、每年死於肺癆者。當有八十萬人。是則每日死二千二百二十二人。每小時死九十三人。每二分時死三人也。其害甚於水旱荒歉疫癘刀兵。言羣治者其可不注意乎。

二　肺癆與文化

今夫文明美名也。社會之幸福也。人人所欣羡也。孰知文明需重大之代價乎。其代價中之最重者。即疾病痛苦是已。文明代價之疾病痛苦。莫甚於癆症。蓋文明之眞義。即人民有所得之謂也。自森林中之野人。進而爲社會有教化之分子。智識充足。心靈發達。對於人生之安適娛樂權力。需求益大。雖然。文明固予人以壯麗之宮室。華美之園囿。亦予人以華門圭竇之家宅。汚穢狹隘之里巷。彼素封之家。鑪火之溫煖。服飾之美麗。試問其何自而來。豈非得之於礦坑工廠機坊乎。礦坑工廠機坊中人。何一非屬於文明社會之人類。而礦坑工廠機坊者。即肺癆巢窟之所在也。然則文明之產生。一部分人民食其福。一部分人民受其害。此尙同等民族。居一文化之下者。判別且有然。若夫其對待異種。則歐洲之文化。入於美洲。美洲之紅人。漸以澌滅。歐洲文化。入於新西蘭。新西蘭之馬里人。Maori 漸以澌滅。歐洲文化。入於澳洲。澳洲之土番。漸以澌滅。其他野蠻種類。因文化之侵入。而日即死亡者。不知凡幾也。其土人之死亡。幷非受歐人之蹂躪殺戮。多死亡於疾病。而尤以癆症爲之主因。蓋其人先時因陋就簡。亦頗適於其地天然之生活。驟受文化潮流之衝擊。而不能躋。遂强變其習慣。屈曲其本性。身體抵抗疾病之能力銳減。外感易於侵襲。以致不得文明之利。反受文明之害。吾中華爲數千年文明之古國。固非美洲之紅人。新西蘭之馬里人。澳洲之土番可比。然而與歐美新文化之潮流不相合。無可諱言也。於今而不能因時制宜。變更吾人腦恎之組織。而一一加以改良。其爲危險豈有極哉。

三　以英國爲先例知肺癆非不可挽救之症

肺癆之症。既與文明之弊。相緣而起。當歐美文明潮流之衝者。不可不研究肺癆之原因與分布。而謀所以抵抗之術。考諸世界。各國不乏其先例。試以英國爲言。當維多利亞御國之初期。中等上等婦女之死於肺癆者。不知凡幾。至今披讀當時之記載。猶爲之心悸。是時肺癆所以盛行於婦女社會之故。以其時婦女教育。限於文字及細巧之技藝。過用體力。卽斥爲不合婦女身分。呼吸新鮮空氣。則懼傷風。體操運動。則懼疲倦。此婦女肺癆者之所以日盛也。今則婦女社會之情狀大異矣。從前嬌柔懦弱之態度全去。其體力與堅忍耐苦之志。得與男子相頡頏。學校於女子體育之注意。社會於女子運動衞生之提倡。竭盡其心力。故據英國最近癆瘵死亡之調查。男女死亡額之比較。向爲女居多數者。漸有易位之觀。而以大體論之。兩方面均年少一年也。

四　肺癆之傳布

欲明社會如何改良。以預防肺癆。必先明肺癆之緣由。肺癆之起。在人體內有無數目不能見之微細生物。此生物爲一種結核之桿狀黴菌。可名之曰癆菌。其體既極微。故能隨塵土飄揚。因之呼吸入人體中。或附蠅足。止於食物之上。由食物以入人體。癆菌不僅在肺也。能爲患於身體數多部分。如生於頸部之涎核。卽爲瘰癧。生於骨節。卽爲穿骨流疽。亦成腸部膀部腦衣等病。而其最普通者。則爲肺癆。因肺部最適於癆菌之生活。滋生繁多。患肺癆已深之人。常咳嗽多痰。癆菌隨痰而出。痰如著地板或牆壁上。及其乾後。癆菌卽混雜於塵土之中。棲於暗陬。雖經數十日。仍能爲害於人。然一經日光之照射。或將房室收拾潔淨。一切塵垢棄諸戶外空氣流通之地。或將窗戶洞開。使空氣流通。日光易入。則無能爲害矣。

據上所言。可知吾人隨意吐痰之惡習。而以在室內及公共舟車中。爲尤當戒除。夫患肺癆之人。咳嗽時不能不吐痰。强其不吐。將痰下咽。於病人之身體爲害尤劇。凡患肺癆病者。宜備一痰盂。或他種器皿。中貯加布立克藥水 Carbolic lotion 或清水。俾吐痰其中。不致爲害於他人。痰盂宜定時勤以沸水洗之。其次病者飲食之器皿。不宜與他人混雜通用。每食既畢。亦宜以沸水洗之。

五. 中國城市最適於癆症之發生

肺癆最易發生之地。爲大城市間。以其居民最多。生存之競爭最烈。試入其窮人窟。湫隘擁擠。卑汚齷齪。千穢叢集。萬臭薰蒸。則肺癆之傳布也必廣。由斯以譚。則社會應行改良之所在。可以思過半矣。

中國各處城市。有寬廣之道路及房屋之空氣流通。光線充足者。寥寥無幾。大半街道狹窄。兩旁鱗次櫛比。簷宇相接。甚或上蓋天幔。無可通空氣之窗戶。惟偶有天窗一竇。僅透微光。而貨物器用。拉雜堆置。其上塵垢凝積。疑數年數十年未經掀動。氣味觸鼻。此猶爲繁盛市廛之店鋪也。至於吾國之舊工廠。則尤牛溲馬矢。別有天地。嘈雜猥陋。非人所堪。更若城市貧民之居室。小屋多間。叢集數家。每家僅占一椽。父母子女。動輒六七人。寢於是。爨於是。食於是。坐起動作於是。自柴米油鹽。以至便溺之器。蒸騰濃郁。仗尺許之天井。取光通風。而又爲傾棄穢物之要所。供蠅蚋之發生滋長。其間終歲不覩太陽。其地上不鋪閣板。亦無方磚。遇天氣潮溼。一足既下。非用力不能拔出。住此種居室中。不病亦病。一宅之中。有一人患肺癆。全家之人。不知防衛。同居之鄰。亦絕不注意。無知者相傳。謂癆蟲必待患癆之人死後。然後由體中飛出害人。其愚謬如此。可笑亦可哀矣。夫易受肺癆之侵攻者。多爲羸弱之軀。吾國之城市。羸弱軀體之製造廠。亦卽傳染肺癆之駐節地也。彼肺癆者。方乘鐵道輪船風馳電掣而來。其無堅不破。又可當乎。

六　肺癆之傳染與身體强弱之關係

雖然。當知癆菌之爲物。非如莠草然。不論天氣之寒煖。地土之饒瘠。均適於生存也。癆菌之發達。必其人具有特殊之情況。若體氣康强者。卽不難力與奮鬭而敗之。蓋人體中自然有此種保護之功能。以血液中之白血輪爲主。白血輪戰勝癆菌。運至淋巴腺。如爲數非多。卽可立時毁滅。吾人居於繁盛都市中。癆菌到處徧布。每一呼吸。保無入於體中者。然而不必皆成癆症。全恃體中抵抗之力。足以勝之耳。故身體健壯。非與癆菌接觸過甚。尙能免厄。惟身體組織。略有缺陷之人。或不講求衞生。致其身體已爲癆菌生長適宜之地。一旦受其侵入。其不克支持也宜矣。

七　地主貪利及家族同居之貽害

肺癆傳染之根原。引起社會改良之各種問題。蓋以人生健康。於防止肺癆。有至重要之關係。而今城市所以湫隘若斯者。類由地主但圖私利。不肯闢廣場園囿。利用尺寸之地。全數建造房屋。冀可得較巨之租金。地方官吏。有市政之責者。亦未嘗爲之規定法律。加以取締。令從前之康莊。逼窄如弄。吾國獎勵同居之制。喜成大家宅。數代同居。以爲美譚。人口增衆。而家宅之房屋。不見擴張。一父而有數子。每子而有數孫。隙地占盡。仍患人滿。至空氣不能流通。物件無處堆積。喧擾繁雜。煩悶抑塞。欲令居其中者。有強健之體魄。安可得耶。

八　城市改良之要圖

既知城市建築之有害於衛生。不得不圖所以逐漸改良之計劃。例如道路狹隘。思所以增廣之。糞坑垃圾偏道途。思所以擯棄之。溝渠窳壞。思所以整頓之。貧民聚居之陋巷。可以改良者改良之。實難改良者毀棄之。使遷於養生適宜之所。所收租金。不苛以力之所不逮。而建築之費。又必足與租金相符合。若店鋪工廠之建築。地方政府當訂限制之律。此外宜設立衛生局。任調查防護之責。遇有犯肺癆病死之家。立爲之薰洗。以絕根株。多設肺癆療養院。使患癆症者入院診治。以免傳染。方今吾國地方自治。行將恢復。於公共衛生事宜。豈得無所設施。欲使中國人民強健。不爲肺癆所侵害。無滅種之憂。則城市居室工廠之改良。爲決不可緩者也。

九　飲食與肺癆

其次與肺癆有關係者爲飲食。吾國於飲食之衛生。最不講求。厨室位置。往往接近垢穢之地。市上之魚肉蔬菜果品。沿街掛列。絕不掩護。飛蠅到處皆是。營營翕集。爲各種疫癘之媒。肺癆卽其一也。然此非個人之能力所能及。必有地方機關檢查監督之。若夫吾國人飲食之菲薄。甲於世界。農民苦力之儔。除米飯及菜蔬少許外。幾無他味。試隨取百華人與百歐美人較。則華人面黃肌瘦者多。歐美人活潑强健者多。與之比力。恆以一歐美人可當二華人。其中雖有他種不衛生之原因。而食物亦一要端也。大抵吾國人之荏弱。以幼小之時。食物不充足。爲害最深。西國兒童。生後一年或數月中。恃母乳爲生。過此以往。卽以牛乳及其他食物爲主。吾國兒童飲乳。往往達二歲以上。於兒童非徒無益而反有害。斷乳後。除米食而外。亦無他物。牛乳不爲普通食品。卽小康之家。未嘗以之飲兒。矧在貧民。吾國果欲人民身體之强也。必提倡於各處設立牛乳房。使貧民兒童。亦得飲牛乳以爲資養。卽或吾國尋常人民。生活程度太低。無力以購牛乳。亦必求代之之物。如荳腐漿爲富於滋養料。且較易消化之飲料。故苟能以公家之力。研究最穩妥製造之法。提倡於社會。俾兒童飲之。則社會可多得强健之兒童。有力足以抵禦病菌之侵犯。國中幼年之犯癆症者。可以因之減少。長成卽可爲强健之國民。此乃防癆之根本問題。萬不可忽者也。

十　遊戲運動與肺癆

新鮮空氣。遊戲運動。乃康健人身豫防肺癆之要素。然吾國人於運動一事。除學校外。絕無行之者。而其舊游戲。非惟不足防癆。適足以促癆之成。蓋所謂遊戲者。賭博耳。宴飲耳。上自富家巨室。下至農人苦力。莫不以摴蒱醉飽。爲消閒取樂之方。其爲賭博也。終日伛僂而坐。疲精勞神。夜以繼日。及其既畢。則縱啖狂飲。無所限止。不病者且以成病矣。試一觀西人之遊戲。如蹴鞠競技之屬。無不舒展筋骨。强健體力。雖賽馬含有賭博性質。然亦能發揚體力。而國人每反對激烈運動。謂有傷身之處。何所見之謬也。今日欲改良社會者。於此點宜亟竭力矯正。設公園。闢運動場。獎勵運動遊藝。不特施之於學校。且宜徧及於農工商人。使之成爲習慣好尚。而尤宜注意者爲婦女。中國婦女之富有者。嬾惰成性。終年不出門一步。亦爲致癆之道。其貧苦者。惡衣粗食。終日勤勞。營養不調。居處不適。致癆更易。如能使富室婦女有勞作運動。貧家婦女。有休息遊玩。誠防癆之要道也。

十一　早婚與引誘之足致癆症

男子早婚、女子早嫁。其身體之內力。尙未充足。斲喪之。致抵抗外感之力。因之減少。易受癆菌之侵害。且吾國產婦。於產後數日。緊閉房中。空氣不能流通。日光不能照入。流染之病菌。滋生最易。以產後最虛弱之身體當之。故竟患癆瘵而死者比比。又若今之少年。有未及成丁而患癆瘵者。雖原因不一端。而最重要之原因。則爲慾情或爲淫邪之書所誘。或爲輕薄之友所引。犯手淫等惡習。元氣彫喪。肺菌乘間而入。鮮有能免者。凡此數端。爲害於人者最烈。雖由個人所自取。然關心社會福利者。能竭其勸化誘導之工。或能免如斯者之沈淪乎。

十二　職業與肺癆

吾人之職業。有易致癆症者。此種職業。大抵因空氣之中。滿布纖微塵點。人呼吸之。常刺戟其肺部。肺部受傷。癆菌之傳染至易。如鋼鐵廠工人。紡織廠工人。石工煙匠麵粉食物之製造者。蜜餞業者。酒店夥及凡多塵灰之工業。均易傳染肺癆。而舊貨店、典鋪、洗衣作、米店、棉花店、印刷所等。亦爲易起癆症之執業。又有職業須終日兀坐。絕少運動者。亦易犯癆症。成衣匠之疾。以癆症爲多。故職業以多塵垢者與少塵垢者較。少塵垢者爲勝。以多靜與多動者較。多動者爲勝。以戶內者與戶外者較。戶外者爲勝。中國之店肆工廠。建築不合宜。衞生不考求。業此者難得健全之人。此非勸人之不就職業也。吾人旣居不健全之社會。保身之道。更宜加愼。使身體之抵抗力强。疫癘之來。有所恃而無恐。亦以警告店主廠主。於衞生之道。不可不講。直接以益夥友工人。間接以保營業。夥友辦事工人工作之時間宜有限制。勿使自朝至暮。除寢食外毫無休息。每日必休息其精神。運動其血脈。幼小之兒童。勿使任過重過勞之事。工作時間。尤宜較成人爲少。當知一時勿令過勞。卽能永久多得其用。西國對於工作時間。及兒童工作。法律均爲之規定。猶且時時因此而有同盟罷工之舉。吾國而欲進爲工業發達之國。此規定必不可少也。

十三　鄉人移居城市對於肺癆之危險

城市爲癆菌彙萃之區。然染癆者。鄉間之人。易於城市之人。蓋城市之人。慣受癆菌之侵攻。抵抗之力强。鄉人未與之習。驟然遇之。不能抵抗。遂爲所勝。故鄉村之人或兒童。移居於城市。其犯癆症之危險。往往較諸終身居城市者爲多。此非謂鄉人不適宜於移居城市也。乃所以警鄉人之居城市者。必須常吸新鮮空氣。多進富於滋養料之食物。則境地雖易。不致有何大害。常見饑荒之地。兒童多爲父母委棄不顧。慈善家收之。

處諸都邑中之孤兒院。此種兒童。以境地頓改。往往患癆疾致死。甚望慈善家此後。遇有饑荒事起。在鄉間救護之兒童。仍宜舍之鄉間。并宜於鄉間設立孤兒院。以救農民之無告者。以院就人。勿以人就院。斯爲得耳。

十四　習慣之貽害

凡吾人不正之習慣。如肉慾飲酒。常服補藥。均足損減人身抵禦外感之力。令之易染癆症。青年人之失康健。久而變成癆症者。究其原因。大都由於有不正習慣之所致。據病院所調查。癆症之因飲酒及服麻醉性藥物而起者。不知凡幾。雅片之爲害於中國。人人能言之。其因吸雅片而得癆症者。尤不勝僂指。當此煙禁將滿之時。宜羣策羣力。共除此百年來之流毒。强國强種。乃目今最要之急圖也。

十五　肺癆豫防之根本解決

肺癆豫防爲社會改良之關係。如上文所述皆是。雖然。欲社會改良事業之克舉。豈易言哉。青年學子。雖已知之。而其力不足以轉移社會。至於政府諸公。似能出其毅力以實行矣。但限於政府權力之所及。豈能勉强人民。一一遵循。故欲使社會得改良之實效。莫要於引起人民之自覺心。社會人人知肺癆爲害之烈。與原因之所在。則四百兆人。將羣起而袪此大害矣。然則將以何法引起國民之自覺心乎。曰是在教育。何人負教育之之責乎。曰是在學子。學子者。社會之先知先覺也。知肺癆之爲害。知不衞生之爲害。知社會不改良之爲害。使吾千百萬年富力强之人民。夭折死亡。以致患貧患弱。或有亡國滅種之憂。可懼孰大於斯。故用學校教育。以喚醒將來之國民。用社會教育。以喚醒現今之國民。社會教育者。或以報章書籍。或以講演。或以影戲。或以實力。設立模範工廠。模範店肆。模範公園。模範運動遊戲場。模範居處。提倡運動遊藝。一面敦促中央政府。及地方自治機關。力行關於衞生上社會改良上當然之設施。如此乘途并進。社會之改良。肺癆之消滅。庶有望乎。至是挾文明以并至之癆症。吾人得藉文明之實力袪除之。文明固無負於吾人也。

十六　吾人對於肺癆應知之兩要端

尚有要義二端。爲本論之結語。(一)肺癆症非不可醫治者。惟須及早爲之。勿信世俗離奇之方。市上射利之藥。用尋常衞生之法治之。(請讀謝洪賚先生所著之「免癆神方」青年全國協會發行)設有疑慮。商之於學識經驗兼優之西醫。(二)與患肺癆之人相遇或同處。未必遂傳染肺癆。其傳染之故。或因病者之不審愼。或因與之相處者之不審慎。使能知簡單防禦之法。可不患傳染。故遇犯肺癆之人。無須驚惶失措。而亦不可不審慎也。

痙症（俗鎖喉症）

廣東梅縣德濟醫院醫生　李定恩

翹其首。跂其足。戴天履地而立。放眼於東西南北。四海五陸之上。然後知疾病之最足戕人生命而滅一家弱一國者。莫若急性傳染病中之時疫。慢性傳染病中之肺癆也。或曰不然。時疫雖劇。其發或僅於一鄉一隅。且有鼠疫爲之兆。以惕人猛省。而豫防之。肺癆雖惡。而其性緩。患者早日求治。尚可痊療。烏虖是固胡爲者哉。曰痙症是已。夫此症也。爲特別之傳染病。由一種痙桿黴生長於傷口。而分泌其毒素。此毒素自系至腦。而戕害之。病狀卽顯。斯黴也。常寄生於土壤。腐敗流質。肥糞。及反芻類動物之腸。故無分中外古今。城市村鄉。皆可自然發生。而不若時疫之必由傳染而徧發也。且受毒後。常不自知。迨夫病狀已顯。則已不治。或十死八九。更不同肺癆之可早治而獲痊也。尤難堪者。不常病於成人。而多害及小兒。蓋其必由傷口而入人身耳。而成人之有傷口。多能自護。不致挨黏黴所寄生之物。故罹之必少（亦有因外傷而受此毒致死者。俗云破傷風者是也）惟小兒則否。我國習俗。初生兒多置之地上。以爲必如此而始能生。誰知土塵之中。卽痙黴寄生之處。因嬰臍孔未閉。或產時有不完善而損傷某處。一著塵埃。黴卽由入。嗟思小兒無知。有口尚不能言。痛苦未能達也。有腦尙不能思。穢潔未能辨也。手無能作其是。足無力不行其非。呱呱入世。聽父母之安排。竟罹不測。雖不欲死。其何能之。是誠在爲父母者有此等之知識否也。不然則幾許有用之男兒將未見天日而已泯沒殆盡矣。嗚呼可不痛哉。吾爲此懼。故不揣譾陋。錄其大略。以期國民有普通知識。

(一)病原　痓稈稑於小兒之臍帶將脫或已脫時。而由其臍或身之他有傷口處入身。而發生其毒素。

(二)病狀　小兒生後三至十餘朝。忽然牙關緊閉。不能哺乳。面部項部之肌漸抽硬。四肢瘈瘲。發熱。皮呈紫色。如是者二至八日。卽致命。

(三)治法　已患此症本無法可治。但當從速投送醫院。請醫生設法飼之。施以解抽藥類。或可望其萬一得生。

(四)豫防法　已如上言。則當先事豫防。以免受其荼毒。其庶幾乎。

1 產兒切忌置於地上。或有灰塵之中。草蓆之內。而當鋪貼滅稑之白布以承之。

2 用以斷縛臍帶之剪及繩。切勿置諸地上。或他不潔之處。更宜置鍋釜中。加净水煮滾至五分鐘久。始可用之。

3 斷臍帶者。須精通清潔之人。指甲不可長留。蓋恐其藏穢也。且於臨盆之先。必以滾溫水和梘淨洗其手。復搓抹以酒精。始可用術。

4 浴盆　若不能得新淨者。則先以滾水浸洗。施浴者之足。亦不可全置盆內。所用之水。以淨滾溫水爲最佳。所用之巾。須先日曝汽蒸。以滅其穢。

5 畢浴　浴畢。當用乾淨之巾抹兒身。而好包之。

6 封臍　將滅穢棉。用腹帶包好。勿用俗人之封臍散。爲最妙。附近醫院者。或可購黃氣粉 Todform　掩少許於臍中。而包裹之。或但用黃氣紗布 gaze Todoform 包裹亦可。倘無從購買。則用家中淨白布約廣二寸長三寸者。對半摺。濡之以水。復以熨斗熨燥。而展開其內面向臍蓋之。而裹好。距三四日可換一次。倘沾不潔。切宜早換。

以上諸法。乃自產後行至臍帶脫落。臍孔生極密時始止。此中時間。約須半月之久。

（五）看護小兒

1 居室　嬰兒居室。當潔淨光燥。時通清空氣者。因凡毒穢在塵埃暗濕不通風處。

滋生愈盛也。然於嬰兒沐浴更衣之際。則宜暫杜窗戶。以防感冒。倘有蚊蟲之患。須設法驅除。而不可燃蚊香等物。誠以其內含有砒硫等之毒藥也。

2 沐浴及更衣　嬰兒出世後。卽當時常更換清潔衣服。而不必沐浴。（產母有傳染病者不在此例。）但宜溫水抹身。留意勿摸其臍。待臍已生好。始可沐浴。夫抹身之益。不但潔皮膚而增其功用。且能護之不至夾爛。故每當更衣或沐浴之時。宜細心查看。有蟲虱咬傷否。或肘、腋、脇、胦、項、等處之皮摺有紅爛否。如有則速就醫院或藥房購 Dermatol粉掩之。

3 理眼　產母無傳染病者。嬰兒自產出至一月之久。每日惟用百分二之硼酸溶液。以淨棉蘸洗一二次。卽可。否則須先延醫生用藥。至無病時始可自行調理。

4 口　嬰兒之口內皮幼嫩。稍一不愼。卽可致病。故哺乳者。乳頭須常常潔淨。且時細察嬰兒吸乳狀態。有不如常。卽宜查明口內是否有炎狀。果然則速用硼砂溶液。用幼布或棉花。蘸液輕輕揩洗。每日一二次。或每哺乳後一次亦可。

5 食品　母乳爲嬰兒最佳良之食品也。雖初乳（產後一二日未呈白色之乳汁）亦宜哺之。因初乳足以助瀉而排出胎糞。以增進其食慾。若初乳未足。或缺乳致嬰飢渴則延奶母哺之。亦無不可。然於未請之先。必延醫生診視。確知其無傳染病症始可用。否則不如飲以淡羊奶尤善。

6 牛乳冲法　當詳讀乳筒附帶上之用法。以審其乳之濃淡而冲之。而亦須知嬰兒消化力未强。則以淡而濫者宜也。冲料常爲淨滾水。但粥水麥湯亦佳。每次哺餘之冲乳。切勿貯留復用。

7 哺乳具　多人貪便。就市購得內有木塞及玻管樹膠管者以哺乳。而不知難以潔淨。致管內餘乳變酸。嬰兒飲之。遂起吐瀉而損命也。故哺乳磚。必須合衞生者始可用。且每次哺後。卽宜洗滌乾淨。庶幾無害。不然則不如用碗及匙尤妥。

8 哺乳期　哺乳之期。尤宜有定。過之則損害食慾。起消化障礙。瀉痢嘔吐等患。貽害非小。若或不及。則生長困難。猴目鼠嘴。孱弱不欲多聞。大約三小時哺一次。每次聽其自止。每日共供七八次。則雖量有大小不同。而彷行之。亦無過不及之處矣。

治風火目疾

凡係風火目。（如老眼或色眼此方無用）雖眼皮紅腫。紅筋網滿。太陽牙齦牽痛。致發寒熱。只須用洗淨瘦猪肉十二兩。（勿雜肥肉在內亦不必切碎。聽其大塊者。）再用鮮枸杞籐粗根上厚皮四兩。（細根上皮薄且難剝下。此皮即藥肆所售地骨皮。但已泡刷日久。萬不及鮮者之效。）合置於上過磁釉之砂罐內。加水三四大碗。（切勿外加鹽酒等料）用木炭火煑至瘦肉鬆化。取湯代茶。味與綠豆湯相彷。異常可口。飲完。倘可再添水一二碗。煑飲。重者不過二三服即愈。以上兩方治者已親見無數。且又不甚費錢。能愈纏綿痛苦。願有此疾者照法治之。愈後代廣播傳爲幸。（供）

治睪丸偏墜

用長亂頭髮一團。（無論男女髮均可）洗淨。槎作凹形。舖於小銅勺內。再用生雞蛋一個。去壳。瀝在髮凹中。使蛋黃居中。蛋清四護。切勿搖動。致蛋清沾及銅勺。下用木炭火儘熬。俟至髮枯。蛋清蛋黃均黑時。則黃內即有黑油沸出。則隨熬隨傾於盅內。取得一二十滴黑油後。則蛋已全枯無用。隨將所得之油。稍冲開水服下。則寒濁之氣從下部出。而病愈矣。重者不過服兩三次。無不立效。亦不復發。（供）

牛痘淺說

孫祖烈

天花流行之時。其勢頗爲猖獗。但罹過該症一次者。以後卽不再來感傳。故當輕症天花流行之際。應令小兒感染之。使免他日之流行。在我國多吹入痂皮於鼻腔。或借患者之衣服而纏裹之。名曰人痘接種法。卽採取天花膿疱之內容。接種於健康體也。惟此法有時甚危險。往往陷於重症而死。一千七百九十一年英國公使夫人門的克氏。嘗將此法輸入其本國。因之英法兩國。一時流行極盛。

於家畜中流行人痘類似之疾患。古昔已知之。故有牛痘馬痘羊痘等名。就中以牛痘爲最輕。痘疱限局於牛之乳房。而不延擴於全身。又不呈一般症狀。其病毒僅含於痘疱內。無依空氣而傳染者。若感染於他之動物或人類。則僅發痘疱而治愈。在人類經此感染之後。不再感染天花。英人占那氏。嘗研究此事實。歷二十年之久。一千七百九十六年。於下婢之感染牛痘者。採取其痘疱內容。以之接種於人體。各種痘法。當時有贊成者。有反對者。但確實之奏效。爲事實所證明。因之遂傳播於歐洲各國。數年之後。俄國復有關於種痘之著書。其後各國又有所謂強制種痘法之制定。

痘苗

用於接種之痘漿。名曰痘苗。現今各國通行者。有數種。

(一)天然牛痘苗　由牛乳房所生之痘疱而得。爲黃色粘稠透明之液。恒發螢光。毒性多經二十四時間而消失。故從痘疱而直接接種於人體爲宜。但毒性過強。發生之痘疱甚大。常起較强之局所及全身症狀。須三四回通過人體。始得適當之毒性。故今日已不用。

(二)牛化人痘苗　取人痘之痘漿或痂皮。接種於牛體。而從其發生之膿疱。採取而得者。接種牛痘於人體。則局部生痘疱。雖再接種於其人體。亦不變本來之性狀。反之接種人痘之痘漿於牛體。或數回反覆接種之後。以之接種於人體。則痘瘡毒多變化而成牛痘。僅於局部發痘。無發天花者。是可知天花病原體。若通過牛體。卽變爲牛痘病原體。然接種人痘於牛體。甚爲困難。屢有不得移植者。近時惟氏等克告成功。而得一種之苗源。其初毒性甚强。以其第一回者。接種於小兒。則呈强烈之局所及全身症狀。數回通過者雖可用。然過於長久。則起退行變性而失毒性。故今日亦不用之。

(三)動物性牛痘苗　爲移種天然牛痘苗於牝牛或小牝牛而生之痘漿。初行於意大利。後復爲德國所改良。然用幼年動物之時。則毒性多微弱。用年長動物之時。則毒性持續甚常。故今日亦不用之。

（四）人化牛痘苗　爲接種牛痘於人體。而採集其發生之痘疱內容者。從人體再接種於人體。雖接種至四次。毒性仍無變化。其後卽來變性。此法之效力頗確實。且甚簡單。得由手腕接種於手腕。可得貯於消毒之毛細玻璃管中。接種而生之痘疱。其經過多一定。症狀較天然牛痘苗爲緩和。此痘苗爲黏稠透明之液。接種後。經四五日而發痘疱。至第八日。毒性達於最完全之極點。至第九日。則已化膿。而毒性減弱。本苗爲占那氏所唱用。供給其痘苗之小兒。名苗兒。此法有傳染梅毒結核皮膚病等之虞。且得多量甚難。又屢次通過人體。則起變性。故今日已不用。多以此痘苗爲苗源。而成次之所述之復種牛痘苗。苗兒以有健全之父母而在六個月以上之健康兒爲宜。接種於此而生之痘疱。擇其內容發育充分。而有眞珠樣光澤。兼呈適度之炎症者。採集其痘漿。炎症强者。呈出血或汚穢色者。皆不可用。採集之法。先消毒痘疱。以針刺之。漿液膿厚之時。則點滴偈利設林水而採集之。置於毛細玻璃管。以之佈種於犢牛體。或貯於冷暗之所。

（五）復種牛痘苗　爲接種人化牛痘於犢牛而生之痘漿。人化牛痘。數回通過人體。

則其毒性減殺。痘疱之發育不完全。因之發生免疫性亦不充分。復種牛痘苗。數回通過犢體。則終至於變性。故須交互通過人體與犢體。但此法亦有移植人體之疾病於犢體之虞。因梅毒能傳染於牝牛故也。然依復種牛痘。致人體之疾病。傳染於他之小兒者無之。此痘苗爲不透明乳白色粥狀之液。呈中性或弱酸性反應。呈亞爾加里者甚少。製法以二三個月之犢牛。施行全身浴。令仰臥而固定之。將腹部之毛剃去而消毒。以櫛形之刀劃成切創。塗擦人化牛痘而施繃帶。始初之一二日。局所發赤。至第三日。則生稍隆起之線條。至第四五日。乃生灰白色有光澤之痘疱。卽採集其痘漿。動物發熱(犢牛通常體溫較人體爲高。爲三十八度五分乃至三十九度三分。)達於四十一度。卽當停止。採集痘疱之法。先以石鹼及殺菌水消毒。而後以鋭匙採集之。於是磨碎其痘漿。加入百分六十之倔利設林水。用遠心器除去其水泡。而後貯於玻璃毛細管中。以倔利設林一分。痘漿二分。混和而成者。名三分一痘苗。倔利設林四分。痘漿一分。混和而成者。名五分一痘苗。此係表示其痘漿之含有量者。如是而得之痘苗。又不可不行細菌檢查。蓋製造之際。細菌之數頗多。每〇、〇一立得兒中。多至數千。多爲葡萄狀菌桿狀菌發酵菌等。間亦得有病原菌。加倔利設林。則數週之後。細菌之數卽大減。於〇、〇一立得兒中。僅八十至二十間有無菌者。在百以內者。卽爲良苗。日本北里氏嘗加一定量之石炭酸而殺菌。而痘苗之效力全不減殺。因欲證明痘苗確實之效力。同時接種有確實毒性之痘苗而行試驗。在百分八十以上而得陽性之成績者。則爲良苗而發賣之。須貯藏於冷暗之處。於五十度至五十二度。已失其作用。在冷暗之所。則可貯藏至三月以上。

有名粉末痘苗乾燥痘苗刺納林痘苗等者。粉末痘苗係藍斯揑爾氏所製。以痘疱組織。用硫酸或鹽化加爾叟謨乾燥器乾燥之。復研爲粉璃而貯藏之。臨用則溶於水或倔利設林中。如是者可貯藏至一年半。乾燥痘苗係磨碎痘漿塗於玻璃板使之乾燥。更以同大之玻璃板蔽之。周圍用巴拉賓閉鎖之。最便於貯藏。

(十八)梅野氏牛痘苗　現今各國所用者。雖爲復種牛痘苗。然學接種材料之保存。甚爲困難。牛痘漿數回通過牛體。則毒性減少。故須時時接種於人體。因之欲得多量之痘苗。甚爲困難。歐洲各國。對於此事。頗費苦心。後遂有梅野氏之偉績。梅野氏將牛痘種稀釋。接種於犢體。則毒力非特不減少。而反增進。遂至無人體通過之必要。同氏之法。第一使動物痘苗。近似於人化痘漿。人化牛痘漿者。雖數回通過人體。而毒性毫不減弱。但通過牛體而減弱。於牛體以鋭匙爬取其腹部所生之痘疱。存於其內之病毒數。不可不多。故稀釋之而達於一定之度。使近似於人化痘漿。使由犢體通過犢體數回。則痘疱之發育。亦甚類人化痘漿。且其毒性全不減殺。第二氏因欲得毒性較弱之痘漿。將接種於犢體之面積縮小。第三痘苗之消毒法。與北里氏同。卽於混和倔利設林之痘苗中。加石炭酸百分〇、六乃至百分〇、八。而使之無菌。第四犢牛體以二個月至六個月之健康牡動物爲宜。同氏依此法則。從犢牛體數回接種。防其毒性之減殺。又於一方藉以除去梅毒結核丹毒等之傳染。現今日本之傳染病研究所製造之痘苗。卽據此法而成者也。

種痘之時期

種痘時期。四時皆可行之。最適宜者。爲二八兩月。夏季因發汗。故經驗上易起强炎症。故以不行爲宜。小兒年齡。於生後六個月至十個月。卽當施行初種。何則乳兒至此年齡。已增進其身體之抵抗力。且易見其健康狀態故也。及小兒稍長。則或搔破痘疱。經過中又呈不安之狀態。痘疱之流行時。多行於初生兒。或謂初生兒之感受性甚微。或謂其經過無熱。然依一般之經過。寗謂其感受較易。但於虛弱之幼兒。則輕截切之爲宜。

行種痘之前。必檢視小兒之健康狀態。如患急性或慢性疾患結核梅毒佝僂病皮膚症等。則從其狀態而中止爲是。若爲氣管枝炎腸胃障礙等之輕症。而一般狀態無礙者。則當仍行種痘。於天花流行之時。新種痘者。雖有易於感染之說。在現今則不然。在潛伏期中行種痘。則天花與種痘同時並發。而天花之經過甚緩和。然行於已發痘瘡者。殆多無效。此時天花取尋常之經過。種痘反有終於頓挫性者。

種痘法

爲一種的外科小手術。術者之手。種痘部位。種痘刀等一切之材料。均須嚴行消毒。痘苗須用新鮮(製造後一二個月以內者)而貯藏於冷暗之處者。將毛細管劃破而移於小玻璃器。種痘刀當用火燄蒸氣酒精等充分消毒。最適用者。爲林亭伏綸氏刀。其尖端用白金利丢謨製成。灼熱五秒時。冷却八秒時。種痘部位。爲上膊之外側卽三角筋之附着部。如該處有皮膚障礙。則擇其上部或下部行之。小兒於種痘之前一日行全身浴。局部以石鹼水石炭酸水消毒。繼以酒精依的兒等消毒。術者以左手緊張局部皮膚。掬痘苗於刀尖上。分配爲三所至六所。施長〇三至一仙迷之淺截切。以僅見血點爲度。不可截切過深。致來出血。各個之截切。至少須距離二仙迷。截切之後。須於空氣中乾燥五分時而後蔽以棉紗。施綳帶。截切以十字形爲宜。或沿皮膚之平面畧穿刺其表皮。以代截切。亦可。

行種痘之後。經六日至八日。當檢視其局部。於初種時。至少須形成一個之膿疱。方爲善感。在再種之兒。則成小結節狀或小水泡者爲善感。在初種兒而不善感時。則於第二週再行之。尚不發痘。則翌年再行之。

種痘之經過

初種兒種痘之後。於切創之周圍。呈輕度之潮紅及腫脹。至第二日而全消失。直至第三日。全不呈反應。是爲潛伏期。第三日之終或第四日之初。畧現潮紅及隆起。周圍現狹紅暈。於第四日呈乳嘴狀。第五日爲水疱狀。內含透明帶黃之痘漿。水疱至第七日而發育充分。中央形成痘臍。周圍之紅暈更以稍薄之皮膚炎症狀發赤圍繞之。前者名內翼。後者名外翼。至第八日。內容溷濁而成膿疱。痘臍消失。且起腋窩腺之腫脹。至第十日或第十一日。則局部之痕狀。漸次消退。痘疱乾燥而形成痂皮。至第二週而痂落。留赤色之痘痕。其後漸次變爲白色。呈周圍不規則之圓形。或長方橢圓形。

此外兼發輕度之普通症狀。在初種兒再種兒。通常於第三日發瘙癢。其後發熱感及疼痛。食思減少。至第四日稍發熱。第五至第七日。漸次爲階梯狀而上昇。第八日至最高度。有達於三十八乃至四十度者。至第十日而消失。但初生兒有無熱者。呈高熱時。又發一般熱性症狀。口渴睡眠不安。有時發痙攣症。種痘膿疱之組織的變化。大抵與天然痘同。惟外觀上於中央留截切之痕。現多少之出血。痘疱較天花爲低。而不緊張。周圍之充血。不如痘瘡之達於深部。白血球之滲出稍少。細胞之退行性變化。較諸天花。則呈融化壞死之狀態者。較凝固壞死者爲多。

再種痘

種痘經最初之一回。雖可得永久天花之免疫性。然以後於流行之際。在業經種痘之人。仍有被其侵襲者。或於再種痘得陽性成績。由此觀之。則因種痘而得之免疫性。係屬一時性可知。因初種而得之免疫性。有爲永久者。有經數年而消失者。隨各人之性質而異。然種痘善感之後。經一年而爲天花所侵襲者甚少。卽有亦甚輕。欲斷定免疫性之多少。則種痘痕之有無。雖不過示種痘之善感。而據天花病院之統計觀之。則於初種之後。殘留多數之瘢痕者。死亡率當較小。故初種痘痕之多少。於免疫性之強弱。

亦畧有關係。同樣再種之效果。初種痘痕之數多。即因之而少。大都初種之效果得持續五年至十年。因再種而得之免疫性。仍屬一時的。不久復行消失。故每五年須種痘一次。於再種取正當的經過者。與初種相同。亦呈局部之瘙癢高熱炎症淋巴腺之腫起。惟較初種爲輕。其經過亦較速。經五六日而痘疱充分發育。七日而退行。痘痕亦輕。往往有不留痕跡者。其尤輕者。則瘙癢之後。即成小結節。至第三日。已全消失。或於結節之中央成小水疱。而即乾燥。又有全爲陰性而終者。接種後之第一日。局部已發赤。感瘙癢者。即係所謂過敏反應。基於免疫性之存在者。此種種痘多不感染。

異常之經過及合併症

痘苗强時。於初種兒經過甚速。（僅一二日）若患下痢猩紅熱痲疹等者。則遲滯數日。不於同一之時發痘。所發各痘。亦不相同。又在初種兒種痘之後。皮膚充血。如天花之前驅症。現痲疹風疹或蕁痲疹樣之全身發疹。又有依血行而發種痘疱於全身。恰似風疹類如之狀態者。惟極稀少。是皆至發生種痘免疫性之時期（即種痘後二週之終）而消失。又有經淋巴管。而於種痘疱之附近。發生副種痘疱。且有因搔破種痘膿疱之痘苗黏着之指等之媒介。而傳染於自已身體之他部。或傳染種痘於他人。而發所謂續發性種痘疱。傳染於皮膚濕疹面時。則密生多數之膿疱。若入於未經種痘者之眼中。則起眼球化膿。故有皮膚病之小兒或腺病質小兒等。除萬不得已之外。以不種為上策。

處置

正常之經過者。大都不須治療。若發高熱。則用微溫浴。膿疱不破壞而自然乾燥。自然落痂。故斷不可加壓迫及搔破於局部。痘疱若破壞時。則撒布硼酸末或亞鉛華而施綳帶於其上。局部炎症強劇者。則行鉛糖水等之溼布綳帶。搔癢強烈之時。雖亦可用。但其始初局部濕潤。則痘疱軟化而易破潰。故以不用為當。

其他起合併症時。宜行相當之對症療法。

附牛痘入中國考畧

陳援菴曰。阮文達贈邱氏詩有云。若把此丹傳各省。稍將兒壽補人年。牛痘之傳各省。雖不能盡悉其年月。然據引痘畧各敘。猶可畧知其梗概。亦有歷史觀念者所欲聞也。粵之乳源。與比南宜章比相鄰。先是乳源有寥風池者得牛痘術。以道光七年輸入宜章。是為牛痘由粵傳各省之第一次。明年香山曾望顏以牛痘種至京師。郭尚先敘之曰。歲已卯。余典廣東鄉試。聞牛痘說疑之。既博詢之而信。則又怪遠夷能於九萬里外傳之中國。而粵人不能數千里傳之都下也。曾卓如編修。乃爲設一局於米市胡同南海會館。索牛痘種於粵。道光八年三月十九日。牛痘種寄至。是爲牛痘傳各省之第二次。道光間南海顏叙功宦閩中。聞粵有牛痘種。乃以多金聘痘師陳碧山。僱慕乳婦。襁負痘童。沿途遞種。道光十一年正月十六日至閩。是爲牛痘種傳各省之第三次。道光甲午。江南大痘。京江醫者包祥麟。乃赴楚購牛痘種。道光十六年四月至揚州。並分種於蕪湖。是爲牛痘種傳各省之第四次。道光二十年。江西痘師劉子楚。由新昌挾其術至省之奉新。是爲牛痘種傳各省之第五次。凡此皆記載所及。其他年月無考。及記載缺如者。無由叙述也。然邱氏書之至京師。京師之貴人達官。無不詫爲奇術。以故好事者翻刻殆遍。迄今可知者。道光己丑(九)黃子杰刊於豫南。辛卯(十一)凝端堂刊於山左。丙申(十六)陶福恒刊於南昌。丁酉(十七)蜀人陳煦僑寓揚州。聞其術好之。思傳其術於蜀。命弟北崖習之。則牛痘之入蜀。亦在此數年間也。

日本牛痘種。雖非傳自中國。然漢文種痘奇法及邱氏引痘畧之入日本。則在和蘭醫傳牛痘種於日本之先。日本人之知有牛痘法。係我國所介紹。日本人不諱也。然則今日我國全國痘苗。多購自日本。在日本人爲報德。在我國人不已愧赧甚耶。（案近來我國江蘇省立第一醫院。已有自製痘苗發售。不必購諸日本矣。）

雖然。牛痘之入中國。譽之者有如上所述。毀之者亦實繁有徒。新法之不理於人。自昔然也。讀湘人周純熙及吳氏鰊之說。不能不服二人之偉識。而嘆世俗之難與更始。周氏洋痘釋疑曰。天下事以習見者爲常。罕見者爲怪。人情類然。洋痘爲尤甚。洋痘之術。自古蔑有。生斯世者。雖博學通儒。不惟目所未睹。抑且耳所未聞。前叙云傳自歐羅巴洲。考歐羅巴洲爲海外五大部洲之一。其人尚文學。極精巧。國王廣設學校。有大學中學小學。大學分四科。一醫科。一政科。一教科。一道科。四科外又有度數之學。國王取士。以醫科歷家爲最。（案此大抵本南懷仁坤輿圖記）歷家姑弗詳。詳其醫。其科無內外大小之分。著有臟圖腑圖脈圖筋圖骸圖經絡營衞圖。凡人身之關節奧窔。披圖了然。而其臨證則有視色視毫毛聽聲寫形諸法。診脈則有六度九候五氣之分。此非海外之神異。而爲中國所未聞者歟。洋痘者。醫之餘技也。今持是說以與天下爭。而信者十之一。不信者十之九。此亦囿於一隅之見耳。請卽其易曉者言之。如歷法律呂二家。中國有之。究不若外國之精且簡。銅壺滴漏仙器也。洋人則有時辰鐘時辰表之異。製鐘鼓琴瑟樂器也。洋人則有銅絲琴指環鐘之巧音。又況小呢羽毛之類。其出自外洋者。皆爲珍於中國。此固人所共見共聞者也。玆乃於其有資日用者。相率以爲常。於其有利嬰孩者。遂驚疑以爲怪。甚至洋烟一事。其貽害於人者匪淺。且羣然呼之吸之而於洋痘則忌之譏之。嗚呼。何其愚之甚也。總之四海之外。六合之內。何所不有。凡語言風教。物產技術。其因地而異者。書亦不能盡誌。要在審其有利而無害者信之而已。洋痘之術。爲法便而收功捷常也。非怪也。人奈何而不爲此、吳氏洋痘可信說曰。天下絕無而忽有之事。不獨聞之者不信。卽親見之者猶不信。如洋痘一事是已。然卽痘言之。三代無痘症。自漢馬援征武溪蠻軍中始染此症。傳之中國。則出痘亦絕無而忽有之事也。(案吾國醫籍。言天花之起始。諸說不同。曰得自馬援定交趾。此一說也。曰得自張騫使西域。又一說也。據外臺秘要方所引肘後方。則言建武中於南陽擊虜所得。仍呼爲虜瘡。建武云者。或曰東漢之建武。或曰東晉之建武、然晋以前醫籍、無言天花者。言天花者。常自肘後方始。則起於東晉之說近是。)及至宋王旦。因諸兒痘亡。求神而得鼻苗法。則鼻苗亦絕無而忽有之事也。洋痘之法。亦猶是耳。然忌此法者。多爲亂言以惑衆聽。余謂馬伏波以苗蠻之痘入中國災小兒。今英吉利以鬼子之法入中國救小兒。皆自然之理。無足怪者。歐羅巴人尙文學。精巧思。自明末利馬竇入中國。爲我朝頒歷法。卽渾天儀量天尺自鳴鐘千里鏡勾股算時測度卜影之類。皆非中國所及。牛痘亦洋人巧思之一端也。何有害之洋烟。人偏嗜之。而有益之牛痘。人反疑之耶。今已由粤及楚。且由楚及天下。諸大吏必有以其法入告者。我皇上有諭滿洲蒙古未出痘者不必來京之旨。得此法。可使中外同登仁壽矣。

周氏說著於道光七年。吳氏說著於道光十年。時合信氏等猶未至中國。而二氏內崇尙西醫。偉矣哉。然亦可見疑忌牛痘者之一般也。出嘉慶十年至於今。凡百有餘年於茲矣。日本明治三十一年。猶贈楢林宗建正五位。楢林宗建者。以我道光二十九年就蘭醫傳牛痘術。著牛痘小考。猶之我國之邱浩川其人也。而我國人對於邱譚諸人又何如。

顆粒性結膜炎之治療

劉采其

顆粒性結膜炎。英名 Trachoma 譯音名爲他可馬。乃最普通之目疾也。據西醫言中國人每百中幾居其半。傳染既易。醫治甚難。倏變爲剌則必瞽也。故華人留美。檢查特嚴。江君亢虎初出國門。卽以此症厄於嗜氏。余子由清華留美。亦以此症中梗一年。經西醫療治申京已遍。凡硝酸銀礦養銅甘汞高告諸劑品莫不嘗試。一雙眸子。供爲試探之標。未診之先。曾不自覺。既診之後。壞象環生。一大一小。一高一低。時紅時退時散時縮。大有不盲不止之勢。余滋痛焉。有同病朱某浙產也。遇故老呂氏。（寓上海錢江會館附近惜忘其字設有眼科醫室）以木賊草（卽拭擦木器之節草中國藥店皆有之）於石上磨齊。啟其眼瞼。順勢拖磨。（此手術門外漢未可輕試）間三日一行。其技。凡四五次不藥而愈。余子亦往求之。據云初次擦磨。愈磨而愈快。雖有血淚。曾不痛苦。至結局之時。粒平則血多。方知疼痛。一至知痛。則此病若失矣。返舍之時。惟以硼酸化於蒸溜水。蘸以脫脂棉（俗呼藥棉）常時自洗而已。三年以來。清華留美者得呂爲助。不下百餘人矣。夫呂君之手術固佳。尤願每治一人。須以消毒水滌其手指與器械。庶以釋人傳染之懼。感戴莫名。謹贈言以謝。

䏰盦客座談話

吳稚暉

問君言倫敦夜深百肆皆閉。惟煙店糖店酒店仍燈火通明。開至夜半。是無怪上海半夜。煙紙店亦於大門開一小竇。售賣紙煙矣。東西洋吸煙之風。何其盛耶。答曰。倫敦吸煙固多。然所以每街各有數家或十數家者。其惟一原因。則因倫敦人口七百萬。需求甚多之故。倫敦所售之煙。如强盜牌三砲台之類。與上海所售者十八九相同。惟同一品物。較上海之價昂數倍。其物運輸三萬里。來自倫敦。售價反遠廉。則傷心之事。因關稅不能增抽。而煙店亦不能抽特別之捐故也。倫敦煙稅則重徵之。煙店又重捐之。故上海售一角之煙。倫敦出產地。反售三四角耳。惟生活程度。彼此相較。上海亦遠下。縱使煙價較賤。不應吸煙之程度。反超過倫敦。乃吾所見之現像。則竟有如此。最可痛之事。西洋除俄國之女黨員。及西歐之妓女等。間有吸煙外。而一般婦女。皆以吸煙爲可恥。貴重之婦人。决不入車船之煙室。在宴會之客室中吸煙。必告罪於女賓。得其允許而後可。大都至吸煙時間。女賓皆散往別室。不料行至新嘉坡。卽見上等華僑家中之婦女。與客同一爲吸煙之酬應。上海亦有名門婦女。對客口含紙煙。自以爲寫意。其實口中銜煙之情狀。若令本人對鏡自照。亦必忍俊不禁矣。噫嘻問酒店之式狀。亦與上海之馬上侯言茂源相同否。

答曰。雖頗不同。然法國之酒店。則列桌而飲之。情況略相似。中國舊日小城。有倚櫃而飲者。恰與英國酒店同一風味也。雖英國酒店之裝飾。自然不與中國之酒店相同。然酒店中除內部間有特別一二小室外。其普通飲法。皆倚櫃而飲。英國酒店之裝置適於街角。故英國城市所有之四達或兩達之街角。無不爲酒店所占。譬如上海福州路與湖北路之四達街角。繡雲天長樂茶社蕙芳茶社與大新旅館。幾乎莫不當爲酒店也。蓋所占者爲街角。則可數面開門。室心圍一半圓之櫃。當壚酒保與當壚酒婦。三五立其中。每門所入。與別門所入者。隔以板屏。各不相見。而皆達於半圓櫃之一面。每門所入之餘地。普通約有五六尺見方。前有櫃。後有門。(門皆玻窗。隨入卽關。)左右有板屏。恰似猪欄。然飲者立其中。少則三兩。多則十許。各置酒盃於櫃上。錯立而飲而談。其樂陶陶。有立至三四小時而不倦者。酒店等級不同。高等人入飲之店。爲數頗少。十有七八。皆爲工人流氓等之娛樂場。此等人棄其妻孥之養而不顧。樂此不疲者。大略與昔年我國小煙間之麕聚相似。倫敦普通酒店中。櫃內立當壚女子兩人。飲客三人在櫃外。凡中下之酒店。當壚者皆女子也。

客問英國酒店之當壚女子。亦如向日小煙間坐櫃婦人。有誨淫之意乎。

答曰。此純然不同。西國男女之交際。與吾人大異其趣。驟然而以吾人舊習慣。評斷而稱之爲貞爲淫。皆屬隔膜。蓋全社會之組織既異。自然同一舉動。而變成行爲者亦異。今之新人物。既以其自國之舉動。行其放僻邪侈。復來取外國舉動。可助其放僻邪侈者。保障其行爲。其實他人有如是舉動。不必定有吾人行爲。吾人近日效法他人。尙無大謬者。如慈善會之貴女售物。幸猶少有人訴爲招引游蜂浪蝶。執此點以評新舉動。庶得思過半。但此爲別一大問題。當俟有機會。另詳述之。至於酒店之當壚女。不過因西國近時女子受教育者既多。羣起而奪男子之職業。故英國如辦公處之書記。郵政電報局之助手。商品店之夥友。飲食店之侍者等。半爲婦女。而酒店從同。如謂酒店之當壚女。絕無與飲客鬧成曖昧者。此亦非事實。但此當作爲別一問題論斷之。即教堂之牧師。亦或與祈告之信女有邪緣。不可指凡入教堂之信女。皆爲奔婦也。總之英國酒客之倚櫃而飲。僵立三四小時。不以爲倦。皆無非結成一種習慣而已。故有種酒店。純用於思於思之酒保。亦飲客滿室。儘有僻冷酒店。妙女當壚而立客寥寥。故當壚女子之問題。絕不與於其人之酒癖也。

客問偃立而飲。有何趣味。眞所謂蝍蛆甘帶。別於性癖者非歟。

答曰。此中沈湎糟麯者。固有一二。大多數亦不過工餘之暇。方聚以類。談說無稽。藉增笑樂。又或有失業無聊。尋友一醉。既澆磈礧。又詭消息。下流之社會。甚有舉家轟飲鄰店。男女雜沓於豬欄。自矜至樂。最近數年。禁止十四歲以下之兒童入飲酒店。於是當星期六日之夜。飲興最狂時。往往羣母飲於門內。嬰孩之車三兩停門外。巡警默然有莊容。去車數尺而立。邪睨諸孩。若爲照料。亦若怒其荒唐。幸而西國小孩不畏生人。亦不數啼。或熟眠車中。或各坐車內。兩孩相對。微微作笑。偶有呼噪者。母或携盃出門外。就車微飲其孩。倘有高等人經過瞥見之。似有不贊成之色。然亦不顧而去。余寓傭婦之子。失業已有年。無錢買飲。然常日立近處酒店門外。與同病者錯立雜談。時或有人招飲。亦即入得半醉。其母希望彼能赴坎乃大作工。彼不願往。嗚呼。幸而到處酒店內外。此等衣冠敗舊。戀戀不願離鄉。以窮餓博一飲趣者。尙多其人。否則若各有野心以外殖。彼之政府與社會。固正多方誘導。冀其出走。則每一酒店門外偃立之客。一去其可以侵欺之鄉。其身分固立變爲洋大人。(目中所見者。其人甚多。)其偃立之腿。立變爲外國火腿矣。

客問素聞西洋消閑廢業之地。則爲加非館。英國於酒店之外。尙有加非館乎。

答曰英國在倫敦等之大都會。自然亦有加非館。然式狀與大陸之所謂加非館。全不相同。英國之加非館。外貌與上海泥城橋之巴利飯店等略相似。皆關窗閉戶。聚坐於室內。入加非館者。皆富商遊客之類。絕不普通於一般之人民。另有茶店一種。皆集大公司而設。每一牌號。其門面之裝飾。內部之位置。一切相同。全城開設百十處。如是之茶店。在倫敦有三大公司。各有百餘分店。如上海南京路及福州路等街。每隔數十家。必設一分店。清淨之處。卽如楊樹浦徐家匯等。亦必有其分店一二。此雖名爲茶店。實則加非等之飲料皆有。所專賣者。則爲麵包餅食。西洋人視之如餛飩炒麵湯糰燒餅之類。吃點心者入之。市上盈千累萬之店夥。或市外之工女學生等。飲食節儉者。午夜皆依時就食焉。故此等茶店。午間尙有限定十餘種之肉食及補丁等。以供簡便之午餐。如是卽名之爲飯店亦可。（正式小飯店。如上海番菜館之類者。又在此茶店以外。到處開滿）最近之十年。開設此等茶店公司者。皆占貲百兆。賞錫勳爵。其一卽爲猶太人。賞錫勳爵之故。因備辦軍用麵包等。能應期候。爲有功耳。歐戰既開。此猶太人之茶店公司。又承辦麵包餅食。倘協約國勝利。此猶太人又當晉爵矣。此猶太人亦如滬上大滑頭。善設繡雲天新世界等別開生面之娛樂場。彼將所謂茶店。提出十許處。皆裝飾格外華麗。與向有之大加非館相似。而價則極廉。故尋常茶店。本鮮有爲消閒而至者。而彼十許大茶店中。年來居然士女如雲。頗有大陸加非館之風味矣。然仍關窗閉戶。終不如歐洲大陸上加非店之暢爽也。

客問歐洲大陸上之加非館。爲狀若何。

答曰。歐洲大陸上街市之狀況。格外見其美麗。而巴黎以二百萬人之都會。其鬧市之繁華。居然似勝於七百萬人之倫敦者。蓋有數點。倫敦之外貌。頗與上海南京路之河南路江西路間一段相似。今河南路有商務印書館中華書局等之大建築。亦可比於倫敦之鬧市。然英人闢路。吝惜地面。上海之馬路。可比倫敦。決不能比巴黎與柏林。巴黎街道開闊。路旁水泥之道。往往較南京路水泥道三四倍而闊。且遍植路樹。金碧樓台。掩映於綠樹叢中。此比較一美麗也。英國市中建築。大都與黃浦灘一帶相似。然皆高下參差。且三四層而止。大陸則普通七八層。每一街市。大都房屋高下相同。崇樓聳漢。雕欄彌望。此比較二美麗也。其第三層之比較似繁華者。則加非館亦增形式上之美麗。足以炫耀於俗目。大陸加非館之式狀。在上海無可形容。因卽上海昇平樓靑蓮閣等惡俗之茶館。亦如英國茶店。陳座於室中。非入門登樓。莫能見其飲客之雜遝。大陸加非館。皆設於平地。樓上往往爲客店。百窗洞開。門戶不設。室中每爲浩大之廣廳。設座千百。延及門外水泥道上。亦設桌三四重。千百其坐位。檐前遍懸大號弧光燈。夕陽在樹。電火萬千。紅男綠女。擠坐千人。數百步之間。街之兩面。六七加非店相對雜設。則狂恣情形。有如日日遊山。天天賽會。感於腦影矣。

客問枯坐加非館。與南人之枯坐茶館相似。不知此中究何意味。

答曰。無論加非與茶館。皆不過一種風俗上之習慣。有如乾燒紙煙。焦唇涸舌。靡鉅億之金錢。爲貧國之漏注。然嗜此者。皆不知所解說而爲之。茶與加非。所嗜更如醉翁之不在酒。不過習於羣聚之熱鬧。若以爲此中有可樂者而已。如茶館之有流妓。加非館之有妖婦者。皆爲少數。姑可弗論。其餘大陸加非館之作用。無非會友消閒休憩談事等等。大略正與上海之茶館相似。上海茶館則有燒餅饅頭瓜子花生等之佐助品。加非館亦不過加非其名而已。其實奶茶汽水皮酒氷漿等。色色俱有。彼此不謀而合者。上海茶館有星命吃丐賣書賣糖果之人。加非店亦有報紙玩物竪蜻蜓打虎跳拉洋琴等各種把戲。沿水泥道上之客座而活動。卽我湖北天門縣賣紙花者之小孩。亦時時出現於巴黎等處之加非館前也。茶館與加非館爲下等之娛樂。自不待言。然偶有一部分。有若吾鄉昔年書院課生之會談。詩畫朋友之聚晤。實足稍補文明俱樂部之缺乏。大陸加非店。亦儘有文士學生等之集合蹤迹、十七八固爲消費時日之社會障害物。而其一二好處。亦不可沒。世界最謊謬者。則爲柏林有種繁華之加非館。品類略如上海四馬路之茶館。徹夜開門。燈火終宵。今日下午兩點鐘開始。必至次早八點鐘方歇。逍遙其中者。大半爲軍界中人。嗚呼。所謂海陸軍御用品者。凡奢侈之物。皆供此輩打手消用。期其實行强國主義、以擁護大流氓。可不哀哉。

客問酒店加非館。如此而狂肆。可見西洋社會之浮靡。此等物質文明日進於中國。我無其强而先學其奢。可不危殆乎。

答曰。西洋所謂消閒之地。浪遊之場。豈獨酒店加非館。又有稍含教育社會意味。略裨健康人民體魄。有如劇場樂廳跳舞會踏冰室影戲館之類。亦無非消費金錢。耗擲日力而已。倫敦一市。即劇院有四十有四。而樂廳又四十有八。影戲之館、大小約三四千間。自尤狂恣於上海。故上海娛樂場之年盛一年。亦循進演之自然。善進惡亦進。凡物質文明之進行。而奢靡之事。必爲其導倀。此亦人類無可如何之障阻。而善與惡之奮門。消極方法。固亦不能盡廢。惟均勢之要義。端賴積極。上海娛樂場如此其盛。而文明集合。幾乎絕迹。文明集合之主要。則爲俱樂部。西洋固亦有不規則之俱樂部。然科學俱樂部。工藝俱樂部。藝文古物俱樂部。美術音樂俱樂部。言論政治俱樂部。地方懇親俱樂部等。種類不可勝數。所在林立。各皆吸收數十百人。不入酒店。不去加非館。不往劇場樂廳等。商榷於午茶以後。論爭於夜窗之前。共爲文化之補助。上海則總會千百。麻雀賭場而已。惡弊更甚於舞台歌館。西洋各種文明俱樂部之外。倫敦市立之夜校。不收一錢者已有四五十。皆有文史工藝可習。婦女則另爲設置裁縫烹飪等之專科。而高等工業理化專門等之夜校。可習理化博學機械電工等之高等學科者。程度直與日班相同。而倫敦大學諸名校。亦開夜班。高等與專門校之夜班。又設種種小製造小藝術等之科目。以適於工匠藝徒店夥等之補習。綜倫敦之夜校。每夜約略吸收數萬人。而猶未已。即僅僅圖書館一種。亦每夜容許一二萬人爲夜分之消遣。積極補益之機關。如此其完密。故不處消極腐敗之機關。如彼其狂恣也。

客問西洋圖書館究作何狀。其布置若何。

答曰。各國種種不同。即一城之間。圖書館之種類性質。亦彼此微異。然皆便於閱讀。如日本東京圖書館之出入煩瑣者頗少。至於中國人希望中之圖書館。或各處已設有一二者。其章程之煩拘。藏書之陳舊。直一改良舊式之文瀾閣天乙閣藏書庫耳。非供人讀書之機關。倘上海市中果有如是之圖書館。吾料人亦懶於走入。即不往繡雲天新世界。亦惘惘而歸耳。今且不暇深論。先述倫敦市中公立圖書館之一種。即每夜吸收一二萬人。使勿再往娛樂場者是也。此等圖書館由市區公立。假如東至黃浦灘。西至泥城橋。北至蘇州河。南至洋涇浜。有如是區域之一地。而又爲鬧市者。至少有市立圖書館六所或八所。圖書館爲與娛樂場作對抗之作用者。當設於殷繁逼近之街後。或徑在街中。上海工部局敷衍市捐。曾設一圖書館於南京路之小菜場前。雖不過具體而微。莫能如倫敦地方圖書館之周備。然地點固不謬於合理之規畫。吾國曾有爲偉人建置圖書館於上海之消息。此眞含有高貴閎碩之思想。以視淺人僅爭專祠銅像。爲世俗之榮赫者。淸濁甚異矣。然能快意而爲模範之國民圖書館。立之於漢口路九江路之間。使夜間十里洋場有一開明地點。不僅令青年會等獨盡義務。則偉人尤足千秋。恐習於中國之舊觀念。不知不覺。必尋地於徐家滙靶子場。使多一上海天乙閣。百年而後。書庫爲鼠蠹所竄。敗窗頹垣。徒憑弔名人遺迹而已。

各處外人居留地。僅失警權與裁判權耳。名義實際。絲毫未嘗爲外人之屬地。一方面固魂夢中有希望警權裁判權之卽時收回。一方面又外之曰此洋場耳。一切建築。不可設施於洋場。然請問洋場若始終爲洋場。其不洋場而變爲洋場。可保終無其事乎。他人尚未敢終據爲洋場。我先確認爲洋場。誠可爲惑矣。故除非洋場之地。理當先自興闢。此爲別一問題外。凡興築於洋場而能補益於百萬人直接之身心。又有廣告性質。可使全國過客。得輕便參覽而作模範者。坦坦可建築於洋場。數百萬資本之大印刷館發行所建之矣。卽鉅萬之娛樂場亦建之矣。何獨於文明公益建築。獨懼外人之沒收乎。一笑。

客問倫敦市立圖書館之內容。請言其詳。

答曰。西洋財力雄偉。卽一市立圖書館。雖於彼中。不過看作蘇州玄妙觀前之福音堂。卽設備亦無多複雜。然稍大一建築。可達一二十萬金。小亦數萬金。今述一接近吾寓之中等市立圖書館。僅樓三層。建於市街之中。此街在倫敦已算四五等之市街。其冷熱情形。與市房建築。恰與南京路小菜場一段相似。此圖書館之面積。約與小菜場前全座之紅磚樓房等大。

其下層中間開門。
左爲閱報室。卽抵現在工部局圖書館之全部。
右爲週報室。
中間後進爲借書室。
其樓上二層。
左爲藏書室。
右爲雜誌室。
中間後進廣樓爲閱覽參考室。
其頂上一層。
皆爲藏書室。
除藏書室外。各處自朝八時至夜十時。皆自由出入。
客問閱報室之報紙。如英國之圖書館。能將英國之日報全備否。
答曰。此萬萬不能。因全英國大小城邑。各有報紙。多則三五。少亦一二。合之其數近千。焉能取備於一館。且州郡之報。局於一隅。稍稍偏重於當地之記載。其地既非都會。自

進德叢書第一編

偉人修養錄

人當少年時代。心志未定。知識未充。雖有長者之訓誨。苦無良書之誘導。以養成其高尚偉大之志。往往蕩檢踰閑。漸入於小人之域。江陰徐蘊宣君慨焉惜之。乃遂譯日本菅錄蔭氏所編之偉人修養錄。以餉吾青年。書凡三編。曰立志編。詳述吾人立志之必要。曰處世編。詳述處世之要訣。曰健康編。詳述健康之要道。各編語語切要。足爲成大事立大業者之模範。而學生又當奉爲圭臬也。　每部三角

進德叢書第二編

西洋古格言

吾國先哲之格言夥矣。而泰西之格言無聞焉。江陰徐蘊宣君譯西洋古格言共分三十五章。漢文列於上。西文列於下。薈萃各國之精理名言於一編。誠洋洋乎大觀也。欲研究泰西之道德及古今之風俗者。不可不讀此書。而學西文者。又可以此爲自修參攷之資。　每部五角

進德叢書第三編

少年進德錄

無錫丁君福保編纂。共二十七章。第一章總論。第二章幼學。第三章孝友。第四章修身。第五章立志。第六章慎獨。第七章改過。第八章刻勵。第九章慎言。第十章勤儉。第十一章戒殺。第十二章寬和。第十三章救濟。第十四章讀書。第十五章懲忿。第十六章窒慾。第十七章知足。第十八章治家。第十九章治事。第二十章交際。第二十一章處世。第二十二章志節。第二十三章理財。第二十四章閒適。第二十五章衛生。第二十六章貽謀。第二十七章達觀。各章皆薈萃前人之至理名言而成。其警精透闢處。如當頭棒喝。能喚醒癡迷。如暮鼓晨鐘。能發人猛省。凡吾國少年。急宜購置座隅。爲朝夕省察之資也。　每部六角

進德叢書 第四編

少年之模範

勸善之書。汗牛充棟。類皆言不雅馴。爲通人學者所不樂觀。無錫丁君福保特選錄二十四史中之嘉言懿行。足爲少年進德修業之模範者。分門別類。彙爲一編。名曰少年之模範。書凡十二章。第一章勸學之模範。第二章自治之模範。第三章孝之模範。第四章弟子之模範。第五章兄弟之模範。第六章夫婦之模範。第七章交友之模範。第八章尙武之模範。第九章服官之模範。第十章敎子之模範。第十一章殉國之模範。第十二章雜識。每條皆注明出於某史。一則講解時便於檢查。一則使學者知出於正史。非稗官雜書之可比。而其中所載之嘉言懿行。悉爲吾人立身行己所不可少之指南鍼。學者苟能一日三復。身體而力行之。鮮有不成爲完全之人格者。 每部三角

進德叢書 第五編

女誡註釋

後漢班昭撰。無錫裘梅侶女士註釋。設辭淺顯明白。如白香山詩。老嫗都解。敎女者宜取則焉。 每部二角

進德叢書 第六編

溫氏母訓

明溫璜述其母陸氏之訓也。著錄於四庫全書。是書於立身行己之要。相夫敎子之大。簡賅切至。字字從閱歷中來。能耐人尋思。發人猛省。末附趙撝謙之吉德三十條。凶德四十條。今吾國女界之知識漸入昌明。捨凶趨吉。先從兒童始。欲兒童之果能去凶入吉也。先從母始。 每部二角。

進德叢書 第七編

讀書錄

明薛文淸博綜文典。究極要領。嘗慕橫渠之爲學。精思不舍晝夜。驗之於心。體之於身。有得則筆之於紙。日積月累。成讀書錄一書。其言近。其指遠。其論事核而有中。其敎人約而有序。誠療饑之菽粟。伐病之藥石也。無錫丁福保君擇其中淺近而切於日用者。錄之成帙。名曰讀書錄錄。簡易明白。學者當家置一編。爲克己省察之資。其裨益非淺鮮也。 每部四角

中華民國六年十一月出版

中西醫學報

第八年第四期

本期之目錄

本報全年十二冊本埠洋八角四分中國境內洋九角六分日本臺灣洋一元零八分香港南洋各島洋一元三角二分零售每冊洋一角上海英大馬路泥城橋西龍飛馬車行西首間壁三十九號丁福保醫寓發行

日商

仁壽堂大藥房廣告

●醫療用各種藥品●醫療用各種器械●工業用各種藥品●棉花繃帶材料●閨閣用各種化裝品●代售各售靈藥

敬啓者本大藥房專向日本著名各大廠販運上等原封藥品並寄種

仁丹　日月水　中將湯　胃活　靈效丸等著名靈藥茲値交易伊始

特廉價發售以廣招徠賜顧者請認明牌號庶不致誤此佈

上海虹口吳淞路〇字第一五〇號　**仁壽堂大藥房謹啟**

電話第四〇五七番

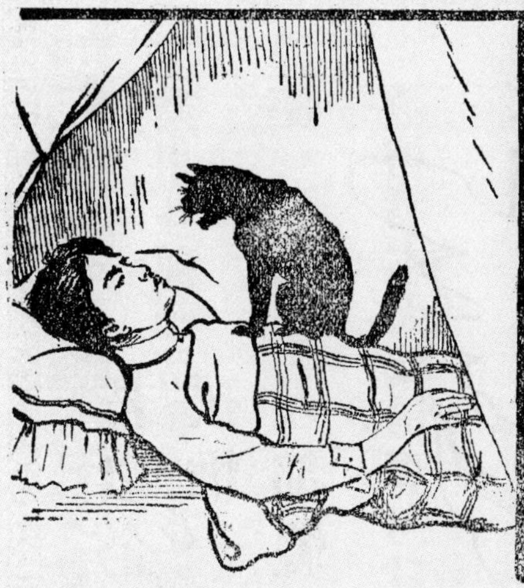

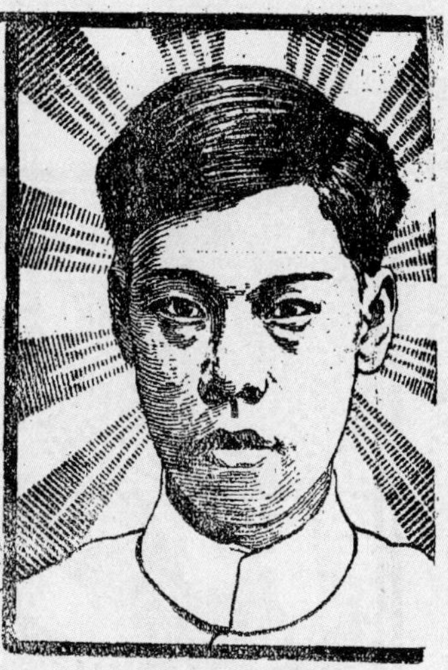

不敢就寢夜多惡夢故也

在新加坡有患胃不消化腦筋衰殘重症爲韋廉士大醫生紅色補丸所治愈

夜多惡夢致病之由不一而足大抵多緣飲食不消腦力衰弱所致也卽如吳爲子先生之症亦係胃弱與腦衰二者所致耳

吳君爲子籍隸廣東潮安係新加坡水仙門大葛街三十五號門牌著名商號萬裕興之夥友也據伊自述云余昔曾患胃不消化胃氣劇痛飲食不進夜不安睡惡夢頻多時爲驚醒不能再作安眠以致日間神思懶倦難以從公且大便閉結頭痛欲裂神思恍惚腦筋衰殘易於動怒時常憂愁將來如何如是者日久　致氣血消耗迨譴形容日見消瘦余覺無可如何之際幸逢良友竭力勸余試服韋廉士大醫生紅色補丸彼云定可見功余因友情如此力薦故而購服是丸迨服用未幾旋卽見効因覺胃痛少減胃納漸增於是接運服用頭痛驟止夜睡安寧能睡至達旦始醒晨起甚覺爽適得能辦事有興余覺氣血暢旺精神充足余卽耐心久服　韋廉士　大醫生紅色補丸直至身體十分强健此丸非但治愈余之胃不消化腦筋衰殘諸症且現下體量加重逾於曩昔也

吳君爲子亦千萬治愈中之一份子也韋廉士大醫生紅色補丸具有峻補之力爲補血健腦之聖品專治　瘋濕骨痛　臀尻酸楚　腰背疼痛　筋系刺痛　胸肺萎弱　山嵐瘴瘧以及皮膚諸患且婦科各症尤著神効凡經售西藥者均有出售或直向上海四川路九十六號韋廉士醫生藥局函購每一瓶英洋一元五角每六　英洋八元郵力在內

胃弱者贈品　敝局出版精美小書名曰何物可食如何食之如欲索取只須來一明信片書明姓名住址原班奉送一本可也

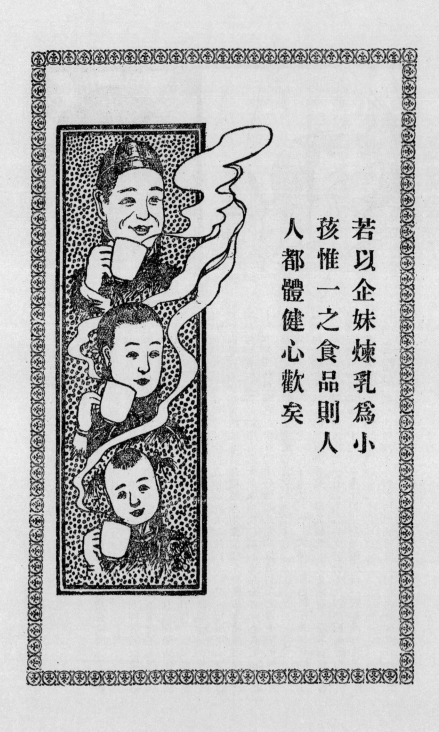

運動應用救治法序

運動應用救治法。計分八章。第一章曰卒倒。第二章曰出血。第三章曰疼痛。第四章曰創傷。第五章曰脫臼。第六章曰骨折。第七章曰附錄。第八章曰藥品及器械。其症候約數十種。皆運動時偶易發見之病也。夫運動爲鍛鍊體魄而保持身體之健康者。其技術未精時不能保其無意外之疾創。偶有意外之疾創。卽不能不求其救治之方法。是故指導運動者與夫運動者。均不可不具有運動應用救治之常識也。邦賢素以提倡體育爲已志。以爲今日之國家。非國民之體育發達。不足以圖存。矧日俄之戰。日人多得力於柔術。柔術小技。且關係於國家如此。而況其他之運動乎。今吾國各中小學校。課外運動。次第實行。各縣公共體育場。漸次成立。吾國國民已漸趨向於體育矣。去歲第一次遠東運動會時。吾國運動員之運動成績。爲遠東冠。此可覘吾國體育之進步也。惟是體育愈進步。則關於體育之救治知識。愈當普及。夫而後運動者庶無疾創之憂。顧乙卯秋。邦賢曾編印簡要救急法講義。授五師八中兩校校友。去秋又編印實用小學校衞生講義。後注重急救知識。今更編此。不過希冀其指導運動者與夫運動者。均具有救治之常識。使之普及而已。

中華民國六年四月下浣江蘇省立第五師範學校校醫兼省立第八中學校校醫丹徒陳邦賢冶愚謹識

運動應用救治法

丹徒陳邦賢冶愚編纂

第一章　卒倒

一　腦充血

腦充血有積血與鬱血二種積血因血液流入過多而起鬱血以妨害腦血行之還流而起羅斯症者初覺頭痛眩暈耳鳴眼花頸動脈搏動顏面潮紅繼卽人事不省起癲癇性發作其救治法如左

一將患者臥於陰暗通空氣之處避強劇光線以物墊高其頭部

二頭部心部按置氷囊或用冷水噴洒於患者之頭面

三以手巾蘸熱水或芥子湯溫罨其手足

四用羽毛刺戟患者之鼻腔以促之醒

五俟其略醒給與瀉鹽五、〇格蘭姆開水化服

二　腦貧血

腦貧血有急性慢性二種以腦血少之故初覺耳鳴頭痛眩暈顏面蒼白繼卽大汗淋

瀕眼球不動四肢厥冷卒然倒地呼吸輕微意識全失發作後經數十分鐘乃恢復或從此氣絕以死慢性者宜多食榮養物以謀血量之恢復茲述急性者之救治法如左

一將患者平臥頭部畧低

二解鬆衣帶及紐扣使其易於呼吸

三人事不省可用冷水噴洒於顏面或用硇砂精置於鼻孔外

四用熱水溫罨其手足

五待其甦醒給與濃茶或白蘭地半匙開水冲服

三　腦震盪

腦震盪起於腦部跌撞或自高處墜下者昏睡譫語不省人事皮膚蒼白四肢厥冷呼吸輕微脈搏弱緩又屢發嘔吐尿閉等症狀救治法與腦貧血大致相同心窩宜貼以芥子泥皮膚宜用粗布軟刷等物摩擦之

第二章　出血

一出血若自動脈出者血液鮮紅其流出爲搏動狀

二若自靜脈出者血液暗紅噴出不休

三若自無數之毛細血管出者血液恰如海綿之絞水而湧出

是等之出血若起於身體之表面者謂之外出血反之出血於體腔內而不現於外者謂之內出血

因大出血之危篤症狀則有全身蒼白四肢厥冷大渴眩暈脈搏幽微失神痙攣等甚至於死故雖小出血不可輕忽視之

救助出血之法有七一安靜二出血部之高舉三冷却四止血藥之應用五栓塞六壓迫七血管結紮施術者或用其一或併用其二三均可茲錄關於運動之出血數種如左

一　鼻出血

鼻出血一名衄血此症以上逆過强或酷熱勞動時多發之其他因打撲衝突等而起多發於强壯多血之人又有生來易出血之體質雖不甚危險然量多不止者屢陷危境茲述救治法如左

一先鬆患者衣服使患者仰臥於清涼之處高其頭部

二以手指搦鼻或用棉團壓塞鼻孔

三、同時用冷水或氷囊貼前額鼻根部再使鼻孔吸入冷水澆滴冷水於鼻上前額顳顬部等

四、前法無效則用潔淨之棉花畧浸於醋或明礬水中（明礬末一分水五分溶化）取出塞入鼻內或使之吸入五十倍乃至百倍之蹂酸水亦可

五、出血雖止然暫時禁食刺戟性之暖物及酒類

二　咯血

咯血者多出自肺臟故一名肺出血咯出之血呈鮮紅色且含有許多之泡沫其救治法如左

一、患者須解衣靜臥切忌搖動及言語咳嗽等

二、胸部施氷罨法或溼以冷布

三、以食鹽一茶匙化於冷開水半碗內飲之

四、禁熱水酒茶等興奮性食品

五、宜居於新鮮空氣中忌深呼吸

三　吐血

吐。血。者。胃。臟。所。出。之。血。也。故。一。名。胃。出。血。其。血。液。呈。暗。黑。色。無。泡。沫。常。凝。固。其。救。治。法。如左。

一。令。患。者。靜。臥。袪。其。上。衣。

二。胃。部。施。氷。罨。法。或。以。濕。布。罨。之。

三。雙。足。浸。於。熱。水。中。以。引。血。下。行。

四。以。蹂。酸。一。分。加。冷。開。水。冲。服。如。血。不。止。隔。二。小。時。再。服。一。次。

五。忌。飲。食。勞。動。

四　四肢出血

四。肢。之。大。出。血。因。傷。動。脈。而。出。血。者。也。彼。因。僅。微。切。創。等。之。實。質。出。血。則。單。用。指。壓。或。綳。帶。可。得。鎮。止。之。靜。脈。出。血。必。高。舉。患。部。同。時。壓。迫。之。得。以。暫。時。止。血。反。之。而。動。脈。出。血。必。行。連。續。部。壓。迫。法。是。爲。最。良。之。救。治。法。也。

(甲)前。膊。出。血。　止。此。出。血。宜。强。壓。上。膊。內。側。屈。筋。與。伸。筋。間。之。淺。溝。部。是。卽。上。膊。動。脈。之。所。在。處。也。若。壓。迫。而。復。屈。曲。肘。關。節。則。其。效。驗。尤。大。

(乙)上。膊。出。血。　止。此。出。血。宜。壓。迫。腋。窩。動。脈。其。法。以。拇。指。向。病。人。腋。窩。上。壁。强。壓。之。

其他之四指則支之於肩頭上

(丙)大腿出血與下腿出血　止此出血宜於鼠蹊部之中點强壓股動脈而指壓此强大動脈之際須努力當壓迫時宜先貼繃帶於股動脈上然後以手掌壓迫之如下腿出血則强屈膝關節合上下腿而束縛之方能止血

止血藥之最簡易特效者用明礬兒茶各一兩研極細末備用若創部有汚穢則宜用食鹽水洗滌之(即食鹽一分、水十分製成、)

第三章　疼痛

一　脇痛

脇痛爲運動後常見之症乃運動時波及肺尖或肋膜等也宜於局部行溫罨法或塗布薄荷油樟腦酒碘酒等均效

二　脛骨痛

脛骨痛起於脚尖之運動過多與踢傷擊傷及硬地上之跳躍等乃骨膜發炎或骨及肌肉皆同時發炎也其救治法如左

一宜休息數日將脚部高擱

瘧疾中西治療之大要 西名麻剌利亞

馬孟元

原因 本病之病原菌爲麻剌利亞即一種胞子之蟲。蕃殖於蚊體腸壁。并集合蚊之唾腺。侵入人體血液內而發生本病。故秋夏間小溪池沼及不潔之水。蚊之發育最盛。而瘧發亦恆在斯時。

潛伏期 一週至三週間。

症候 (甲)惡寒期、戰慄。鼓頷。頭痛。眩暈。項部及腰部疼痛。四肢呈紫藍色。顏面蒼白。嘔吐。心悸亢進。脈搏頻數而細小。瞳孔擴大。尿量增加。此時期凡一時至二時。

(乙)灼熱期、耳鳴。頭痛。顏面潮紅。體溫昇騰至四十度。左右頸動脈搏動。脈搏大而緊張。口渴。脾臟腫大而疼痛。尿量減少。心臟擴大。發乾性及濕性囉音。此時期凡二時至四時。

(丙)發汗期、發汗強度。體溫下降。脾臟縮小。其他諸症。亦盡消退。

又寒熱之發作。一日一次者曰每日瘧。隔日一次者曰隔日瘧。三日一次者曰三日瘧。每次發熱。較前遞早者。曰前進性瘧。較前遞遲者。曰後進性瘧。其他更有種種之症狀區別如下。

(一)惡性間歇熱　症候劇烈。生命危險。發熱之時。昏睡譫語。體溫沈降。發汗多量。陷於虛脫。兼發黃疸瀉痢嘔吐。其他發胃痛、肺炎、氣管支炎、腹膜炎、癲癇痙攣等。乃症狀之危篤者。

(二)弛張性及稽留性間歇熱　於間歇性熱候中。復以弛張性及稽留性熱候代之。併發脾臟及肝臟腫大。血尿、下血、吐血等。症狀亦危重。

元按瘧之發也。循正軌而行。如一寒一熱。及寒熱解而體溫復其正常。神識清明。其病變必不甚沈重。今於間歇性熱候中。復雜以弛張性與稽留性之熱候。必但熱不寒。或寒熱之界限不甚分明。而病之變幻。不可測矣。

(三)惡液性間歇熱　皮膚蒼白。心悸亢進。呼吸迫促。心臟擴大。發收縮期雜音。食氣不振。嘔吐下痢。肝臟及脾臟甚爲腫大。併發腹水及腎臟炎等。

元按瘧發已久。病體纏綿。或三日瘧等。往往呈惡液性症狀。

療法　惡寒期。以溫煖之毛布被包身體。蓐中置湯婆。劇發嘔吐者。投以重曹、結麗阿曹篤等。陷於虛脫者。用興奮藥。發熱期則用清涼之飲料。發作休間時之本病療法。以規尼涅爲主。在惡液性用鐵劑及亞砒酸等。分列各方於後。

附方　（甲）普通治瘧劑。

硫酸規尼涅（省曰硫規）一、〇至一、五

右分作三包於發作前三回分服或包於蠟殼丸中及混和白糖等而用之。

又方　硫規　一、〇　餾水　二〇、〇　橙皮舍　二〇、〇

右於發作前隔一時間二回分服。

又方　鹽酸規尼涅（省曰鹽規）〇、五

右一回頓服連用至四五日。

又方　常山煎　（八、〇至一〇、〇）二〇〇、〇　橙皮舍　一〇、〇

檳榔子流動越幾斯　二、〇

右一日三回至六回分服。（用於免熱時）

又方　鞣酸規尼涅　〇、三至〇、五

右爲一包用於小兒瘧疾。（取其苦味弱）

又方　鹽規　二、〇　餾水　二、〇　枸橼酸　〇、〇六

右爲皮下注入料注入一二筒於皮下。（治不能內服規尼涅時、用枸橼酸少許、

取規尼涅易於溶解）

又方　亞爾答亞根煎（七、五）一〇〇、〇　鹽規　一、〇　阿片丁十滴

右爲浣腸料、發作三時間前用之（亦治重症之不能內服規尼涅時、）

元按規尼涅又名金雞納霜。爲治瘧之特效藥。乃由金雞納樹皮中製出之一種精質也因其製法之不同而有硫酸規尼涅、鹽酸規尼涅、鞣酸規尼涅等三項之區別。但其功效却無甚相差。無論何種瘧疾。罔不應手奏效。中國各項方藥。無有能望其項背者。然規尼涅雖爲治瘧之聖劑。但其服用之先後。程序却不可。不講。蓋本品須於瘧之未發前。及熱已退後。方可服之。若正發大熱時。脈數而洪大。皮膚乾燥。舌生厚苔之病。斷不可遽服此藥。若誤服之則嘔吐。頭痛。發熱更甚。盛至發狂。極爲危險又凡病之有熱有痛。按時而發者。（如頭痛、偏頭痛、神經痛等、）又發熱病無來去之徵者。（如肺炎、肋膜炎、及各種傳染性熱病等、）亦皆可服。但必乘發熱稍退。卽如得汗後。脈輭而膚潤時。或病未來之先。乃可服之。外國病院內。每日需用恒達數磅。可想見其應用之大矣。又規尼涅雖爲解熱之劑。但與他種解熱藥。其性不同。非能直接解熱而能間接解熱。蓋規尼涅能毒殺下等之有機體。及解除一切瘴癘病毒

腐敗物質故由諸病毒發生之熱候自消散無餘遂呈間接解熱之功用矣

附方

(乙)解熱劑

治發熱甚盛或但熱不寒或熱甚而無間歇(卽稽留性熱候)併發肺炎肋膜炎血尿下血吐血等症狀

安知歇貌林　二、〇　白糖　一、〇　亞刺比亞護謨　一、〇

右以水作丸二十粒每回三粒至五粒日二三服

(丙)興奮劑

附方　治皮膚蒼白體溫沈降發汗多量陷於虛脫或心悸亢進呼吸促迫併發浮腫腹水等症

咖啡涅　〇、一　乳糖　〇、三

右爲一包一日數回每回一包

(丁)惡液性劑

附方　治瘧發已久呈惡液性症狀(卽顏面蒼白心悸亢進呼吸迫促肢體浮腫貧血萎黃等)

赤規那煎　（一〇、一）一〇〇、〇　法水　一、〇　桂皮舍　二〇、〇

右每日三回每回一食匙。

又方　枸櫞酸鐵規尼涅　〇、一至〇、三　白糖　〇、五

右爲一包一日三回每回一包。（治同前）

又方　亞砒酸加里水（卽法水）　五、〇　林檎鐵丁幾　一五、〇

鹽規　三、〇　右一日三回。每回十滴。（治同前）

附中醫方論　元按瘧疾一症。內經金匱論之綦詳。諸家方論。無有能出其範圍者。內經云。痎瘧皆生於風。又言夏傷於暑。秋爲痎瘧。又言風寒之氣不常。又言汗出遇風。及得之以浴。此皆以風寒暑濕發明瘧病之原因。又曰瘧之發也。先起於毫毛伸欠。乃作寒慄鼓頷。腰脊俱痛。寒去則內外皆熱。頭痛如破。渴欲飲冷。又言陽勝則熱。陰勝則寒。陰陽相爭。而瘧以作。又言熱多寒少。則爲癉瘧溫瘧。寒多熱少則爲牡瘧。此以陰陽勝復之說。發明瘧病之症狀。漢仲景因之。著於金匱要畧曰。瘧脈多弦。弦數者多熱。弦遲者多寒。弦小而緊者下之差。弦遲者溫之。弦緊者可發汗。浮大者可吐之。茲數語深得治療法之大要。蓋仲景以弦之一字。爲瘧病之本脈。以寒熱往來。

爲少陽經之本症。遂立小柴胡一方。審其爲寒。爲熱。爲表。爲裏。而加減出入之。大綱既立。而後學之權衡進退。大有門徑可尋。試爲申而論之。夫中醫之五行運氣生尅制化之談。有時誠不免失之附會穿鑿。而莫可究詰。然以表裏陰陽虛實寒熱八字。爲治病之準繩。實足提挈綱領。一法可通於萬法。遍考西醫病理治療等書。未嘗一言及此。殊未得執簡馭繁之道。卽如瘧疾症狀而論。其用藥之屈伸進退。亦不出乎八字之範圍。以瘧病之往來寒熱。正在少陽一經。半表半裏之界限。故仲景之立小柴胡湯。本陰陽兩停之方。加桂枝乾薑。則進而扶陽。加黃連黃芩。則退而育陰。表症甚者(如頭痛惡寒等症)加蘇葉葛根以疏表。裏症甚者(如中滿嘔吐等症)加枳實厚樸以通裏。施汗吐下之法。以治實熱。施和溫之法。以治虛寒。始終仍不出和解之一途。而治瘧之大要。無餘蘊矣。仲景誠醫中之聖哉。

療法　(甲)初起用和解法

小柴胡湯金匱　治瘧症之通劑。須按加減法主之。

柴胡　黃芩　人參　半夏各一錢五分　甘草五分

右水二鍾。薑三片。棗一枚。煎一鍾。未發前服。

右方初起邪甚者、減人參、　熱多者、加黃芩黃連、　寒多者、加乾薑、　口渴甚者、加貝母知母、　嘔吐惡心、加砂仁陳皮、　汗少者加荊芥蘇葉、汗多者、減輕柴胡、飲食停滯胸膈飽悶者、加麥芽神麯山查厚樸、　體虛氣弱者加人參茯苓白朮當歸、

清脾飲濟生　治瘧疾脈來弦數。或但熱不寒。或熱多寒少。口苦咽乾。小便赤澀。

青皮炒　厚樸製　白朮炒　黃芩　草菓炒　柴胡各一錢　茯苓　半夏各二錢
甘草五分

右水二鍾。生薑三片。煎一鍾服。

加味香薷散　治暑邪入裏。口渴苔黃。小便短赤者主之。

香薷　厚樸　扁豆　白朮炒　白芍炒　陳皮　茯苓　黃芩
猪苓　澤瀉　木瓜各一錢五分　黃連　甘草各五分

加生薑煎服。

柴樸湯　治瘧疾初起。頭痛惡寒。表症正盛。及中有食滯者主之。

柴胡　獨活　前胡　黃芩　蒼朮　厚樸　陳皮　半夏麯

白茯苓　藿香各一錢　甘草三分
加薑棗煎。

柴胡去半夏加括蔞湯金匱　治瘧疾熱甚口渴者。
柴胡　人參　黃芩　甘草　括蔞根各一錢
加薑棗煎。

人參柴胡飲子事親　治瘧疾胸腹痞滿。大便閉結。於和法中略施攻裏之劑。
人參　柴胡　黃芩　甘草　大黃　當歸　芍藥各一錢　水煎服。

二朮柴葛湯　治瘧通用之劑。
白朮炒　蒼朮炒　柴胡　葛根　陳皮各一錢　甘草五分　水煎服。

元按以上各方實爲普通應用之劑。於瘧疾初起時。先用此種方藥三四服。接服金雞納霜。則病無不愈矣。

又按三陰瘧疾一症（即三日瘧）中國無不效方藥。往往淹纏至一二年者。惟初起時以溫中散寒爲主。兼用金雞納霜治之。無不愈。至瘧發已久。雖金雞納霜亦可主治。惟須兼服補中益氣湯、十全大補湯之類。此與西人治惡液性瘧疾。須用鐵劑及亞砒酸加里之類有同揆也。

(乙)末後用截瘧法

常山丸　治久瘧不癒表裏之邪已經衰減者可用此方截之。邪盛者勿遽用。

常山末(二錢酒浸炒透卽不發吐)　烏梅肉四枚　研爛爲丸每服三錢。

元按常山一物爲截瘧必效之藥。世人不輕用之不知其實有神功日本方藥中亦多用此可見其効力之大矣。但須炒透卽不發吐。惟邪盛者截之恐有變症。用者審之。

截瘧飲　治虚人久瘧不止。此極見效。

黃芪二錢　人參　白朮炒　茯苓各一錢五分　甘草六分　砂仁　草菓

陳皮各一錢　五味子七分　烏梅肉三枚

加薑棗煎服。

止瘧丹　治瘧症二三發後。以此止之。應手取效。

常山酒炒　草菓仁去殼　半夏薑製　香附酒炒　青皮醋炒　各等分　米糊爲

丸如彈子大。每服一丸。未發前服。

咯血之治法

醫學博士派威雷茲述　志農

咯血之病。凡患肺結核者。不論何期。隨時發生。徵諸統計。咯血者百分之六十至九十爲結核之標準。故世俗恒以咯血與肺結核混一視之。

臨牀之診斷。分咯血爲初期咯血空洞咯血二種。初期咯血。凡有結核性肺病者。百人中三十至六十人患之。常有極小之血絲。混入痰中。此雖爲大量咯血之前驅。然止隨單一之氣管加答兒而起。較爲無害。

空洞咯血。大都發於肺結核之末期。其量常多。病者多以此致命。

肺結核之咯血。由於滲透抑爲血管之破裂。今尙未能決定。病理解剖學家主後說。臨牀診斷家主前說。福凱氏尤主張之。據福凱氏說。咯血時常有鬱血之狀態者。則氣管枝血管之鬱滯。尤爲顯著。此由於包擁周圍之淋巴腺而起。血管壁毫無傷損。派威雷茲氏反對之。以爲『結核病之咯血。少年時代以前較少。多發於中年以後。且男多於女。勞働者所執職業。不免多吸塵埃等物。此症較他結核病者尤多。此由血管壁間血壓移變。容易破裂故也。』幼年期之結核。(小兒氣管枝腺結核最多)咯血甚小。此亦足爲否認福凱氏說之資料矣。(海諾霍及巴金斯克說)

肺結核病之或咯血或否。其原因不詳。然結核病菌日漸蔓延。破潰作用因之進行。於是血壓之變化甚劇。混合傳染及外界職業氣候等關係。便卽發生。此理易明。瓦爾孚氏以爲與身體長短亦有關係。身長則咯血者多。亦未必常然也。

咯血一爲動脈性。一爲靜脈性。大都以出於動脈爲原則。肺血管中動靜脈管血液之性質。與他部相反。靜脈管所出之血液爲紅色。動脈管所出之血液爲暗紅色。血症有數種。有因氣管枝擴大、肺炎、肺新生物、心臟機能障礙等而成鬱血者。有出於大動脈及動脈瘤者。有出於氣管枝上部或消化器者。咯血之鑑別法。其血常與痰混和。作泡沫狀。絕少凝結。由咽喉部吐出甚易。不限咳嗽時。又常多反覆。劇烈之出血後二三日內。痰中每有血液混雜。凡此皆確爲咯血之徵。其出於齒齦鼻管咽喉等處者。細檢其部分。自能鑑別。血色黑者。爲鹽酸所變化。由食管而出者。爲肝之硬化或幽門被壓之徵。此當與咯血區別者也。

咯血之易治與否。各種肺結核情形不一。或屢發而後乃全止者。或少量接續而病以漸愈者。然此爲變例。大抵一遇咯血。肺結核每隨之增重。

結核病破潰之處。若在肺靜脈內者。全身當見粟粒狀結核。在動脈內者。則粟粒狀當見於局部。咯血之症。每易吸吮血液及空洞之內容物。故常發肺炎。空洞出血極多者。致命極迅速。失血者令病者衰弱。爲禍甚烈。故宜速籌防禦之方也。

咯血之治法。至近時始有科學的價値。以諸家多數之實驗。吾人因之評決從來慣用之治法及藥品之眞價。取其有效者。而棄其無益者。蓋從來對於咯血之治法及藥品之中。有偶然見效者。有但表面有效者。徵諸實際之經驗。咯血者之多數。除致死之絕症外。皆不用藥劑。自然止血。

各種藥品中。治咯血有神効者。斷推麥角製劑及斯企普丁(Stypticinum)斯企普德爾(Styptolum)等爲最。此種藥品名目極新穎。治此症者無不稱之。雖然必須警告醫家。此藥作用殊不確。蓋血苟由平滑筋所成之子宮而出。用此藥實有効。若出於變性之血管壁。其効殊無把握。弗拉伊氏有言。左心室輸血液於大循球之際。右心室苟不於同一時間內輸同量之血液於肺中。則不免生鬱血。故止血藥雖足令肺血管狹窄而其應有之血量。以血管狹窄之故。不能不於肺動脈壓力亢進之時。流通於肺內。(此以尋常血行爲限)而止血藥對於健康之血管。較諸變性之血管作用特顯。故止血藥之効驗。與人所豫期者必相反。今弗氏已認亞特那林(Adrenlin)狹窄血管之力頗强。用之反令咯血加甚矣。是故用藥以止咯血。是爲無益。

現在咯血之治法。須檢查咯血時身體顯何種變化以防此危險。就其自然之機能以療治之。獨恨今日吾輩於此。未能灼知之點尚多。於血液凝固之作用。尤甚惟據吾輩夙所知者有一血管破裂。筋肉卽收縮。內腔自隘。血液因接觸破裂處之死組織而增其凝固力。且血液減少。則水分愈增。凝固力因亦愈强。由此諸原因。先出之血凝固而成餅狀。覆蓋局部。以止後血。此爲確實之理。故近今治法。以輔助此自然機能爲目的。增强出血血管壁內腔狹窄之力。初非易事。此時用止血藥無効。已如前述。其實出血時血管壁常堅硬。變爲纖維狀。筋肉自然之收縮力。爲之減少。故此時必須催進筋肉之收縮力。宜用寒涼之藥（牧利茲茲氏說）酌定出血之部分。貼用冰囊。由寒涼之作用。使筋肉收縮而收止血之効。庶幾有濟。

減少出血之量。向用瀉血法或腸管誘導法。今以此法頗危險。改用綳縛四肢之安全方法。以樹膠製綳帶或布帛之長條。緊約相近鼠蹊部之下肢。（但令動脈流通不令靜脈還流）其處必現青色而腫脹。靜脈之鬱血甚顯。小血管內之血壓低降。其血自止。惟解除所縛之帶。最宜遲緩。勿令血壓變動迅速。

法國醫之低降血壓法。每用亞米爾尼德里。(Amylnitrit)(吸入)德國醫不甚主張。弗拉依氏謂用此藥適以使咯血之量稍增。維格之說凡下垂體越幾斯。其力能使小循環之血壓低降。大循環之血壓上升。

今述血液凝固之法。先當明血液凝固之作用。其凝固或因發酵使然。或因理化學之作用使然。今尚未能確知。據亞歷山大歇彌德之說。血漿中有名『斐勃林薄根』之固形纖維素。因『託洛謨賓』之纖維素之作用。而成普通之纖維素。此託洛謨賓本不在循行之血液中。因一種『託洛謨薄根』之物質。更由石灰鹽之作用而成此物。其在平日凝固血液之各種成分。與血中所存催進凝固之物質及阻遏凝固之物質各保其平均。惟有妨礙平均之作用。斯血液因之凝固。故治療上宜講催進凝固之方法。

達此目的。惟在瀉血。然可以緊縛四肢代之。亦得以食鹽液注入靜脈管中。又外用寒涼劑。內用醋酸鉛硫酸銅格魯兒鈣等亦同。均有妨礙其平均作用。催進凝固之能力。惟其有效之時間頗短。僅三十分至四十五分而止。

實際適用之物。爲食鹽溶液。可用一〇%之比例。四至五立方生米之分量。注射於靜脈管內。若一次無効。可二次三次。或至四次。此時仍無效者。可加其重量至一五。%此法宜咯血後卽時行之。後此須每日注射三次。以防其反覆。危急之際。可用三克至五克食鹽。以水一食匙溶解內服。有時可以此食鹽與二克至三克之溴化鈉。每日相間同服。

近時有用五%葡萄糖溶液注入靜脈內。以治咯血者。（考烏希氏及皮希拉倍爾氏說）皮希拉倍爾嘗謂用五至七%葡萄糖溶液之二百立方生米注射於靜脈管內。絕無流弊。而其効果甚佳。蔗糖亦可用。

催進血液凝固之第二種藥品。爲蛋白質及蛋白狀物質。直辣丁、血淸之臟器越幾斯。其主要者也。

直辣丁有止血之功用。本於卡樸奇氏之試驗。而於止血作用研究甚深者。爲穆爾及勃拉脫兩氏。據兩氏之實驗注射蛋白質。所以增加血淸中之格羅普林及裴勃利諾根。以促血液之凝固。格拉烏氏之說。直辣丁於右之作用外。更於血液中所存阻遏凝固之物質及催進凝固之物質二者之平均上。有積極的作用。其注射之分量。須三克至四克。惟宜用眉爾克製之殺菌直辣丁耳。

馬牛之血清及臟器越幾斯。(肝臟越幾斯尤佳各用〇、二五製爲丸藥用四粒至十粒)止血之功効亦與直辣丁同。

據平時之實驗此種藥品其効甚緩作用最著時須在用後二十四小時。以後能永久繼續約五日至八日不失其効力。然其性質非中和之物。直辣丁之注射頗覺疼痛。且有反應性之熱及頭痛。故此藥僅用於出血而有危險之象者。(格拉烏氏說)直拉丁若內服雖用大量其效仍微。

血清療法。法國醫最喜用之。然有『阿那非拉扣希』之危險。

上述之療法。爲血管破裂之咯血而設。若其咯血由於鬱血者。則用實芰答里斯爲原因之療法。同時並服石灰製劑。則能減血管壁之滲透性而有抑止咯血之功。用其藥用格魯兒鈣或乳酸鈣一〇%溶液。每日內服三克至五克。

古來治咯血之劑。均爲痲醉藥。其効力能鎭病人之恐怖。輕減其咳嗽。以防血壓之變化。近時希萊特爾及孛利由眉兒等甚反對之。以爲用嗎啡則新生之血不能十分咯出。勢必嚥下而生肺炎也。

止血之原則以令出血器管之安靜爲第一義。即用法使肺部之搖動極輕微也。尼鐸納氏因用樹膠製繃帶闊三生米長六十生米者。緊貼第三或第四脊椎骨至胸骨部。壓迫肺尖。又置棉花於鎖骨窩中。上施繃帶而固定鎖骨與肩胛骨。更由脊椎起。通過腋下而緊貼於胸骨。固定胸部。使成平坦。用此繃帶頗得效績優良之報告。然欲得優良之効績。固不必定用此法也。

咯血之治法。視爲平常而實重要者。莫如令病人半坐半眠。一易於咯出其血。一飲食便利。無須頻頻起坐。食物宜色淡而微溫者。寒涼之飲料及食物。足起胃腸之障礙。不宜過多。種種亢進血壓之營養物。宜力避之。內服瀉藥。使腸管之機能十分通暢。小便上宜注意使之通利。腹部施溫罨法。以防血液入於內臟而致小循環之充血。病人既取絕對安靜之位置。宜設法勿令發生寤瘖。

咯血之前後。有併發症者。宜急治之。因咯血而致命者固少。然由此而虛脫者則甚多。是時宜內服堪孚爾或酒精。危急之際。與以實芰荅里斯或亞特那林。是爲必須之藥品。

余之萬能油與松浦氏之ピチロール Pityral 之比較及其治驗成績報告

盧謙

余之萬能油。與松浦氏之ピチロール Pityral。其性狀及治驗成績。雖均相符。而基原及製法。未必暗合。蓋余之萬能油。由燃糠及某種原料製出之。松浦氏之ピチロール。只云由乾餾米糠或麥糠製出者也。質言之、余之萬能油。由數種原料混合而成。松浦氏之ピチロール。除糠油外。是否有他種原料。彼未明言。不得而知也。余曾以某種裝置。只盛米糠或麥糠。試行乾餾法。製出黃色之液汁。其性狀與ピチロール不類。大約爲溶解於水之成分。且其量極微。即使有効。而失多得少。頗不合算。蓋松浦氏之所製。若只以米糠或麥糠爲原料。必有特別方法。製出油液多量。余必冥思力索。隨時試驗。以窮其究竟而後已。茲姑不論。至於萬能油治療成績。以余之所經驗。確與ピチロール相似。確實如此。非誣言也。述其大略於左。

1 濕疹　無論急性慢性。皆奏速効。急性者用二十%泥膏。治癒者十數例。慢性者用純品。治癒者數例。

2 膿疱疹　塗布純品。治癒者數例。

3 癤腫　塗布純品。治癒者數例。

4 皮膚炎　由藥物腐蝕來者。塗布本品。與甘油等分。治癒者一例。

5 丹毒　塗布本品與酒精依的兒等分。治癒者一例。

6 瘭疽　化膿切開後。塗布丁幾劑。縮短治癒期者一例。

7 急性淋巴管炎　塗布純品。治癒者一例。

8 淋巴腺炎　塗布純品。治癒者數例。

9 毒蟲螫刺　塗布純品。治癒者一例。

10 火傷　貼布泥膏。治癒者一例。

11 凍傷　塗布丁幾劑。治癒者一例。

12 蕁麻疹　塗布純品。止痒之効著者數例。

13 蕁麻疹狀苔癬　未曾經驗。

14 潰瘍性蕁麻苔癬　未曾經驗。

15 紅色陰癬　塗布純品。治癒者一例。

16 頑癬　塗布苦利沙羅並萬能油泥膏。二星期治癒者一例。

17 頭部白癬　塗布純品。治癒者二例。塗布丁幾劑。治癒者三例。
18 乾癬　尙未經驗。
19 疥癬　塗布軟膏治癒者一例。
20 尖圭贅肉　塗布純品。吸收縮小者一例。無効者一例。
21 傳染性軟屬腫
22 疣贅
23 結核性潰瘍
24 尋常性狼瘡
25 巴生氏潰瘍　以上均未經驗。
26 下疳及横痃　對下疳塗布二五％甘油有効者二例。對横痃塗布純品。其有効者一例。
27 包皮炎　塗布二十％橄欖油。有効者一例。
28 下腿潰瘍　貼布泥膏。治癒者一例。
29 膣加答兒　爲十％坐藥。每日塡入膣內。一星期治癒者一例。

30痔核　發炎時。製十%坐藥塡入之。奏消炎之効者一例。

31肛門裂瘡　塗布泥膏。奏止痛之効者一例。

以上爲余之所經驗者。約三十一種。皆有迅速之偉効。惜余終日忙碌。不能爲詳細之記載。然亦足以證明其成績之良好矣。

自余發見本品以來。每日對於外來患者。凡屬皮膚病不斷用之。因而從來所用之依比知阿兒、爹兒、撒酸、硫黃、沃度仿謨、沃度、硼酸、亞鉛花、苦利沙羅並、奇設羅仿謨、埵爾馬篤兒單納仿謨。其他多數之皮膚病外用藥等。皆爲之銳減。而本品遂占一重要之位置。爲不可缺之藥物矣。蓋以其可代用者甚多。而其効又出其上也。當此西藥昂貴之時。得此價賤代用之品。苟吾醫界提倡採用之。免耗鉅費。挽回利權。爲學問上之研究。奏預期之効果。固鄙人之幸。亦醫界之光也。

咳嗽之療法（治療新報六月號）

浙江醫藥專門學校　馬弘道述

治療咳嗽不可不知咳嗽之本態及其終局機轉茲略述之

咳嗽者呼吸之一變型也起於深吸氣後之聲門驟然閉鎖而續營反覆迅速之呼氣故謂咳嗽爲氣道由一種之刺激而起之一種痙攣也可咳嗽得區爲數種如下

神經性咳嗽　由反射作用而起胃性咳嗽與因鼻茸腫耳內異物生齒而起之咳嗽屬焉今人不信胃性咳嗽之存在僅爲熟語而使用於本性不明之咳嗽據耳科醫之報告由耳垢而發咳嗽者不少神經性咳嗽中有稱歇私的里性咳嗽即所謂懷春期之騷擾的咳嗽但其眞屬於歇私的里性與否當據懸壅垂之長短以確定之長者可爲咳嗽刺激之原因無此者不能不疑爲歇私的里性尤持久之咳嗽爲然

肋膜炎咳嗽　爲煩惱之刺激性咳嗽咳嗽愈劇愈使焮腫粘膜之兩葉摩擦增强伴於咳嗽之苦痛隨漿液之滲出而共消失

急性肺炎咳嗽　初期咳嗽通常不著恢復期有使分泌物喀出之目的

急性氣管支炎咳嗽　可分二型即初期咳嗽乾性刺激性恢復末期之咳嗽有使分泌物喀出之目的

慢性氣管支炎咳嗽　亦如前分二型但非劃然判別喘息同此

肺癆咳嗽　分咽喉性及肺性之二型前者發作的後者隨疾患之時期由乾性咳嗽喀出粘稠濃厚之痰病人苦之終至濕性咳嗽容易喀出粘液膿樣之痰

因胸內動脈瘤之咳嗽　發於中年人之發作性咳嗽時與呼吸困難之發作相伴雖診斷學專家易誤診爲喘息伴於動脈瘤咳嗽之呼吸困難載諸簡冊者雖多爲恆久性然臨床上不乏發作性故最宜注意遇中年人原因不明之發作性咳嗽大動脈弓或下行大動脈之X放紙寫眞上發見近於肺門之小動脈瘤影像

百日咳及痙攣性格魯布茲不述

咳嗽之療法依上述之事項自應大別爲二種即對於有用咳嗽及無用咳嗽之處置是也有用咳嗽者爲喀出分泌物必要之機轉茲述無用咳嗽之療法即對於急慢性氣管支炎之乾期性初期喘息之初期肋膜炎之刺激咳嗽其合理的處置以使乾性焮腫之粘膜濕潤爲主達此目的之最良藥劑沃度劑也伍用於亞爾加里性鹽類其效更著每四時間與沃度鉀或沃度鈉〇、六得於短期間達其目的肺癆患者若於夜間之乾性咳嗽就床前服〇、六之沃度劑又有強戟刺時伍用於鎮靜劑有著效加於沃度劑處方之祛痰劑其價值甚微蓋沃度者最良之祛痰劑也緩解分泌物能依自然力喀出之欲祛痰劑之功效顯著卽催起嘔吐不可不增其用量故祛痰劑之作用純爲機械的有祛痰劑使用之必要且由此得除去患者之苦痛者爲頑固之喘息卽用吐根〇、六吐酒石〇、二等或用阿布莫爾比涅（Apomorphine）催吐作用之外且有鎭靜作用

如上述情形切宜禁忌施用嗎啡以達鎭靜目的蓋鎭靜作用有著明減弱氣管支之分泌而永續發作時間之弊

此外之咳嗽劇烈時爲鎭靜之目的可用阿片嗎啡或其誘導體主用Heroin或Codein阿片爲複方樟腦阿片丁幾嗎啡爲複方哥羅仿嗎啡丁幾之形而用又有藥局方液由臭素水素酸、阿剌比亞護謨、哥羅仿水而成 Heroin. Codein亦以同一方法而用但Heroin與酸之合劑當禁忌也

嗎啡與Heroin之效力殆同二者可相代用卽患者若慣於嗎啡可以Heroin或Codein代用之

患者不適於嗎啡之痙攣性咳嗽由格魯拉兒及阿替比鱗之伍用可奏效肺癆患者

苦於咳嗽可每四時間與以沃度鈉〇、六弗那舍定(Phenacytin)〇、三咳嗽刺激猶强時可每四時間與嗎啡哥羅仿丁幾五至十滴

咳嗽劇而他藥不奏效其喀也慢穩用結麗阿曹篤最有效冬季咳嗽慢性氣管支炎咳嗽氣管支膿漏等均適用普通滴加於牛乳而用之時而戟刺頰舌或咽喉欲避之當混以同量之甘油

結麗阿曹篤由一日五滴始增至十二至十五滴但十二滴以上究鮮用食後或食前直內服肺癆患者用之亦有效

以上爲臨床上最普通而最要之諸種咳嗽療法其他不贅惟頑固之喘息有唱道攝生法能奏奇效羸瘦之喘息患者因轉居及其他攝生法而肥滿致喘息亦止者不少而肥滿者一旦再瘦削則喘息復發亦常見之事也

醫學小說

病菌大會議

天笑生

第一章

卻說地球上有個大不潔國。大不潔國中。爛污省。骯髒縣。污穢村。有一家人家。大家都說是窒扶斯先生的住宅。那時候正在初夏光景。天氣漸漸的炎熱了。窒扶斯先生幾位的朋友都想借此活動活動。擴張他的勢力。那時便發出了一張知單。開一個病菌大會議。這議會中最重要資格最深的十餘名。早得了知單。只見上寫道

敬啓者天氣漸暑。正我等活動之機會。同志等擬發起一病菌大會議。有種種重要之件須待協議。以圖進行。務望

諸菌先生、屆日臨會。不勝盼禱之至。此請

恙安。　病菌臨時議會發。

會場。　污穢村垃圾橋堍第一號門牌。

時期。　明日三點鐘。

這一張知單發了出來。大家都預備去赴會。原來這窒扶斯家有兄弟三人。他大哥喚做腸窒扶斯。第二位喚做巴剌窒扶斯。第三位喚做發疹窒扶斯。都是非常能幹。現在

卻在他大哥腸窒扶斯家中開會這位腸窒扶斯先生原名傷寒因爲一時風氣所趨大家都喜歡用這個西名纔改了這名兒話休煩絮且說到了那一天下午兩點鐘時候各病菌先生都到了第一位便是那眼窩落了窪的這位霍先生這位先生姓霍單名一個亂字如今也用了外國名字喚做虎列剌其次便是那位白喉先生他的外國名兒喚做實扶的里這位先生不知道什麼緣故終日悶悶胸膈不舒停了會兒又進來一人臉上帶著紫黑色你道此人是誰原來這人在現在世界很有勢力人家見了他怕得什麼似的此人名喚百斯篤大家呼他爲黑先生兇猛非凡那黑先生的背後又隨著兩位一位是痘瘡君別號天花公子風致翩翩可惜滿臉都是麻子以前有人做了兩句詩道老天愛爾容顏好將爾容顏密密圈便是贈與他的一位是痲疹君又號痧子顏色紅紅的煞是可愛這兩位先生最喜歡小孩子小孩子遇見了他沒有肯輕輕放過的誰知痲疹君又紹介了一人進來這人面目發赤宛似戲劇中裝扮的關雲長趙匡胤一般痲疹君道這位先生來到這裏有好幾年了因爲他的面貌和小可差不多人家便誤認就是小可其實卻弄錯了這位便是猩紅熱先生大家聽了便和猩紅熱見了一個禮停了會兒又走進一位只見形容憔悴顏色發青長長的幹兒瘦

瘦的臉兒大家認得這位是結核君在他們病菌社會中是有最大的潛勢力的不免起立歡迎正在歡迎結核君的當兒又有兩位卻攜著手兒一路笑將進來你道這兩位是誰原來一位是梅毒先生一位是淋病先生這兩位先生風流放誕常在花柳場中有鼎鼎大名的他遊遍了各通商口岸繁華市場越是文明交通的地方他那勢力越盛這時大家都說再來一兩位我們便可以開會了不到五分鐘又來了一位只見他毛髮脫落皮膚上現出灰色的樣子大家認得是癩瘋子先生雖然也很歡迎他卻不敢和他握手這時開會的時候已到雖然會衆不多卻都一以當千聽得鈴聲響處大家就席說是今天這個會須得舉一個臨時會長便公推腸窒扶斯爲議長腸窒扶斯既被他們推舉了便謙謙遜遜就了議長之席便道今天這個會承蒙諸菌先生在這個貴忙的時候大家都能分身到此這是我輩發起人應該感謝諸菌先生的今天請到此間大家商議的卻也是關於我輩生存的極大問題爲什麽呢現在世界日進文明從前的未開化的如今也開化了從前的半開化的如今也全開化了一天一天的過去實在要阻斷我們的進行妨害我們的繁殖大家怎麽不想個法子諸位要知道文明兩字卻是我們的強敵所以要想個抵敵文明的方法便是今天開會的宗旨

病菌大會議

想諸菌先生今天來會的都是重要分子必定有什麽崇論閎議請大家發表意見可以互相討論咧議長說畢便退坐到演說壇的角上這時查點人數又來了兩位大家便認得一位是赤痢先生一位是百日咳先生議長這時正待請會員上壇演說只聽得那邊一聲枯澀的聲音喚著議長大衆瞧著這位發言的卻原來是結核君他道我有一個意見要想陳述於議長照例諸位病菌先生在這裏小子也不敢狂妄先行發言實在失禮得很但是愚者千慮必有一得我想喒們各種病菌各有獨到的能力在各方面活動喒們何不各人依著順次把各人自已的能力經驗實驗先談一遍給大家聽聽也是智識交換之道隨後便接著本會議再講喒們菌族增殖發展的計謀可好不好大家都說結核先生之言講得有理喒們大家都贊成贊成便請結核先生自已先說些大略我們洗耳恭聽這時那位結核先生先咳嗽了幾聲然後說道要講我們這一族的名稱很多以前的時候有的呼我們爲癆瘵有的呼我們爲縛尸可爲種種不一幸虧現在卻已定名爲結核兩字若問我們的遠祖也不知始於何代大概在紀元以前我輩已出世了也不知道和人類有什麽深仇宿恨只要些微繁盛的地方我們便侵襲到人類身上但是我們一向侵襲到人類那人類卻一向不知能發見我

們的本體便是病得到死了也還不知道致病之原這可不是我們最得意最安心的事嗎誰知到了西歷一千八百八十二年有一個德國醫生名喚羅貝脫古弗大博士的被他把我們的眞體照了出來登時教我們一族中起了一個大大的恐慌個個抱著不安之念這眞是那裏說起的事所以現在最可恨的是那個德國處處和我們病菌社會作對實在是我們一個公敵咧他們這一班號稱博士的又極力研究不遺餘力便是這一位古弗博士聽說他是德國的葛勞司社城中人家裏也小小有些財產所以在幼年時代安心向學到了中學卒業以後便到大學校裏研究醫學也是我們這一種族氣數的關係被他拿了一個顯微鏡橫瞧竪瞧竟瞧出我們的本體來到了一千八百八十二年三月二十四日便把考得我們結核菌的消息布告醫界了這一天不但是我們受了他一個大打擊就是世界學者也大爲震動當時那古弗把他所發明的報告到柏林的生理學會去這一班學界中人還多不信我們想不信也就罷了只要能打消古弗這個發明便是我們的生機那知這個希望頓絕也是我們氣運使然偏偏歐美各國醫學家照著他的法子試驗起來可知眞事假不得實事虛不得可憐教我們還遁形到那裏去從此以後人類中把一個古弗當他救苦救難的天尊

利物利人的主宰卻教我們大受其累了現在這古弗已於四年前故世（按古弗於一千九百零十年謝世）德國皇帝下詔哀悼又安慰他夫人稱之爲德國最大醫博士其實他借了我們得名我們卻受了大虧諸位先生要知道我並不是絮絮叨叨喜歡稱述古弗的歷史和他立傳可知道他是我們不共戴天之仇雖是幾百年也不能忘他的深仇的呢

第二章

結核先生講到這裏又咳了幾聲嗽自己撫著胸又說道再講到我們的勢力可算得蔓延到全世界了無論熱帶溫帶寒帶各地方的人民無處我們不追隨其間不拘男女富貴貧賤的人自我們眼光中瞧去一概視爲平等人類中爲了我們死的大概有七分之一可不算得勢力强盛嗎除了阿非利加一部分我們還沒有著手其餘爲了我們結核而死亡最多的國裏頭像俄羅斯日本奧大利亞法蘭西德意志美利堅順次而下英吉利似乎比較得少些德意志在這二十年對於我們的豫防撲滅非常嚴厲現今的統計上算起來年年爲了我們結核病死的減少二萬餘只要年年減少二萬餘人可不把我們都驅逐出來了嗎但是攻擊不進我們也只得讓他所謂收捲絲

論別處下鉤此處不留人自有留人處好在我們有一塊極大的地方供我們的增殖蔓延反對抵抗的人也很少要算我們的一個樂國將來還要請諸菌先生都到這裏咧說了半天諸位還不知道這地方在那裏原來就在亞洲之東喚做中華民國的便是你想各國的死亡疾病都有個統計都有個調查雖不能十分正確卻也大致不差惟有這個國尚在混沌之中所以要考查這一個國究竟為了我們而死亡的有多少人却是考查不出只好用大概比例起來據他們上海公共租界的報告說是上海公共租界內共有華人四十七萬五千人每年因結核病而死者共計有一千人要把這個數目類推中華民國全國為著我們而死的每年就該有八十萬人你道可驚不可驚嗎這也是那一國的人和我們格外親近却有種種原因你只瞧上而官紳在那地方上的衛生智識一點兒沒有下而士庶要能知道講體育重衛生的也一百個人中揀不出一個終日閉窗塞戶不教空氣流通我們却非常得意為的我們最怕的便是那空氣空氣一來我們便不能不退避三舍現在中國人也不大喜歡空氣可不是和我們是個同調嗎你再瞧他們的一班讀書人都是彎腰曲背沒有一個身子挺直的而且隨意吐痰是給我們許多活動的機會這可瞞不過諸菌先生我們的種族是一

個細長的桿菌在人類的身體中比了他的紅血輪的直徑約有三分之一長別的沒有什麼本領就是那抵抗力對不起卻比諸菌先生來得强在人類的咯痰中我們可達半年以上還是生存若安置在光線缺乏之暗室內到了一年以上還可以保我們的生命可不是比了諸菌先生的抵抗力强嗎還有一件事就是不怕冷熱從來我們各病菌社會中不是怕冷便是怕熱就要是我們一族呢就碰到攝氏寒暑表零下十度的寒冷還可以經六七個星期不死就是對於溫熱的抵抗力也勝於諸菌在攝氏寒暑表八十度的溫度還可熬他二三十分鐘雖然不敢誇張卻也很虧我們的了只是一件我們最怕的便是那日光對於日光的抵抗力很為薄的遇直射的日光大概幾分鐘到幾點鐘之間就死就是遇室內的光線也不過幾天或十幾天的運命因此關閉窗戶蟄居暗室之中是我們最得意的就是我們在人類身體之內人類忽然死了我們卻還沒有死做了個殉葬之徒同歸泉壤也是有的可笑中國人一向喚我們稱做癆蟲說是人死了我們癆蟲便從鼻子裏鑽出來傳染於人說到這話的還算是半開化人其實我們並不是蟲也不是動物只好算一個下等植物罷了自從發明了這種消毒劑，總算是我們一個大敵了宛如降了一陣火雨把我們燒了一個罄盡這二十倍的石炭酸水和一千倍的昇汞水在三十秒鐘中便送了我們一命但是我們有時在痰塊之中被他凝結保護居然也逃得性命要是稀薄的石炭酸水我們僥倖著也得九死一生之望便是趨避的場所也很多著呢況且人類身體之中那一處不可以達到肺啊喉頭啊腸啊腹膜啊腦膜啊骨節啊皮膚啊環遊人身都是我們隨意佔據的地方我且不講別的單說我們一個大本營主要的地方便是那肺了可憐那些未開化之國既不知公衆衛生又沒有公德心一任我們猖獗他們只好束手待斃西洋各國署爲嚴密些至於東洋各國委實是我們一片大好殖民場中國可不必說了他們還在大夢未覺之中就是日本他們以爲近年來醫學發達的國了而且也很注意於我們結核菌是個勁敵不可輕視因此他們內務省發出命令說是學校病院戲場工廠種種許多人集會之地都要安設痰盂那痰盂以內都要備二十倍的石炭酸水以便消毒然而據我們的眼光瞧來上上下下那一個是眞能注意的端整好了痰盂他吐痰偏偏不吐在痰盂裏日本人還有一種脾氣鼻涕和痰隨手撕了一片新聞紙一拭了便丟棄了更有一種人煞是好笑他吐了一口痰在地上便用脚去黏開了他的意思無非是要他容易乾然而我們卻非常歡迎爲的容易乾了我們卻飛散空

中。游。行。自。在。咧。這。一。種。怪。相。中。國。人。卻。是。最。多。你。們。想。如。此。的。不。注。意。要。想。撲。滅。我。們。豈。不。可。笑。呢。說。到。那。裏。各。病。菌。大。家。都。拍。著。手。

第三章

結核。先。生。停。了。會。兒。又說。道。要。知。道。我。們。怎。麼。的。侵。入。人。類。肺。中。去。呢。大。半。就。是。那。痰。乾了。飛。散。空。中。被。人。家。吸。進。去。的最妙。的。是。那。種。結。核。病。人。的。咳。嗽。噴。嚏。或者。高。聲。講。話。的。時。候。唾。沫。紛。飛。到這。個。當。兒。他飛。去。微。細。的。水。滴。距。離。三。尺。遠。的。地。方。我們。好。似坐。了。小。氣。球。便從。這。個。人。身。移殖。到。那。個。人。身。來。非常。便。利。可知。道。一。塊。痰。中。我們。有。三。千。萬。的。同。族。就把。針。孔。大。小。的。一。點。兒。痰。中。算。來。也有。幾。千。幾。百。的。同。族。在。裏。面。而且。我。們。的。生。殖。作。用。大概。都。是。分。裂。的。一個。變。兩。個。兩。個。變。四。個。就是。一。點。鐘。內。營分裂。作。用。一。次。你。想。二。十。四。點。鐘。內我們。一。個。已。化。爲。一。千。六。百。萬。個。了。豈不。利。害。至於。我。們。借。他。的。力。量。做那。傳。染。的。媒。妁。的。人。種類。極。多。大概。和。人。親。近。的。人。沒有。一。個。不。可。以。做。媒。介。的。最險。的。是。那。種。理。髮。匠。及學。堂。中。的。教。習。學。生。之。類。其餘。一。同。喫。東。西。的。人。由食。物。上。渡。過。去。的。很是。不。少。這一。件。可是。西。洋。人。好。咧。爲什。麼。呢。原來。西。洋。人。的。喫。東。西。各人。喫。各。人。的。東。西。不併。在。一。塊。兒。我見。中。國。人。喫。飯。他那。筷。子。就是。我。們。

的寶筏渡登彼岸又到了極樂世界了日本人喫一次飯換一雙筷子似乎潔淨然而他們又有一個習氣便是喝那交杯酒無論客人啊子女啊自己先把那杯酒喝乾了然後在洗杯水內洗一洗又注了一杯酒送到人家面前要逼著人喝乾可是我們早躲在他的嘴唇邊便用最敏捷的手段從嘴唇邊移到酒杯上再從酒杯上移到別一個人嘴唇邊一會兒便被我們間接渡過去了豈非是一個妙法至於西洋人便沒有這個風氣但是又開了我們一個方便之門與我們一個絕好機會的便是那接吻一件事頗有人提倡禁止接吻也爲了我們借此可以渡過去的緣故然而男女兩性到了愛情穠郁的時候接一個甜甜密密親親熱熱的吻也是出於情不自禁的怎能禁止著他便是你要禁止也只能禁止他在大庭廣衆之中不能禁止他在密約幽歡之地只能禁止他在燈紅酒綠之場不能禁止他在偎玉倚香之際所以我們就趁他這個急不暇擇的時候便是一個絕好的機會至於我們進了人類的口鼻之中第一步便到他的咽喉部這地方便在咽喉的扁桃腺之間我們卻先打了一個尖借著運動之力便進了氣管一進了氣管便都是我們的勢力直向肺中攻擊了最好的地方就是那呼吸不大達到的一個肺尖上所以我們的大本營大概紮在此間然後派游擊

隊四處去侵襲然而要是人類中身體強壯的人便似銅墻鐵壁一般我們攻擊不進非但不能攻擊而且還要棄甲曳兵而走但是我們也要打量打量這個人兒卻是有種人生就和我們是有緣的人喚做癆瘵質怎麼樣一種人兒呢便是他胸部扁平頭頸細長筋肉薄弱皮膚蒼白皮下脂肪缺乏骨格瘦長自稱才子多愁美人薄命這種人卻是我們最歡迎的了一百個裏頭倒有八九十個可以得勝利的可憐人類中不大注意我們卻是非常留意還有人說我們這個結核病是遺傳病不然為甚麼父母害著結核病的他子女也害著結核病兄弟姊妹同罹這病的也很多還不是個遺傳病嗎其實不然諸菌先生要知道我們的性質是極其慢性的不是同虎列拉先生窒扶斯先生這樣暴跳如雷立時就要發作的可知道我們的經過非常緩慢往往在不知不覺之間衣食住三樣都是病菌傳播的媒介物所以一個家族中常常罹同一的病症人家從外面瞧去只當他是個遺傳病其實不過易於傳染再加著害結核病的人體質大都薄弱所產的子孫體質也薄弱我們便容易侵襲他身體去了更有一件是人類中最可笑的事你道是什麼原來人類中懾於我們的聲威聽得了癆病兩字早已望風披靡了無論那一個人醫生告訴他是個肺病他立刻失望以為得了這死症

少利害關於全國之新聞。故報紙之重要者。究以都會爲最。英國首都之倫敦。其重要消息之靈通。全世界且有仰其餘息之勢。故倫敦之報紙。於國內及世界之緊要新聞。幾握其完全之樞紐。所以地方之報紙。不必盡行於倫敦。而倫敦之報紙。固通行於全國。倫敦之圖書館。自全備倫敦報紙而已足。即他城邑之圖書館。亦列有當地各報外。其餘亦但足以倫敦報紙而已。惟倫敦之外。尙有蘇格蘭都會藹丁堡。愛耳蘭都會達栢林。西北海邊製造最盛處之名城曼哲斯泰利物浦等。均有著名要報。而藹丁堡之「蘇人」報。在昔年幾名加倫敦「泰晤士」而上。此等名報圖書館亦必備有一分。如中國圖書館。應備上海各報外而北京天津漢口廣州香港之報。亦有可備之價値。吾所言吾寓相近之圖書館。大約常備日報二十餘分。開戰後復添比法報各一種。因比法人之避地倫敦者甚多之故。英法德日等諸國。其報界中心。皆在首都。獨中國在上海。不在北京。美國在紐約。不在華盛頓。亦兩共和國不約而同之特徵。

客問二十餘種之日報。將夾之以木。置於案頭歟。抑懸之以鏡架。張於四壁耶。

答曰。懸張於四壁。占地太多。止有我國一時無力備辦閱讀日報之圖書館。深盼有好事者能懸張一二種於牆壁。供過客之聚讀。此眞大有補益於開通。吾曾見無錫市學

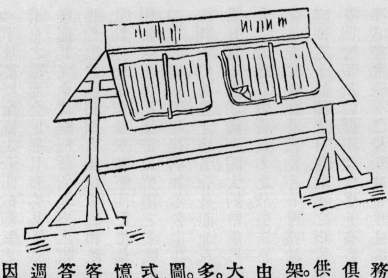

務所爲之。若夾之以木。則容易拖散。止能行用於俱樂部。及少數人之會集地。若公開之閱報室。必供數百人聚讀者。普通皆以兩面或一面之斜板架。用銅條固著。每種全分報紙之中縫。任讀者自由展揭立而讀之。每板置兩報或三報。板上有額。大書其下所置之報名。庶入室諸架林立。報紙繁多。而漏觀題額。以索某報。容易卽得。本欄所附之圖。卽一兩面置報之斜板架。每面可置兩報者。此式到處通行。似上海亦曾見有此等形制之架。不憶在何處見之矣。

客問週報之式。係大張抑係册報。

答曰册報爲多。大張之週報。僅特別數種。亦入於週報室。餘如星期所刊之週報。卽張於日報室中。因英國日報。星期日皆停版。故另出星期週報。所謂特別之大張週報。有如客寓及住房告白報。社會主義報。耶教報。倫敦市區報等。因材料畸零雜碎。不適於册報。故以大張印如日報式。三十年前上海徐家匯曾印大張週報。繼續出版甚久。此外少有所聞。至近年各州邑無力組織日報者。亦或以大張週報代之。而册報之週報。則以五年前上海之獨立週報爲破天荒。歡迎者甚多。最近時代。惟上海商務印書館有英文雜誌。亦流行極廣。聞章秋桐先生之甲寅。又將改爲週報。則册報之週報。可以稍稍生色。然以視倫敦成册之週報。五光十色。無奇不有。中國之於週報。未免太寥落。倫敦週報之常置於圖書館週報室者。有圖畫報五六種。卽與曩年華人在巴黎所刋之(世界)畫報相似。其餘機器報照相術報。摩託電車報。教育報。小說報。印刷報。職業報。浣衣業報。滑稽報。速記日報等。約三四十類。各有一種或二三種。又如煤氣報市政報宣道報文具業報之類。品類稍雜者。亦常有二三十種。雜置空桌。不爲分設座位。蓋週報室中。列長桌數行。桌列數報。每一稍有價值之週報。分定置於某桌。而以磁牌漆其報名於桌端。閱者安坐椅中而讀之。

客問此等市立圖書館。藏書亦頗繁富否。以借何書爲最多。

答曰。有名參考之古書。如中國四部要籍。中等之圖書館。固莫不略備。卽新出之書。亦必時時添購。或經有人贈送。卽小說藏之亦富。每日借讀小說者最多。午後六時至八時頃。店鋪靑年。住家婢僕。學校兒童。居閑翁媼。充滿於借書室中。各手目錄檢尋各探號架校核。一面則魚貫而還書。魚貫而取書。一面則三三兩兩。雜立窗邊室隅。嘈嘈小語。口動而聲不聞。商量取借。其小說之種類。除淫褻之品。自然屏除外。其餘凡父兄可許子弟閱讀者。莫不大備。尤以兒童所能了解者。爲必備及多備之品。假如中國之國民圖書館中。古人名著如舊小說。小說庫。近今傑作。如林琴南小說等。固當賅備。依法每種尤應多備若干部者。則以三國志。說唐。岳傳。官場現形記等。凡流行於小攤之書爲要。此必招惹一般之兒童。及店鋪之學徒。紛紛告借。吾人心理。必以爲此供其消閑而已。彼能自取足於小攤。何必公家爲之供養。不知圖書館之命意。於誘導淺學之人。多讀文字。文理愈通。愈有迎受有用書報之機會。亦爲一大希望。小攤之書。固消閑而已。迎合其興會。增長其文理。却至有奇效。彼因無力自取足於小攤。而因循不求閱讀。以無意識之遊戲。替代消耗閱讀小攤小說之時間。從而暗中阻遏多數淺學人之文理增進。雖有開通民智之書報。莫能迎受。眞可惜也。我國辦圖書館者。其腦影中反對此等小說之藏借。絕無何等理由。不過忸於舊習慣。以爲彼要享受下等快樂。閱讀小攤小說。公家復從而爲之備辦。未免太受用耳。有如三十年前。有人看報。便遭長老責罵。以謂與閱讀三國志等。同一廢事失業。當時若有人建議。以爲藏書樓中。應備報紙。必有人起而笑曰。如此。尙應添備鴉片鋪。供人臥讀。添備瓜子花生。供人讀書時消閑矣。

客問借書之手續如何。

答曰。借書之法。比較的可算簡便。惟初次開借。必當先二日預將姓名地址。在借書室櫃上。乞一格式紙。塡寫如例。交與司事。二日後卽往領一借書紙牌。大小恰如上海電車之票。惟彼則硬紙板爲之。所以必隔兩日者。照例卽候調查所開住址。有無其人。然歐洲少有人虛報住址。騙取公物。此卽所謂重公益也。故雖定例可有調查之一舉。而實行者甚少。圖書館有刻成之書目。既分門類。又分字頭。欲順門類檢查。或順字頭檢查。各從一時之便。每書皆有編號。某字若干號。某字若干號。亦著於書目。此等書目。所以可排板印刷者。因既供數十百圖書館之借書室。陳列各數分。以備多人檢查。亦復發售於借書之人。各在家中不時翻看。可隨時觸機而得欲看之書。因書目常有六七巨册。非細細翻閱。其種類繁富。莫能詳知也。書目之供應於借書人者。爲數益鉅。自然應當排印矣。惟書目再版。添入新書。必一半年乃行一次。故一半年內新書之目錄。則另用謄寫板印出。隨時懸貼借書室中。借書時。或在家中預看書目。或就借書室翻看。知欲借之書。爲某字若干號。卽就櫃上所陳之號架。查看本號號板。藍色向外者其書未借出。如紅色向外。已爲他人借去。號架者。約高三尺。闊三尺。是爲一架。櫃上植立十許架。恰如店鋪櫃上之貨樣架。較大之借書室。櫃週三面。其情狀與上海當鋪原衣出售處相似。特原衣出售處櫃上並無號架耳。每一號架。用木條隔成十數二十行。如木栅然。條上每隔三分寸之一。鋸成半縫。在兩木條相對之半縫內。嵌入薄鐵片。鐵片上卽放寸許寬。兩寸長。三分寸一厚之小木板。此小木板卽所謂號牌。本欄所附之圖。卽截號架內一小部分。以示木條之鋸縫。鋸縫內之鐵片。鐵片上之號牌。卽D字一二三一。D字一二三二等者是也。此圖號牌之尺寸。與眞者恰同。圖中號牌白色者。卽代表眞號牌之藍色。此號之書。未經借出者。其有加密線者。代表紅色。卽已借出者也。假如每一號架。用木條隔成二十行。每行置號牌百塊。每架卽得號牌二千。此法至便。中國圖書館若仿行之。號牌上既寫號數。亦可并寫書名。因中國書名。常止數個字也。如此則號架兼抵一書目表矣。借書者見架上已所欲借之書。未經借出。卽將借書紙牌。交

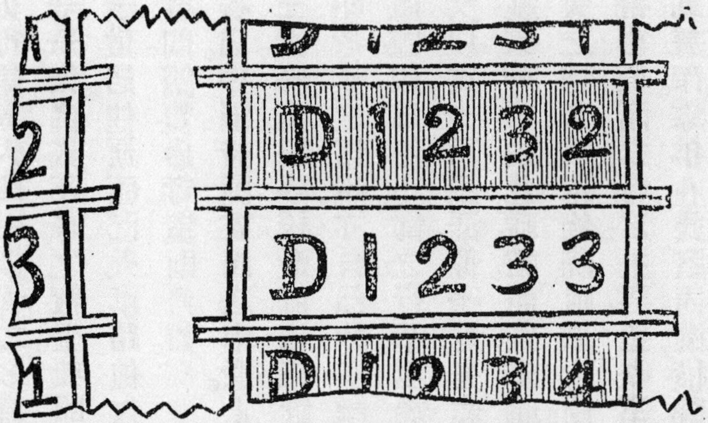

與櫃上司事。并報明號數。司事頃刻卽將其書取來交付。因櫃內常列書架二三十行。緊要之書。皆貯其上。依號走數步而檢取。至易易也。書已借出。卽將號牌倒轉。使紅色向外。而借書紙牌。亦卽置於其上。號架前面。擋以大玻璃。故號牌等不虞漏出也。每一借書紙牌。止能借書一冊。每冊准借兩星期。逾限者每星期納費一辨士。閱畢持還於櫃上司事。司事收書訖。卽取號牌倒成藍色。而以借書紙牌交還原人。以備再借。此紙牌可用三四年。不必更換。因略略檢查之故。每日還借數次亦無不可。

客曰圖書館內之雜誌室。與週報室。其異點何在。

答曰。此無甚異點。雜誌室內固多半爲季報月報兩週報等。然週刊之小說亦入之。雜誌室內除數種有名之小說週刊外。餘皆爲政論學術等高貴之述作。

近年我國所出之雜誌。大都皆爲此等品類。惜我國雜誌。銷數至廣者不過數千。彼中則行銷五六萬一期者甚多。雜誌室內往往附列郵便住址。都會指南。車船時刻表册等一架。備人不時之檢查。我國現在郵政局尚未刻有住戶地址。惟電話局則有電話號數居住册而已。火車路線無多。止於報上刻有時刻表。已可一覽無餘。

客問閱覽參考室則何如。

答曰。中國設圖書館之本意。止重此部。但皆偏於閱覽。幾不知有所謂參考。因文士之三大職業。曰學校教師。曰報社記者。曰編譯著述家。中國惟學校教師。爲書院掌教蒙塾冬烘之嬗蛻。亦自然的承認爲一職業。而報社記者。至今雖不盡看作斯文敗類。當隱隱以爲不正當之行業。至於編譯著述家。有時尊視。則以爲千秋事業。有時夷視。則又以爲文丐生涯。似乎皆失業無聊時。借以權得一飽。未嘗承認爲職業。故即編譯著述家一項。缺此職業。而圖書館中遂無特備參考設置之必要矣。若在西洋。以倫敦最大之勃烈顚博物院附屬之圖書館而言。並無讀報諸部。惟有閱覽參考室。閱覽爲附帶事項。而參考爲主要。蓋全室可容五百人。十分之八九。皆編譯著述家。因編譯著述其著作。終年在此室內。縱橫翻檢。長日揮寫不輟。清早而往。夜分而歸。館中供其燈火筆墨。以助成其書稿。假如中國亦有此等圖書館。則上海之商務印書館中華書局等。可以裁却編譯部。今則此等書局之編譯部。廣樓數層。日聚十百文士。堆書滿前。列桌而揮毫。而商務印書館且有涵芬樓之大圖書庫。富於天乙閣者。借此等文士之搜討。恰爲一西洋圖書館之參考室矣。

客問參考之法奈何。尋常市立圖書館。亦有如大圖書館之盛。常有多數編譯著述家。著作於其中否。

答曰。參考之設備。即於閱覽室中之四壁。周列書架。將普通應用之書。皆陳其中。至少必有數千卷。譬之於中國。則四部要籍。如九通二十四史之類。莫不畢備。而叢書詞典之屬。更不必說。尤應置於隨手可得之處。此數千卷之書。無需向司事告借。可以隨便自行抽取。惟參考既畢。當還之於司事所坐監之桌上。其有不在架上之書。要求參考者。即就目錄中查取號數。告明坐監之司事。立即取送索者之座上。此即實行其自由之參考。每人座上。可以攤書滿前。不似僅供閱覽者每限一部或一冊。多謂拘苦之規則也。凡參考室中。每座皆必備筆墨。以供錄寫。尋常市立圖書館。雖以編譯著述爲業。參考其中者頗少。蓋因此等圖書館之參考室。可自由出入。（大圖書館必預得閱覽參考券）憧憧往來。少能靜專。所以認眞著書者。不樂相就。然因其自由出入之故。而左近學舍之學生。自中學以上。皆即就此等參考室中。自修夜課。蓋日間講義之所引證。亦必需十種八種之書。供其參考。取足於此。爲至便也。

客問揷架之書。自由抽取。難道可保一無損失耶。

答曰。雖圖書館之書籍。每册既於卷首蓋有館印。而遇插畫等。又必每頁特別蓋印。則其預防竊取。亦甚注意。間有一二圖書館。亦懸失書之賞格。然比較的能愛重公物者。數固遠超於吾國。蓋人人皆知個人貪得小利。即全社會之自由進行。爲之阻滯。有如吾國圖書館之多爲拘苦。遍設禁例。主事者亦有不得已之苦衷。設亦如英國參考室之自由取携。可在短時之間。即散失殆盡。或破爛不堪。然因拘苦之故。參考不能行。著述無所出。暗中阻滯於文化之不進者何限。文化阻滯。社會低落。國勢隨之衰敗。然世界種種欺迫。個人與個人之子孫。仍實受其禍也。故公益者。與國之智民所不願破壞者也。

客問昨日上海美租界熱河路。鐵桶內炸藥爆發。或說水雷。或言炸彈。終之一震之威。其日上午。近邊頗有人覺得疑爲地震。不識歐戰後。德國飛艇之炸彈下垂時。厥狀又若何。

答曰。見於報章。吾未親見者。姑不必言。言吾所親見之兩次。自開戰以後。初則鬨言德國飛艇將到。然一般人皆看作游戲之詞。聊言之以聳婦孺之聽而已。不料數月以後。德飛艇果越海而至英倫東南海市。擲彈毀屋傷人而去。倫敦乃大震。街燈光度減小。漸逼漸近。不惟減小光度而已。有十燈則僅點其五。所點之燈。其罩又將色油塗其上叚。僅留下叚少許。使光射地。以照車馬。街車之燈。亦塗顏色。僅照車中。過泰晤士江橋上時。並將窗簾扯下。蓋江邊燈火。尤爲注意。因其微光反映於水。憑高下視。得水面反射之力。可辨爲水道。則市廛要區。不難測知矣。大店劇院等等。平日皆弧光巨燈。檐前層列高懸。燦如白晝。今則一律禁止。即窗內小電燈。亦加紅綠各罩。使光不外透。其有家懸明燈。不下暗簾者。罰約華銀二百五十元。上海人夜行南京路福州路。以爲燈火萬千者。而平日西洋市街之燈火。則遠過焉。即遠郊僻巷。亦百十燭光之電燈。排列兩旁。登高四望。郊外千百街巷。如明珠密排。緣其邊。幾疑元宵放燈也。至此則僅臘疎燈三兩。其光若明若昧。恰如內地之僻市冷街矣。防之如是之密。而飛艇之降臨如故。前年秋間。余自友人處夜談歸。其時爲十一時有半。店已收閉殆盡。忽見鄰右大劇院改演影戲者。看客蜂湧而出峭寂無譁。或數十。或三五。聚於各街口。仰首而望。喃喃細語。謂德國飛艇剛到。余急入寓升屋頂露臺而望。余寓在南郊。遙望城心。如上海寶昌路之望南京路。距離稍遠。見火光飛爍於城心天頂者五六次。響聲如革命黨攻製造局炮火者兩三發。或曰擊射飛艇之炮火。或曰下垂之炸彈。此第一次也。過兩三月。一日又近十二時。夜談於友人寓中。所坐談者爲高樓。忽聞窗檽畧震動。又聽如年節爆竹之聲兩三發。急往前窗揭簾而觀。仍在城心。又見火光兩爍。權辨爲擊射之砲火、奔回寓所。庽所之街口。本一山岡之顛。忽遙見城中探海幅射燈閃過處。天半一長條黑影。羣微聲鬨噪曰。飛艇飛艇。轉眼已不見。又見炮火兩三射。聲亦隨之而微覺。及余入庽登露臺。已一無所見。明日聞此長條黑影者。爲人用照相快鏡攝出。後爲圖畫「界報」用五千元買登報上。余亦見之。

客問熱河路之爆發。毀屋無算。傷人甚多。不識子在倫敦所見兩次飛艇之擲彈。其毀傷若何。

答曰。德飛艇第一次之逾海而西也。至英倫南邊沿海與法國對渡之大埠曰篤佛者。擲兩炸彈而去。無所燬傷。而夜報識之標一大題曰「德國炸彈打傷白菜一大枝」不

士禮居藏書題跋記續編序

孫祖烈繼之

勝清乾嘉以來。海內藏書家。當推吳下黃蕘圃先生爲巨擘。先生名丕烈。字紹武。號蕘圃。乾隆戊申舉人。耽書好古。嘗購宋元明舊籍。貯之士禮居。又爲之題跋以記之。而爲後人訪宋元遺聞者之津梁。潘文勤公因彙錄成編。名曰士禮居藏書題跋記。後江建霞太史又輯續錄二卷。繆筱珊太史又輯爲三編四卷。惟江繆二編。散見於各叢書中。潘文勤公所編題跋記。又僅得其十五。閱者憾焉。余因是會粹江繆二刻。而益以所未備者。重爲編成士禮居藏書題跋記續編五卷。卷末附錄先生序引等十九首。付之石印。以供同好。如是之後。合之潘刻。始成爲完璧焉。諒亦爲佞宋元舊刻者之所欲快覩。者也。竊維自漢廷開藏書之府。置寫書之官。厥後歷代帝王。耽古積書者。代不乏例。梁元、帝江陵蓄古今圖書四萬卷。隋嘉則殿書三十七萬卷。於唐則貞觀開元最盛。兩都各聚書四部。至七萬卷。宋宣和保和殿、太清樓、龍圖閣、御府所儲。尤盛於前代。今可考者。崇文總目四十六類、三萬六百六十九卷。史館一萬五千餘卷。餘不能具數。南渡以後。復加集錄館閣書目五十二類、四萬四千四百八十六卷。續目一萬四千九百餘卷。明文淵閣藏書約二萬餘部、近百萬卷。清則貯前代善本書於昭仁殿。編輯四庫全書。鈔錄四部。分藏於文淵、文溯、文源、文津四閣。又繕錄三部。貯於江浙文滙、文宗、文瀾三閣。如上所述。皆爲官家所藏者。若私家藏書。漢則中郞萬卷。林宗五千。任昉家貧而聚書萬餘。率多遺本。晉張華載書三十車。唐李鄴侯插架三萬軸。金陵子聚書八萬卷。吳競西齋一萬三千四百餘卷。宋南都盛氏、歷陽洪氏、廬山李氏、九江陳氏、鄱陽陳氏、王文康、李文正、宋宣獻、晁以道、劉壯輿。皆頗富藏書。邯鄲李淑、五十七類、二萬三千一百八十餘卷。田鎬三萬卷。昭德晁氏二萬四千五百卷。南都至四萬三千餘卷。而類書浩博。若太平御覽、合璧事類等書不與焉。次如曾南豐及李氏山房。亦皆一二萬卷。又如石林葉氏、齊齋倪氏、月河莫氏。皆以藏書名。宋末惟直齋陳氏書最多。至五萬一千八百餘卷。至於蜀中三李秀岩、東牕、鳳山三族。號爲史家。所藏僻書尤多。降及近世。於明則有周公謹家三世積書。凡有四萬二千餘卷。及三代以來金石刻一千五百餘種。而天一閣范氏、千頃堂黃氏、汲古閣毛氏、淡生堂祁氏。於清則有述古堂也是園錢氏、傳是樓徐氏、萬卷堂孫氏、通志堂成氏、經訓堂王氏、廉石居孫氏、小讀書堆顧氏、愛日精廬張氏、藝芸書舍汪氏、宜稼堂郁氏、影山草堂莫氏、結一廬朱氏等。所藏舊本。皆不下數萬餘卷。洵足以媲美官藏而自豪者也。統觀古來官私家藏書。莫不窮畢生精力而爲之。迨其後也。非遭兵燹而散亂無遺。卽爲有力者捆載而去。或論秤而盡。或竊假而逝。迄今或書目已佚。或僅傳書目於人間。一轉瞬而同歸於盡。夥矣。惟蕘圃先生藏書則不然。每得一古本。精詳考核。將其讀書之心得。與夫書之源流始末。詳諸題跋。是以先生沒後。其書雖爲他人所得而流風餘韻。百年後猶傳爲美談也。然則士禮居非因藏書而傳。乃因乎先生之題跋而能傳也。夫藏書非難事也。而守之爲難。守之之爲難

士禮居藏書題跋記續編序　三

又不若讀之之爲難讀之難又不若讀之而有心得能題之跋之之爲尤難也若蕘圃先生之終身篤好而又能爲之題跋者豈非難之又難乎近世藏書題跋在先生之前如絳雲樓題跋、錢曾王讀書敏求記等奚翅數十百種在先生之後如儀顧堂題跋、丁氏善本書室藏書志雖足與士禮居題跋相抗衡然不如士禮居之條析精詳焉而絳雲樓毀於火圖史之厄等於秦灰若皕宋樓古芬未墜乃異域之歸是又不如絳雲之爲灰燼其魂魄猶長守夫故都此又藏書家之所痛心者歟嗟乎物聚於所好而散於其所不得不散之勢聚散之速書更甚焉余所以序蕘圃先生題跋而不禁感慨乎中也杜濟生字松封。現年三十五歲。浙江餘姚周巷之著名內科學士。其治病也。有己飢己溺之懷。故受其治者。莫不得心應手。藥到病除。名醫之譽。幾成口碑。且品學均優。貧病施診。餘姚周巷之談醫者。不啻仰為泰山北斗。(通信處浙江餘姚周巷鎮)

醫藥衛生淺說報出版廣告

本報為研究醫藥提倡衛生起見已於陽歷十月十四號出版此後每星期出一張隨時分送不取分文如願長期閱本報者先交一分之郵票二角四分即送至全年為止

天津東門南盧氏醫院發行

進德叢書第三編

少年進德錄

無錫丁君福保編纂。共二十七章。第一章總論。第二章幼學。第三章孝友。第四章修身。第五章立志。第六章慎獨。第七章改過。第八章刻勵。第九章慎言。第十章勤儉。第十一章戒殺。第十二章寬和。第十三章救濟。第十四章讀書。第十五章懲忿。第十六章窒慾。第十七章知足。第十八章治家。第十九章治事。第二十章交際。第二十一章處世。第二十二章志節。第二十三章理財。第二十四章閒適。第二十五章衛生。第二十六章貽謀。第二十七章達觀。各章皆薈萃前人之至理名言而成。其警精透闢處。如當頭棒喝。能喚醒癡迷。如暮鼓晨鐘。能發人猛省。凡吾國少年。急宜購置座隅。為朝夕省察之資也。　每部六角

進德叢書第四編

少年之模範

勸善之書。汗牛充棟。頗皆言不雅馴。爲通人學者所不樂觀。無錫丁君福保特選錄二十四史中之嘉言懿行。足爲少年進德修業之模範者。分門別類。彙爲一編。名曰少年之模範。書凡十二章。第一章勸學之模範。第二章自治之模範。第三章孝之模範。第四章弟子之模範。第五章兄弟之模範。第六章夫婦之模範。第七章交友之模範。第八章尙武之模範。第九章服官之模範。第十章敎子之模範。第十一章殉國之模範。第十二章雜識。每條皆注明出於某史。一則講解時便於檢查。一則使學者知出於正史。非稗官雜書之可比。而其中所載之嘉言懿行。悉爲吾人立身行己所不可少之指南鍼。學者苟能一日三復。身體而力行之。鮮有不成爲完全之人格者。　每部三角

進德叢書第五編

女誡註釋

後漢班昭撰。無錫裘梅侶女士註釋。設辭淺顯明白。如白香山詩。老嫗都解。敎女者宜取則焉。　每部二角

進德叢書第六編

溫氏母訓

明溫璜述其母陸氏之訓也。著錄於四庫全書。是書於立身行己之要。相夫敎子之大端。賅切至。字字從閱歷中來。能耐人尋思。發人猛省。末附趙撝謙之吉德三十條。凶德四十條。今吾國女界之知識。漸入昌明。捨凶趨吉。先從兒童始。欲兒童之果能去凶入吉也。先從母始。　每部二角

進德叢書第七編

讀書錄

明薛文清博綜文典。究極要領。嘗慕橫渠之爲學。精思不舍晝夜。驗之於心。體之於身。有得則筆之於紙。日積月累。成讀書錄一書。其言近。其指遠。其論事核而有中。其敎人約而有序。誠療饑之菽粟。伐病之藥石也。無錫丁福保君擇其中淺近而切於日用者。錄之成帙。名曰讀書錄錄。簡易明白。學者當家置一編。爲克己省察之資。其裨益非淺鮮也。　每部四角

中華民國六年十二月出版

中西醫學報

第八年第五期

本期之目錄

本報全年十二冊本埠洋八角四分中國境內洋九角六分日本臺灣洋一元零八分香港南洋各島洋一元三角二分零售每冊洋一角上海英大馬路泥城橋西龍飛馬車行西首間壁三十九號丁福保醫寓發行

日商

仁壽堂大藥房廣告

◉醫療用各種藥品●醫療用各種器械●工業用各種藥品●棉花繃帶材料●閨閣用各種化裝品●代售各售靈藥

敬啓者本大藥房專向日本著名各大廠販運上等原封藥品並寄種仁丹　日月水　中將湯　胃活　靈效丸等著名靈藥茲値交易伊始特廉價發售以廣招徠賜顧者請認明牌號庶不致誤此佈

上海虹口與淞路○字第一五〇號 仁壽堂大藥房謹啟

電話第四〇五七番

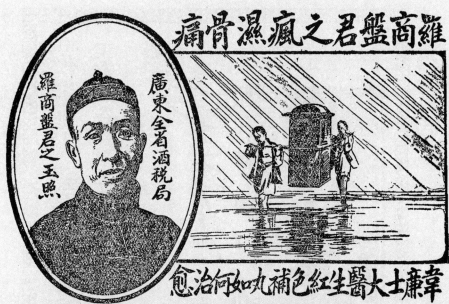

羅商盤君之瘋濕骨痛

韋廉士大醫生紅色補丸如何治愈

閣下曾患瘋濕骨痛之症否如有之無論如何疼痛無論如何劇烈不治之瘋濕可以韋廉士大醫生紅色補丸試服之無論遠年瘋濕嘗試各藥毫不見效者均有希望因韋廉士大醫生紅色補丸曾經治愈極重之瘋濕骨痛不能行動癱臥床褥百藥罔效成爲癱症不治者已全愈多人矣瘋濕之毒係在血液變酸是丸之治瘋濕乃是治其病根也故百發百中耳去年廣東洪水爲患感受瘋溼以致右手痛苦此係廣東全省酒稅總局理財課支出股員羅商盤君來示所言也且云瘋痛日甚一日後至夜間睡醒苦痛異常更兼胃口失調腰背疼痛形體日瘦神氣日衰及有二月之久遍請名醫診治不惟無效且病更加劇幾至不起幸一日得閱貴局所贈之保證書知有同病而獲痊愈者故余立即向藥房購到韋廉士大醫生紅色補丸數瓶試服一瓶手臂之痛漸減飲食漸增精神驟振接服二瓶之後不獨兩月以來瘋疾一旦消除而且精神煥發面色光華至今年餘未嘗復發此豈非全賴韋廉士大醫生紅色補丸之功乎心感之餘無以爲報敢呈小照以爲保證焉

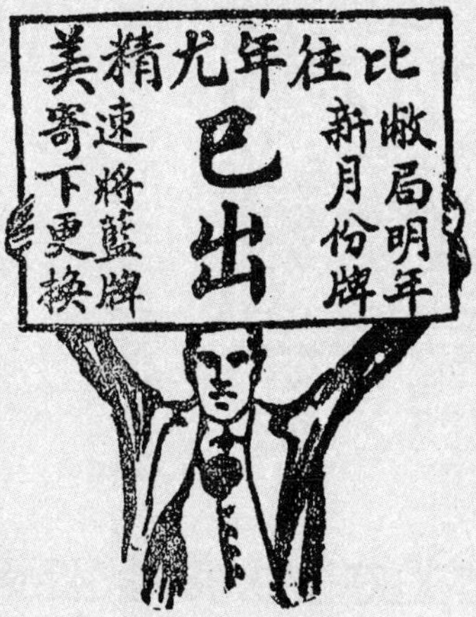

韋廉士大醫生紅色補丸專治血虧腦疲所致各症卽如血薄氣衰　腦筋衰殘　少年斵傷　臀尻酸楚　腰背疼痛　筋系刺痛　胸肺萎弱　胃不消化　山嵐瘴癘　脚氣衝心等症婦女疑難各症尤見神効凡經售西藥者均有出售或直向上海四川路九十六號韋廉士醫生藥局購買亦可每一瓶英洋一元五角每六瓶英洋八元郵力在內

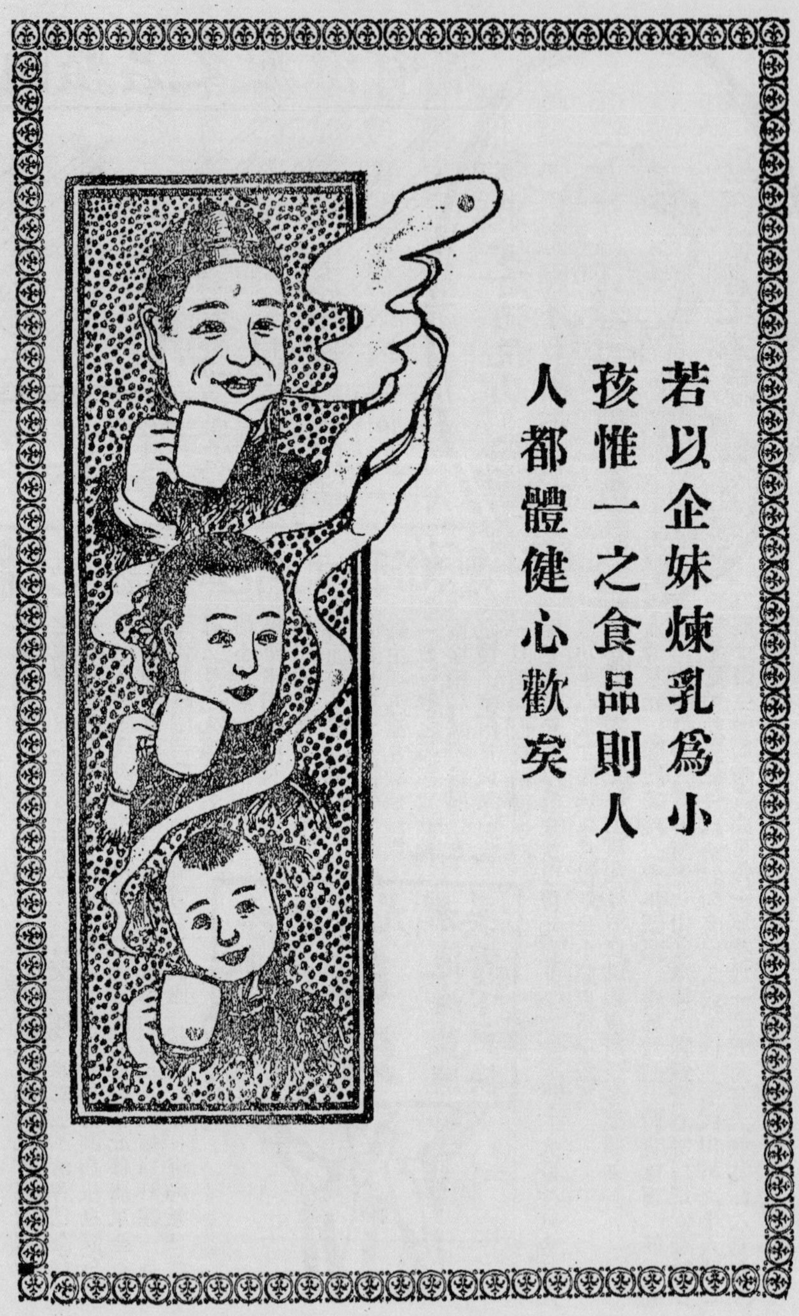
若以企妹煉乳爲小
孩惟一之食品則人
人都體健心歡矣

中國經驗良方

發凡

古今方書充箱照軫。而病因複雜。獲效殊尠。僻鄉窮戶。既無力延醫。復無術求方。喪失生命者。比比皆是。余誓發宏願。搜積良方。歲月荏苒。於茲十載。或係家藏秘法。或爲業師指授。或得於親友之傳抄。或得於報章之紀載。彙而錄之。不下五六百條。茲揀其已經試驗及戚友中確切證明。著有實效者百餘方。先刊爲經驗良方初編。公世更當陸續搜擇。刊爲續編。以餉同好。

吾國方書。以驗方新編最爲大觀。搜羅宏富。幾於無病不備。惜乎但鶩繁博。未盡精純。致抱病者。每一展卷。輒嘆望洋。靡所抉擇。或以病試方。轉滋危險。是皆過多之弊。此編雖寥寥百餘條。不及驗方新編之什一。然悉本經驗而來。稍有涉疑。概從屏削。閱者苟能按方施治。回春可券。固未敢誇多耀目。徒侈篇幅也。

吾國醫書。多尚理論。西醫書則病名藥名。知者尤鮮。故患病者。每欲求簡便良方。以期速效。於是有獨得秘方數條。遂懸壺應診。專治某某等證者。雖一時可獲厚利。而不輕授受其製藥配方之法。久之浸至失傳。凡此之類。目見耳聞。殊難悉數。甚可悲也。苟能博採各種秘方。彙爲巨帙。則壽人壽世。功德匪淺。所望同志合力進行。

成方多治專門簡單之病。而病情變化。或因他項關係。正復無定無窮。此書所載方劑。固多實地試驗。然病者苟照法施治後。成績如何。或於某病另有某方效更捷於書中所載者。尙望隨時指示。定將姓名一切補登。志在利人。不敢掠美。

此書驗方。多未載傳授者之姓氏。因獲方時旣係戚友中輾轉傳抄。甚至有已傳數代者。故多將姓氏湮沒。閱者諒之。

此書方劑無多。未便分門別類。俟以後續刊增多時。再當區別部居也。

中華民國六年七月杭縣葉瑗蘧伯識

早婚與遲婚之研究

美國倍萊氏原著　嚴楨

今試問世之青年。其將於立身之初。即得一良妻。以爲內助。相與同憂樂。共禍福乎。抑姑脫然於室家之累。而努力前程。俟其有成。乃始爲昏媾之求乎。斯一問題。誠吾人所亟當研究者。社會學家及宗教家之言曰。人之生也。稍長即知有男女之欲。然而其力固驟不足以蓄妻子也。則不得不有若干時期之延佇。依城市居民之生活狀況觀察之。自生機法育以至於結婚。其間延佇之時期。可十年以上。有斯時期。足爲銷磨男子生殖力之一大原因。其弊滋大。彼村野編氓。視生息於城市中者。往往慾尤較少。而體力操行。亦較貞固。此無他。生活稍易。結婚綦早。所以蒙其利者大也。是一說也。蓋主張早婚者。顧今之人種學家譜系學家。則又從而力闢之。其言曰。早婚之爲害。必致戕賊男子之生殖力。流弊所至。實遠甚於逾時而未婚者。彼美洲掘食之印甸人。（印甸人智識未開。恆有掘草木以爲食者。故有是名）印度下級社會中人。與夫散處太平洋各島之土人。其俗皆尚早婚。而智識之蒙昧。民力之薄弱。乃若此。非其明證乎。今姑以社會生活程度之高。爲普通青年遲婚之絕大原因。而一研索之。其遲婚也。就人類之幸福言。利歟害歟。第取證於紐約州某著名生理學家之實驗譚可矣。此生理學家嘗於近時發抒其偉論曰『吾曩於范特卑爾脫病院』中見來院就醫者頗多十四五齡之婦女問其家世則已爲人母矣其病都患貧血面蒼白呈憔悴可憐之色在稍諳生理學者可一望而知其受病之原蓋以未屆相當之時期已先自耗其生活力於產育故也女界中亦非無體格特健發育特早至十五六齡而已能勝鞠養之勞者然甚不可多得未足以爲訓也以吾所見男子必屆二十五歲女子必屆二十二歲乃爲結婚之適當時期生理學家之言若是今卽本人情以立論欲其略早則以二十一歲爲結婚期庶乎得宜下於此未有不受其弊者也

早婚之有害於生理也爲狀甚著其在男子也往往以生殖力之運用過早遂致銷磨其壯氣斲喪其精神至於女子則未及期而嫁者恒罹貧血症及因貧血而發生之種種危疾如神經病如消化不良如加答兒性病如肺癆有一於是必爲大患不特此也早婚者以失其培養故生活之力必較微弱遇有傳染病乘虛來襲亦且難以防制焉波蘭及意大利之習俗女子尚在髫齡便已遣嫁故其國中婦女但行年三十卽已憔悴然亦間有遲至二十以外始結婚者則體質較健能歷經生理上之磨鍊雖歲月頻催固不致遽逞衰老之象也同一族類而其軀體强弱之判乃若此結婚遲早關係顧

不重哉

人民之受高等教育者多則社會之傾嚮必漸趨於遲婚蓋在求學時期經濟上事實上悉有所限制殊無暇更縈情於琴瑟之好也前任耶魯大學憲法主講現官康奈鐵格州長西門鮑特溫氏嘗曰『吾國學子之飫受教育者其結婚之年必將在三十以後蓋至二十二歲或二十三歲始畢業於大學更以三四年爲專業上之研習乃出而問世夫然後娶妻則結婚之期以視常人自較遲滯矣』雖然莘莘學子亦多有學業未竟而於就學之年已先有室者則其處境必甚艱窘前者『學生之妻聯合會』當開會時某演說家宣言謂學生之家族者每年費用舍學費外約需美金三百元蓋賃屋兩椽略事陳設月費美金十元至十二元飲膳之資日須美金四十分而其兒童食用之所需不與焉此其說於經濟方面固至節儉然他人有行之者輒左支右絀莫能免於困難也

人種學家主張遲婚之理由其最信而有徵者謂早婚者之子女體力必至脆弱不能勝外界之磨練若夫結婚在二十齡以外者則異是試察其後人恆健全而少疾病也且不獨體力上之強弱相去遠絕即以智力論早婚者亦恆相形見絀蓋年未及壯而

已得子則雖儼然爲人父母然涉世綦淺初未必有高尚之智識良好之經驗於是其子若女所秉賦之遺傳性亦即於低下矣智力之漸見低下僅歷一二世猶不甚著必自高曾以至於子孫傳世愈久弊乃愈顯故早婚者其後嗣必日趨於愚闇可以預決也

早婚之遺患若此是以人種學家之論調至謂芸芸衆生有於一世紀內傳至四世者其子孫必無優秀之士不寧惟是古今偉大之人物試稽其譜系且罕有於一世紀內歷傳三世者也準此例以推闡之則人之生子平均年齡即在三十三四間亦尙患其過早矣夫以百年之久而子孫相繼猶不及三世者求之吾國人民中亦僅得其半耳乃謂舉全國奇材異能之士必盡出於是其說頗似無稽然試就陳事一考察之則又適見其不謬美國名人之入景賢祠者合之得二十五人此二十五人內之勳望最隆才德最著者當時其父母之年都已逾四十齡此固徵諸其家乘而瞭然可見者也若父之年在二十四歲以下母之年在二十二歲以下而已誕生者二十五人中殆未之有也

芝茄哥之譜系學家萊特菲爾特氏於世界各人之家世綜覈至詳據其所紀載者則

弗蘭克林之生也。父年已五十有一。試更考其先世。則其曾祖實既居六十五歲。始生其祖。祖又居五十七歲。乃生其父。是弗蘭克氏一系。一世紀中相傳。且不及兩世也。奧寶彭生時。父年五十有七。歐文生時。父年五十有二。法勒喀脫生時。父年四十六。皮卻氏生時。父年三十八。梅思氏生時。父年四十。華盛頓生時。父年三十八。考司氏生時。父年五十三。密爾登氏與孔子生時。父年四十五。俾士麥生時。父年四十四。世界大發明家愛狄孫生時。父年四十三。莎士比亞之祖若父。皆至四十歲。始有子。是生子固貴遲而不貴早也。且如上述諸名賢。當其誕育時。爲之母者。亦多在中年云。

萊特菲爾氏嘗署券美金二百元。致美國傳種學會。謂彼所持偉大人物百年內相傳不過三世之論。有能別舉成例。以駁之者。當以是爲酬。此一懸賞。迄今無應者。蓋一般人士。雖羣相研究。爭欲獲斯重金。然終不得一說。以力拔萊特菲爾之舊幟也。

結婚之遲早。與人類之壽夭。尤有切要之關係。蓋生子愈遲者。其子之壽。必愈永。此亦確乎不易者也。昔之學者。嘗就新英吉利一地。取其曩時之居民千百有五人而考察其壽命之修短。則凡生時父年二十五歲以下者。其人之壽。不過六十二歲。生時父年三十乃至四十者。其壽可六十五歲。生時父年逾四十乃至四十四者。壽可六十六歲。

生時父年自四十四至四十九者。壽可六十八歲。若其父之年已逾五十而始誕生者。則其壽可至七十以上。此殆爲千百有五人其平均比較之數。其他類乎此之紀錄。尤不勝枚舉。生理學家恆執是以爲研究壽夭問題之一大要點。蓋遺傳性中自有卻病之強力。人生至三十五歲以上。則卻病之力愈壯。故其生子也。體健而必壽。反是而務求生育之早。則孱子羸孫。長此相繼。隱患彌大也。

早婚之害。及於種族者。其事尤大可畏。試觀印度人種墮落之狀。於今爲甚。以視一〇〇一年以前。未爲回教徒征服時。其退化殆不可以道里計矣。蓋自一〇〇〇年後。早婚之俗。乃始日盛。茲者積重難返。英政府卽明知其爲害。亦未有術以遏制之也。行者偶入其境。但見婦女之在十二三齡者。已各有其尩弱瘦瘠之子女。提攜捧負。相屬於道。種族之日卽於衰落。此其一大原因也。印度之現狀若此。至於高加索人種。近亦漸蹈早婚之弊。設自今以始。竟以一世紀內歷傳六世爲其恆例者。吾知不越二百年。其知識之愚闇。生活力之薄弱。亦將下儕於印度矣。且微特智力體力。日形孱陋已也。卽就經濟論。亦必使後之人漸趨貧瘠。不獲有發揚蹈厲之觀。何則。社會人士。果競尚早婚。極而言之。將令童子無知莫能自立者。亦胥有妻子之累。於是財用日窘。生計日絀。相

率而陷於貧困無聊之境欲求其光大吾種族也不亦難哉

中國暹羅菲律賓諸邦俱尚早婚故其種族因以不競其在美國舍加利福尼亞州掘食之土人外白色人種之習於早婚者亦多有之今欲陳述早婚之害為白種進其忠告則不獨印度之覆轍可為烱戒彼『曰喀』『訥瑪』『伊西密邇』諸民族尤足資殷鑒也以上諸族其結婚之早生齒之繁為世罕覯然而種族之淩夷幾不堪問矣『曰喀』一族中亦間有遲婚者則其後人猶能卓然自異於流俗庸中佼佼非無故也

美國早婚之俗雖未嘗風行全國已略見於各州有四州者其法定之女子結婚年齡為十三歲又有三州男子至十五歲已許其娶婚髫齡稚齒遽相匹耦遂往往得不良之結果躋法庭而求離婚者蓋踵相接焉即年事稍長於此在十八歲與二十歲之間者亦恆不能式好無尤結褵不三載即中道棄捐少年之夫婦輒以此為人詬病而老成者則罕有斯弊也蓋少之時志氣未定其擇耦也亦不知審慎往往性質不相侔意見不相洽而亦貿然作合於是反目之占終不能免矣

哥倫比亞大學生理部教授羅賽爾氏之持議以為男子至少須在二十五歲以上始能結婚惟其論女子結婚年齡較之一般生理學家似稍覺其早謂二十歲而嫁年亦

不過稺也

著者於此敢爲吾靑年之士一進其忠告曰諸君而欲求後嗣之日昌熾者其結婚之年齡生育之時期寧遲毋早惟其遲也則諸君之智力體力亦愈强固而其遺傳性之及於子孫者爲益大矣彼考爾泰尼恩氏之說謂遲婚則足以增人類之罪過且令世多怨曠者實無稽之語耳一言蔽之遲婚之利可以强種族可以誕賢豪實無所謂弊也故吾儕苟爲人種之進步計則今日普通靑年之結婚時期自病其過早不得不取生理學家之說以矯正之令改絃易轍以遲爲貴也

天然呼吸法

劉善尹 自日本來稿

注意　讀者諸君若能將本篇全讀一過固作者所希望如有不能則請擇其有連圈之處讀之再不然則請單讀天然姿勢之要則施諸實行庶不致空費作者一片苦心不勝厚幸　作者識

中國今日之社會腐敗極矣應當改良之事不一而足舉凡政學軍警實業各界無論任舉一事莫不爲當務之急何以計不出此而以一無關重要之天然呼吸法向諸君喋喋爲乎蓋予凡事喜從根本上解決西語有曰欲改良事業須先由汝桌上入手吾得進其辭曰欲改良社會須先由汝身心上入手或曰身心修養學校自有修身一科何勞子作此天然呼吸法且呼吸僅關肺部何與於身心曰是不然夫呼吸雖爲肺臟之作用若身體之姿勢不正則不能作正式之呼吸是呼吸與身體有直接之關係不寧惟是呼吸不正則身體無完全之健康姿勢不正不惟呼吸受其影響而且有失威儀已雖不覺他人視之甚不美觀加以舉動不能敏捷作事多難如意身心上受無形之痛苦甚者或成肺病害及一生查日本死於肺病者每五分時僅一人吾國則每二分時死三人是吾國死於肺病者較日本多七倍有奇吾國人數雖多若不設法挽救

長此以往前途眞有不可忍言者。故不得已而有此篇之作。且也。呼吸一正。不惟肺病可免。(理由詳後。)姿勢亦因之改良。精神活潑。委靡之氣消除。向上之心日以增長。是呼吸與身心有間接之關係。若謂學校自有修身。不必作此。不知學校之修身。皆偏於理論。實際上之根本問題。反多忽畧。古人禮儀三百。威儀三千。可見古人之重威儀。後世日趨於文。實體上之事。遂多不講。吾嘗見修身教員之垂頭聳肩曲腰僂背者。有之矣。以是而言。修身。無論其人之道德如何高尚。亦不免造成一班衰朽老大之國民。蓋教員爲學生之師表。教員如此。而欲學生不然者。未之有也。或又曰。姿勢糾正。乃在體操之範圍。與修身無與。曰。姿勢雖在體操之範圍。若中國之體操教員。人人皆知注意姿勢。余又何必多費唇舌。猶憶數月前。見某報。載有某校。體操教員。姿勢欠妥。曾爲視學員所指責。且命其以後。宜大加注意。即余前在內地時。亦曾親見有某某體操教員。係曲腰。或僂背者。即此次遠東運動會之選手。亦不免有姿勢不正之人。余並非故意與修身及體育家爲難。不過說明余不能不作此篇之理由耳。幸勿誤會焉。可也。綜上所言。然則呼吸之於身心。其關係豈淺鮮哉。難者又曰。呼吸與身心之關係。雖然如此。惟坊間所售呼吸法。汗牛充棟。又何必多此一舉。曰。坊間呼吸法雖多、其有名者不過數種。如『岡田式靜坐法』中之正呼吸法。『二木式腹式呼吸法』及『藤田式息心調和法』而以岡田式爲最善。惟岡田式之正呼吸法。原爲靜坐而設。故練習時非有軟厚蒲團不可。二木式腹式呼吸亦然。匪惟不便練習。且初學者難於領會。若藤田式息心調和法。不過將二木氏之說略爲變通。雖無論行止坐臥。皆可練習。然初學者頗難得其要領。且不免稍有謬誤之處。今將三氏之所長。與夫吾國原有最良之呼吸練習法。合爲一冶。更參以平日練習之心得。造成一簡便易行之天然呼吸法。夫呼吸法何爲而名天然乎。蓋人初生之時。其呼吸無一而非不正者。其後因受外界種種之影響。始漸變壞。今之所謂改正呼吸。不過復其初生時之狀態耳。故曰天然呼吸法。非天然呼吸之人。以中國爲最多。日本次之。西洋最少。蓋中國人之姿勢不正者最多也。故今欲改正其呼吸。不可不先復其天然之姿勢。

天然姿勢之要則

(一)挺直腰骨。臀部向後突出。(姿勢中之最要者爲腰。腰一不挺。則全體失其正鵠。又因腰骨本稍彎曲。臀部不突出。則腰不能挺。)

(二)兩肩宜平。

(三)胸部宜開

以上三端爲姿勢中最要之點無論行止坐臥皆宜保此狀態(行止坐臥之法宜少加講求)但初改時稍覺困難略不注意姿勢又崩若堅持至二三星期之久卽可無庸十分注意矣習慣成自然幸勿畏難而苟安也此外尚有數事亦不可不注意者

(一)頭頸宜直

(二)坐時不宜蹺足兩腿宜開但開度亦不可過大(蓋蹺足不惟有關姿勢且害呼吸)

(三)不宜轉睛務宜直視(蓋轉睛有害行血)

(四)俯身或蹬下之時兩足宜開

(五)臥時務宜側身不宜仰臥(論語寢不尸)四肢直伸惟下方之手宜與身體成直角但以上半夜側右下半夜側左爲宜(因使胃中食物容易入腸)

(六)舉動務宜不二

姿勢之要項既如上述若有不明其所以然者則可就其反對之方面思之自能知其有必要也茲將關於呼吸之兩要事說明於左

（一）重心安定　重心者何。重力之中心也。重心在上。則物體易於顛覆。重心在下。則物體安定。如童子玩品中之不倒翁（卽上輕下重之公仔以手倒之能自起立者）。其所以不倒之理由。則因其重心在下之故。又如人步行時。有穩重與輕浮之別。蓋彼穩重者之重心在下。輕浮者之重心在上故也。重心安定云者。卽將重心下沉（方法詳後）使身體得以穩定之謂。健全之人。其重心常在下腹。卽臍下小腹部。古人所謂丹田者是也。

（二）心窩降下　此所謂岡田式獨特之要點。然二木式腹式呼吸。亦非不明此理。不過未用心窩之名詞。說法稍有不同耳。高田氏（習岡田式靜坐法者）竟謂之爲正相反對。則未免太過也。所謂心窩者。乃指臍上腹部而言。實則非眞正之心窩也。降下云者。脫去其力。而使凹落之謂也。

心窩降下一事。初學者最難得其要領。余初學時亦甚苦之。余未練習之前。全非天然呼吸（非天然呼吸之人。吸氣時上腹稍落。吸氣時上腹稍起）。姿勢亦大不正。猶憶在桂時。有同學王君叔璧。常以背僂警告於余。當警告時。未嘗不欲振作。少頃卽又如故。雖半由無恆。然不得其法。亦未始非一因也。余之練呼吸法。實由民國五年三月十日起始。至於練習之原因。則由友人宋君慧民自北京以『因是子靜坐法』一册寄贈。始知己之呼吸。非天然呼吸。於是注意研究。但初習時胸部反覺隔塞。練習二三星期之後。仍然無甚進步。遂購『岡田式靜坐法』讀之。此書對於心窩降下言之甚詳。與『因是子靜坐法』大同小異。其特異之點。則因是子謂呼息與吸息等長。岡田氏則謂吸息較短。余則以岡田氏之說為宜。可以嬰孩之呼吸驗之。當彼呱呱墮地之時。其呱呱之聲較換氣之時間為長。可見吸息較短。卽吾人既改正呼吸之後亦然。不過不如嬰孩顯明耳。至於坐法。則因是子係盤足。卽坐禪法。岡田氏係屈膝跪坐。足掌相疊。此外尚有二三處略有不同。習之稍有領會。然心窩降下。仍不能自然。直至四月五日靜坐時始覺愉快。計呼吸得法約費一月。嗣因靜坐費時。非吾輩所當研究。遂止之。靜坐之效雖未得。然姿勢與呼吸借此改正。其後行止坐臥。逐漸改良。不惟呼吸舒暢。舉動便捷。卽讀書作字。散步唱歌。莫不異常愉快。(非過來人不能喻此中滋味)此實不能不感謝吾友宋君也。

嗣又有同學唐君漢屛。教余以站莊之法。唐君曾習拳術。站莊極有姿勢。余未習靜坐之前。亦曾略知站莊之法。惟當時未知天然呼吸及呼吸與姿勢之關係。故不知站莊之效用何在以爲站莊不過爲練習脚力而設及唐君教余後始悟站莊與呼吸有絕大之關係蓋站莊時不惟姿勢端正而且重心自然安定於丹田心窩亦多少降下因思改正呼吸從此入手加以說明必能事半功倍惜乎吾國前此之人祗能知其然而不知其所以然有此善法至今未能普及誠恨事也吾國不獨此事爲然其他類是者不知凡幾但願吾國熱心志士恆留意吾國固有之長發揚而光大之是則鄙人所厚望者也

站莊之法吾國人雖多習之然不知者亦復不少用特說明於後

站莊法

（一）先作立正姿勢（此時上體各部宜合於上述天然姿勢之要則脚跟並攏脚尖離開約成四十五度之角腿彎宜直兩手下垂手指合併附着於腿左手掌向前而稍右右手掌向前而稍左）次將脚跟提起同時開兩脚跟使兩足成平行着地後（是爲第一動）再將脚尖提起同時開兩脚尖著地時使兩足與立正時之足跡成平行（卽八字行是爲第二動）如是反復行之計自立正時起脚跟與脚尖共行四動最後兩足離開成八字形就普通之人而言脚尖之距離約兩尺脚跟之距離約

一尺五寸。但足之長短各有不同。不能概以此例。總以適度爲宜。

(二)合其兩掌。指尖向鼻。臀部極力向後突出。同時曲其上腿。如就坐然。以曲至與地面成平行爲度。(此時上腿與足掌宜成直線。)但下腿與地面成直角。(實際上不能成眞正之直角。下做此。)同時兩手徐徐向前直至不能再前爲止。膀與肩平。此時切記不宜聳肩。同時上體徐徐向後。務使上體與地面成直角。頭頸宜直。視線宜成水平。(如欲站久。則以合眼爲宜。)此時之形狀謂之站莊。(站莊之種類甚多。茲乃擇其最普通者而言。)

初站時頗難耐久。但目的並非練習站莊。不過借悟呼吸之法耳。不久亦無妨也。惟上所言站莊之姿勢。務宜練習正確。否則仍難得其要領。今旣知站莊之法。則可練習呼吸。

練習呼吸時之注意

(一)呼。吸。時皆宜閉口。

(二)呼。吸。時皆宜用鼻。

(三)呼。吸。時。不可止息。

呼氣法　呼氣時胸部自然收縮心窩亦多少降下此乃出於自然不必着意惟此時宜乘心窩降下之勢徐徐入力於丹田其結果則下腹堅實（腹扁之人堅度較低稍難領會）心窩較前更降（此乃指練習時而言若平時呼吸不過稍微降下不必勉强）此時肺臟中之濁氣呼出殆盡（免肺病之理卽在於此蓋濁氣既盡則吸氣時新空氣無微不入空氣中之酸素殺菌之力最强以其在肺臟中能起酸化作用發生强熱故也不正呼吸則不然肺臟中之濁氣不能完全呼出而以肺尖爲最甚積久則肺尖腐爛微菌遂得此以爲安樂窩故肺病多由『肺尖加答兒』起始然則有肺病者固不可不急圖改良卽無肺病之人亦不得不先事預防也）其理蓋由橫隔膜將胃腸壓下使胸部得完全收縮故也（飯後試之最易明白雖飯後不宜運動然稍試片刻當亦無礙）

吸氣法　吸氣時胸部自然膨脹此時心窩稍覺上升（此乃與呼氣時比較而言並非復舊之謂）丹田亦因之起輕微之收縮此乃自然如此不必着意但丹田之力仍不可拔此時空氣滿腔肺臟得圓滿發達其理由則因橫隔膜較不正呼吸時之位置降低（較呼氣時之位置則稍高故丹田起輕微之收縮）胸腔增大故也重

心安定之理。亦卽在是。蓋上虛下實之故。稍加思索。不難學得也。

以上所述。係就站莊時而言。如以站莊爲辛苦。則可任意站立。兩足稍開。脚彎伸直。身體稍向前俯。臀部向後突出。胸腹部使略成一弓背之狀。雙肩坐實。兩手可撫摩丹田或心窩。視其堅實或降下與否。如此練習。較易得法。（上述之呼氣法及吸氣法。仍然適用）此不過爲初學者易於領會而設。實則無論行止坐臥。何時何地。苟能保其天然之姿勢。皆可練習。惟丹田之力。自早起以至就寢。終日不可拔耳。茲將岡田式呼吸時之心得譯出。以補不足。

呼息時之心得

（一）呼息宜細靜而長。

（二）長度頗難一定。務求努力以長之。

（三）呼息務宜徐緩。以出氣時殆無知覺者爲上乘。

（四）呼息時宜將全身之力。凝集於臍下約一寸五分之處。（卽丹田）

（五）入力於下腹。故下腹自然膨脹。但目的非在膨脹下腹。乃在充力於臍下。使重心安定。

(六)呼氣時臍下之力次第加强而呼氣與腹力雙方進行務以行至不能再進爲限

(七)吐息時惟集力於丹田胸肩心窩及手等皆不可用力(此當係指姿勢既正之後而言若姿勢未正時不能概以此例)

吸息時之心得

(一)吸息宜短

(二)但不宜粗暴有聲(初學站莊時或不免稍有此病)

(三)吸息時胸部膨脹此時下腹少作收縮

(四)下腹之收縮純出自然不可稍加人力蓋胸部膨脹下腹自然收縮並非膨脹其胸同時以人力凹其下腹之謂

(五)吸息時切不可用力於心窩

(六)吸息時不宜故意張胸

(七)張胸決不能令肺發達故意張胸者之肺扁降心窩而呼吸者其肺圓

本作因限於篇幅不過揭其大要非敢云備也高明幸不吝垂教焉

余作天然呼吸法既終猶欲稍有所言余作此篇之目的固在使姿勢與呼吸不正之

同胞。咸得改正。並得享吾所曾享之快樂。然篇首所以有請諸君畢讀天然姿勢之要則者。實因吾國姿勢不正之人。十居七八。其所以致此之由。洵非一朝一夕之故。夫國民者。國家之代表也。故在滿清時代。有老大帝國之徽稱。方今民國初成。百度更始。國民衰朽之氣。尤宜掃除一空。庶乎名副其實。免爲外人所恥笑。作者有厚望焉。

霍亂病中西治療之大要

馬孟元

原因　本病之病原菌爲虎列剌菌。爲一千八百八十年古弗氏所發現由患者排洩之糞便。於顯微鏡下檢查而知之其狀兩端鈍圓。一端有鞭毛一條。運動活潑得以阿尼林色素染色每於夏暮秋初傳染之力最甚因此時之氣候。與菌之發育最宜。而此病原菌侵入之徑路。卽由飲料食物衣服臥具等。爲其媒介而流布於一般社會也。

症候　其狀。頗。兇。險。病勢。劇。者。八。九。小。時。已。足。斃。命。初。僅。畏。寒。腹。痛。繼。乃。上。吐。下。瀉。其吐。瀉。之。物。呈。膽。汁。色。及。米。泔。汁。狀。口。渴。心。煩。四。肢。疼。痛。抽。筋。小。腿。部。尤。甚。全。身。倦。怠。呼。吸。迫。促。皮。膚。厥。冷。兼。失。彈。力。尿。量。減。少。顏。面。蒼。白。眼。球。凹。陷。手。指。部。陷。落。更。甚。精神。爲。無。慾。狀。態。脈。搏。頻。數。而。細。弱。體。溫。低。下。或。亢。進。聲。音。嘶。嗄。終。至。虛。脫。而。死。

轉歸　能過二三日。多能治癒。小兒及老人。恆多危險。

預防法　當本病流行之際。宜各自小心。注意衞生。飲料。食物。須煮。沸。而後。用之。蠅爲本病。傳。染之。媒介物尤宜。謹。愼。驅馳。凡尋常所用食品。宜用罩罩好俾得與蠅隔絕。患者之吐瀉物。須用石炭酸及石灰乳等消毒之。以防傳染。

治療法 (二)藥劑療法。

附方 阿片 〇、三 樟腦 〇、三 乳糖 〇、三

右分三包。每一時一包服用。

又方 阿片丁幾 一〇、〇 蕃木鼈丁幾 一〇、〇 蕃椒丁幾 一〇、〇 樟腦 一、〇 薄荷油 二、〇 酒精 二〇、〇

右混和。用二十滴至三十滴。滴入溫水中。和以白糖每間數時服用一次。

元按本病症狀。乃傳染病中之最劇烈者。其致死時間。往往在半週時至一二週時以內。疫毒流行之際。沿村闔戶。朝不保夕。甚於洪水猛獸。中國普通煎劑。其濡滯和緩不適急用。固無論已。即社會通行之急痧藥品。如諸葛行軍散、飛龍奪命丹、人馬平安散、紅靈丹等。雖重用龍腦麝香及金石鎮墜芳香開竅之品。藥味較爲猛烈。而有效有不效者。何也。曰、救病如救火。選藥如選將。西醫用藥。多用精質。故能藥到病除。中醫則精粗雜合。緩急不適其宜。往往無濟於事。即於本病當吐瀉交作。揮霍撩亂之時。恆見用奪命丹行軍散之類。令病者灌服。乃不一時而前服之藥。因嘔吐如潮之湧。藥氣傾囊而出。其能見功者幾何。不如西醫之用。前列方藥。大有鎮吐鎮痛

興奮精神強壯血行之功實爲救急之靈丹衛生之至寶讀者勿輕視之如在鄉僻之區以上各藥未能齊備僅用樟腦一味已可奏效又按以上二方治病起倉猝體溫沉降顏面蒼白者宜之至若壯盛之體病變至二三日後因一種反動作用身體反發熱體溫反昇騰甚至顏面潮紅脈象洪大者或初起時雖有腹痛吐利已見身熱頭痛脈洪氣粗之情形是宜用解熱劑非此方所宜用者審之

又方　甘汞　〇、五　白糖　二、〇

右分三包每二時服一包

元按霍亂一症既由病毒細菌入於腸胃之中往往混合凝痰宿食施其腐敗作用故宜用甘汞以掃除之惟壯盛者不妨多用虛弱者酌量用之可也

又按此症上吐下瀉俗謂之濕霍亂又有所謂乾霍亂者乃欲吐不吐欲瀉不瀉胸腹攪痛四肢厥冷顏面蒼白等症夏秋之間往往有之當以何法施治曰用以上各方治之亦多獲奇效

又方　古垤乙涅　〇、二　稀酒精　一〇、〇　單舍　三〇、〇　水　一二〇、〇右每二時服一食匙。爲鎮吐之用。

（二）興奮劑之皮下注入法。

附方　樟腦　二、○　依的兒　一○、○

右注半筒或一筒於皮下。

又方　鹽莫　○、二　餾水　一○、○

右注射四分之一。乃至半筒於皮下。（治劇甚之嘔吐）

又方　麝香丁幾　五、○

右注射十分之一至半筒於皮下。

元按以上三方。與藥劑療法之首二方。功效相同。惟一則口服。一則皮下注入。是其相差耳。

（三）食鹽水之靜脈內注入法。

附方　食鹽　六、○　炭酸加僧謨　三、○　餾水　一五○、○

右注入腹部皮下。或兩臂之靜脈內。用於吐瀉不止。將陷虛脫難收藥劑之效者。

（四）灌腸法。

附方　單寧酸　一、〇　阿片丁　一、〇　溫湯　一〇〇〇、〇

右爲灌腸料。

（五）腹部溫罨法。

附方　食鹽　半升至一升　或用麩皮香附子等均可。

右炒至極熱用布包之罨於腹上冷則易之。

（六）芥子泥塗布法。

附方　用芥子和適宜之水。成爲泥狀。塗布腓腸部（卽小腿部）治筋肉之痙攣。

附中醫方論　元按霍亂一症。偏考中國方書絕少正確之論又無必效之方無怪患此症者。旁皇無措旦發夕斃踵接於道。益以水旱凶荒天災人事之變此病之流行更甚。而患此症者。醫生皆裹足。戚友鮮通問。坐令困頓哀號。横遭夭折。豈非古方之不傳。而中國數千年來生民之一大厄運耶。而一般普通社會。又未講消毒之法。預防之方。忍令病毒流傳。漫無紀極。良可慨也。間嘗搜討古今方論。取其對於本病較有發明者。略述一二。以備參考。

內經曰。太陽所至。爲中滿霍亂吐下。又曰。土鬱之發。民病嘔吐霍亂注下。金匱曰。病有霍亂者何。曰嘔吐而利。名曰霍亂。又曰。病發熱頭痛身疼惡寒吐利者。此屬何病。答曰。此名霍亂。自吐下又利止復更發熱也。(苟有發熱頭痛已是傷寒變症非眞正虎列刺菌之霍亂矣) 巢氏病原曰。霍亂者。由人溫涼不調。陰陽清濁二氣有相干亂之時。其亂在於腸胃之間者。因遇飲食而變發。則心腹絞痛。其有先心痛者則先吐。先腹痛者則先利。心腹並痛者。則吐利俱發。挾風而實者。身發熱頭痛體疼而復吐利。虛者但吐利心腹刺痛而已。亦有飲酒食肉腥膾生冷過度。因居處不節。或露臥濕地。或當風取冷。而風冷之氣。歸於三焦。傳於脾胃。脾胃得冷則不磨。不磨則水穀不消化。亦令清濁二氣相干。脾胃虛弱。則便吐利。水穀不消。則心腹脹滿。皆成霍亂。又曰。霍亂脈大可治。微細不可治。霍亂吐下。脈微遲。氣息劣。口不欲言者不可治。又曰。乾霍亂者。是冷氣搏於腸胃。致飲食不消。但腹滿煩亂。攪痛短氣。其腸胃先挾實。故不吐利。名爲乾霍亂。又曰。霍亂而轉筋者。由冷氣入於筋故也。

元按綜核以上各家。其論本病症狀。稍與西人不同。西人之論霍亂也。謂一種之虎列刺菌。入於腸胃之中。其病上吐下瀉。其吐。瀉。之物。呈膽汁色。及米泔汁狀。則與夏月普通之瀉痢其色澤自是不同又言皮膚厥冷顏面蒼白則與平常之暑熱症候皮膚溫煖顏面潮紅者又是不同又言脈搏頻數而微弱體溫低下則與其他之溫病熱病身體發熱脈長洪而大者又是不同又全身倦怠呼吸迫促精神爲無慾狀態則與其他之瀉痢症精神如常者又是不同又言四肢疼痛而抽筋小腿部尤甚眼球凹陷手指部陷落尤甚聲音嘶嗄等則與尋常吐瀉無此種症狀者又是不同而中醫一見上吐下瀉胸腹絞痛者悉皆謂之爲霍亂於是霍亂之範圍尤廣而眞正之虎列菌霍亂轉無一至當不易之治法業醫者遇此不過寫幾味通用藥品爲搪塞之具豈非辨症不明而貽誤蒼生者大乎茲於古今方案中摘錄主治輔治各方分列於後俾讀者一醒眉目云。

（甲）主治猛烈劑

廣濟高良薑湯外臺　治霍亂吐利轉筋入腹。

高良薑　桂心各一錢至二錢　水煎服。

茱萸湯外台　治霍亂轉筋不止。

吳茱萸一錢半　甘草一錢　乾薑一錢　蓼子一錢　髮灰一錢　桂心一錢

水煎服。

三味飲子外臺　治霍亂吐利。

高良薑　豆蔻　桂心各一二錢　水煎服。

漿水散醫療藥方規矩　治虛人霍亂吐利冷汗不止脈伏或脫者。

附子　乾薑　良薑　甘草各一錢　桔梗　半夏各二錢　水煎服。

萸瓜湯家寶　治霍亂上吐下利。

吳茱萸　木瓜　食鹽各一錢至二錢

右三味同炒焦水煎服。

通脈四逆湯金匱

附子　乾薑各一錢　甘草一錢半　水煎溫服。

元按以上各方皆爲本病主治之方讀者勿以性味之猛烈而訾議之更勿以普通之吐瀉病而妄用之其庶幾矣

（乙）輔治和緩劑

加減六和湯

香薷二錢　砂仁一錢　製半夏二錢　甘草五分　赤苓三錢　炒扁豆二錢
藿香二錢　製厚樸　木瓜各一錢　水煎服。

藿香正氣散　治暑月貪涼飲冷發爲霍亂。
藿香　砂仁　厚樸　茯苓　紫蘇　陳皮各一錢　白朮　半夏　桔梗
白芷各八分　甘草五分。
加薑三片水煎服。

四味香薷飲　治頭痛發熱煩心口渴或嘔吐泄瀉發爲霍亂或兩足轉筋。
香薷　扁豆　厚樸各一錢五分　甘草五分　水煎服。
元按以上各方。爲平常腹痛吐瀉症通用之方欲以之治眞正虎列剌菌霍亂。則病重藥輕。必無濟於事。然當病勢已減用爲善後和解之劑。亦無不可。

（丙）救急丸散劑。

蟾酥丸
茅朮　雄黃各一兩　辰砂五錢　麝香一錢　丁香　牙皂各三錢　蟾酥五錢
右用火酒化蟾酥。打丸如鳳仙子大辰砂爲衣每服七粒重者日數服。

人馬平安散

麝香 冰片各二錢 硃砂五錢 雄黃 硼砂 火硝各一兩 金箔一百張 或加牛黃

右七味爲末水服一二三分。或嗅少許鼻內。

蘇合香丸

蘇合香油(五錢入安息香內) 安息香(一兩另爲末用無灰酒半斤熬膏)

丁香 青木香 白檀香 沉香 蓽撥 香附子 訶子煨取肉 烏犀 硃砂水飛各一兩 薰陸香 片腦各五錢 麝香七錢半

右爲細末入安息香煉蜜和爲丸。如芡實大。每用二三丸。溫湯化下。

元按以上三方。皆取芳香貴重之品。亦爲治霍亂病之主方。有去邪闢穢開關通竅。一切澈上澈下之功。後世急痧藥品。罔不皆本乎此。是亦救急之靈丹也。

病痢二週記

萬鈞 叔豪

諺曰。病從口入。信然。余食飲素慎。故病時恒少。今秋七月。因食饅首而致病痢。呻吟牀蓐二週。幸醫治合法。不日告痊。特錄日記中之要者於左。以爲衞生家告。

七月初五日。昨晚與內兄劇談至乙夜。故睡興頗酣。醒後微覺頭目暈眩。精神不舒。疑係夜眠過遲之故。臨成都西樓蘇帖一頁。進稀粥碗半。饅首兩個。（按余每晨必以饅頭與稀粥同食。所以防未午而飢也。孰謂竟由此而病哉）卽趨辦公室內。迨午時。四肢倦怠。懶於動作。勉進午餐少許。無何腹中隆隆然。便一次。甚暢。三時四時餘又一次。量不如前次之多。亦不及前次之暢。私計今日之便何逾越常軌如此。其將痢乎。然旬日來未赴宴會。未進雜食。未受寒暑。痢何自來。八時半抵寓。又便一次。與內兄清談片刻。遂寢。至晚十二時餘。因便急而醒。腹中甚覺不適。連便三四次。量愈少而愈不暢。

七月初六日。晨起頭輕腳重。四肢無力。然以爲斯痢也。不過寒暑之爲災。或食之過多，耳。稍進藥石。病卽愈矣。不懼。亦不以告家人。恐無醫學志識之人。見之。或大驚小怪耳。八時餘。復入辦公室。此時腹中隱隱覺痛。體溫亦較平時爲高。便亦愈頻。午後三時。以不能強支而歸。歸後遂服甘汞〇、四。和乳糖〇、五。用開水過服。停一時。再服蓖麻油二五、〇。入夜裏急後重較好。量亦稍多。惟腹痛仍未少減。是晚八時業師丁仲祜先生來。授以收斂藥三包。此藥用次硝蒼六、〇單那爾並六、〇阿片末〇、二所研和而成。每三時服一包。腹部裹以熱水毛巾。痛少止。痢自服收斂藥得少止。普通痢病服此三劑後可霍然矣。夜眠甚安。惟易於驚醒。精神似較平時爲過敏。

七月初七日。醒後困憊殊甚。洩便似較昨午爲數。據傭者言。粘液中已混有少許血液。腹部雖裹棉被。熇熱水壺。仍覺疼痛。以寒暑表測體溫。熱度達三十九度以上。此時心頗惴惴。懼赤痢先生之見襲也。午後內兄偕某中醫來。長爪傴背。煙容滿面。齒牙黝黑。覆余脈。略問數語。即曰係受寒涼所致。服藥即愈。無妨也。並戒服蓖麻油。謂蓖麻油性涼。不如此。必將所受之涼氣。迫入體中。無可救藥也。余詰以便中血自何來。何以不能用瀉劑。彼亦含糊答應。此等庸醫。自以爲活人功高。恐赤痢之蟲。方在腹中匿笑不止也。內兄信之甚深。故亦不能強違。晚間服木香檳榔丸及煎藥一碗。苦不可言。然病勢亦未少減也。行溫水灌腸法。瀉出稀薄物少許。便洩之時間稍長。今日約瀉三十餘次。

七月初八日病狀與昨日無變化。熱度較前日爲高。以手觸左腸骨窩之疼痛處。覺有硬固之索條物。腹部陷沒。不如前之便便矣。便中混血液甚多。糞色亦變爲赤色。入晚仲祜夫子又來。贈以厄米汀錠二顆及瀉藥止瀉藥數種。家人皆憂形於色。仍服某中醫之藥。如石沈大海。影響全無。而醫者尙自詡其術之高。方之靈也。惜余不食三日餘。精神不振。不然必有一番辯論。爲余作此記之好資料也。

七月初九日。因連日臥病。不能履行規定之課程。中心甚覺不舒。乃翻閱畏廬老人之筆記。以遣愁懷。至會意處。輒引吭高歌。頓忘其爲呻吟牀蓐之病夫。攬鏡自照。面色蒼白。而枯瘦。精彩全消。知疾病害人之深。未病時。不可不先事預防也。八時。傭者始醒。睡眼惺忪。爲余料理一切。余以爲知識愈下。等所享之福愈大。彼等蠢如鹿豕。飢則食。倦則睡。不知人世有嶮巇事。不知病者有困苦事。御之稍嚴。夜眠稍遲。則口中喃喃作彌陀聲。進厄米汀錠二顆。此藥含有吐根治赤痢甚效。惟須於清早空腹時。用冷開水送下。俾藥至腸內方解。不致害胃也。余不知何故。丸至胃中卽融解。致胸中困苦萬狀。欲吐不吐。似嘈非嘈。至午間便數雖不見減退。亦不見增多。午後再進甘汞蓖麻油之瀉藥。瀉出者惟帶血之粘液而已。量亦甚少。連瀉二三次皆如此。四時進止瀉藥一包。七時十時又一包。夜間瀉數較昨日爲少矣。

七月初十日得家中來書。知父親大人在錫。亦攖小極。焦灼萬分。幸余病稍痊。不然必且病上加急矣。下午又得一翰。蓋家人已知余病痢而來問詢者。余急草書覆之。字體歪斜。手顫心旌。搖蕩不已。年甫弱冠。血氣方剛。小病數日。即已如此。貧病及老病者。皆可憐也。今日未服藥。行灌腸三次。便數較昨爲少。而腹亦較舒。內兄見余病體支離。勸進稀粥。蓋吾國有痢疾吃不死之諺也。余笑謝之。嗚呼。於此痢疾吃不死之一語。不知每年斷送幾許人命也。嘗憶數年前。仲師有內嫂某氏。亦病赤痢。徧請中醫。治之皆罔效。後經仲師調治。病且愈矣。以狃於痢疾吃不死之一語。違戒食稀粥一碗。竟以戕生。蓋患痢者。腸粘膜必腫脹發炎。故食物流經其處。即發疼痛。若腫脹發炎潰瘍。則該處之血管破裂而流出血液。此卽所謂赤痢也。故赤痢愈後。每因出血過多。全身羸弱。易爲結核病所侵襲。或因瘢痕收縮而致腸管狹窄。某氏不知此義。致功虧一簣。惜哉。

七月十一日。昨日夜間因痢數較少。故睡興亦酣。一夢醒來。已是日上三竿。內兄跱立門外。殷殷問余夜眠安否、雖家人父子。無以過是。甚可感也、身上熱度、已復常態。腹痛與便數亦大減。中心欣慰。以爲日內可占勿藥矣。孰知蘊積於腹中者。餘毒尙未清也。不能坐。坐則身顫。不能看書。看書則頭暈眼花。肉體上之疾病雖略減。而精神上之煩悶。覺更甚。今日便十餘次。行灌腸二回。飢餓一日。聞傭者言。便數雖少。血量仍不亞於前也。

七月十二日。前昨兩日。堅持不藥主義。實行灌腸。飢餓療法。雖經內兄諄諄勸導。亦不能稍奪余志。醫者來。必辨駁至目瞪口呆。非剛愎自用也。實惡夫爲醫者。祇能信口開河。無眞學識。爲自衛計。非此不可也。午後腹痛又漸緊。粘液中之血絲。忽變而爲血點。其色或鮮紅。或紫褐。家人羣相驚訝。余知前日之餘毒未盡。赤痢先生方結團體。合羣力。謀報復也。處之泰然。亦不甚懼。行單甯酸灌腸二回。皆無効。遣傭者至丁師處取藥。以時過遲。未得而回。今晚準備不眠。家人亦坐與守夜。以服侍此便器矣。嘻。

七月十三日。六時。傭者已自丁師處持藥來。傭者謂丁師已盥沐進早餐、與人談經世務矣。上海爲通商大埠。繁華甲全國。無上下。無貧富。皆酣歌恒舞。以麻雀撲克消磨長夜。及頹然就臥。已雞鳴報曉。吾師善養生術。夜十時眠。早五時餘卽起。今年四十餘。精神矍鑠。猶如三十許人。服甘汞〇、五。逾一點鐘。又服蓖麻油三〇、〇。少頃瀉已稍暢。至正午服收歛藥一包。三時又一包。六時又一包。痢止而腹脹殊甚。精神益形衰憊。晚間十二時後。大約收歛藥之藥性已過。故痢仍頻下不已。病枕中偷讀怨海靈光一冊。書爲林琴南先生手編。簡練老當。叙事直逼司遷。吾所見小說此爲美矣。內兄見吾枕旁有書。大駭。急持去。不知吾已誦讀一過矣。

七月十三日。表兄陳君來。見狀大驚。蓋余已十餘日未進食飲。骨瘦柴立。神情蕭衰。無復往日雄糾活潑之氣。故望而却步也。陳兄年五十餘。於醫術不啻三折肱。辛亥之秋。僑寓滬瀆。親友中有病者。受陳兄治。無不效如桴鼓也。覆余脈深。咎家人不早告。詳詢所苦。曰病尚可治。服一劑。必大効。已而果然。

七月十四日。陳兄用何藥。吾未詳究。蓋中心終有歧視之心。今日稍愈。家人堅請覆診。余力却之。余深信吾腸中已淸痢菌。無能肆毒。雖不服藥。亦可無事。陳兄之効。或係天然湊合耳。不足據以爲功也。今日腹中甚舒暢。精神亦健。時進糖薑少許。微覺飢餓。除稍飲牛奶外。尚不敢多進食餌。今日約痢七八次。較前最多之時。已減去十之八九矣。

七月十五日。痢數與昨日相差無幾。惟腹中漉漉然。頗思進食。余因有鑑前車。終不敢。上午進牛奶二杯。稀粥湯二杯。陳兄來。謝其醫治之勞。內兄見余狀。欣喜不可言狀。急代余草書禀堂上二老。余自得粥湯後。精神更健。家人時以故事來相演講。病枕中頗不寂寞。晚得伯英大哥來翰。因在家得余病耗。特來問候者。並道近日診務發達之狀。余作書慰之。親友中亦多來書問候。余以新病初愈。不敢過事勞神。統由內子代覆。今日凡痢七次。

七月十六日。不服中藥。亦不服西藥。以覘病勢。一面行灌腸法。以清腸中積污。病亦逐漸輕減。擬再停二三日。稍進稀粥矣。

萬叔豪曰。嗚呼。吾中國人民。素尚迷信。未病。不知防。已病。不知救。故自夏秋以來。樗車相望。新邱纍纍。其人實皆枉死者也。亦即滬諺所謂屈死也。向使吾不習醫。不知中西優劣。及其痢也。必寄生命於庸醫之手。聽其寒涼之邪說。不行飢餓療法。灌腸療法。不爲枉死之續者。幸矣。鑒藐躬。傷同胞。輒不禁唏噓。歎惜而重有感焉。

叔豪閒話

一家骨肉團聚無飢寒凍餒之憂老少安康無疾病呻吟之苦又居太平之地無水火刀兵之災福亦可謂至矣而不知足之人尚奢欲無厭晝夜勤勞持籌握算雖有盈箱之帛常憂單寒有充室之金常慮窮餓甚有富埒銅山粟比太倉尚不能饜其欲嗚呼爲此一點欲心造出無量罪惡及至無常一到田園金寶徒供兒女爭奪啓兄弟鬩牆之漸且豪富之家幾見累代相傳者唐僧無本有詩曰多置莊田廣修宅四鄰買盡又嫌窄雕牆峻宇無歇時幾日能爲宅中客問舍求田猶未已堂上哭聲人已死哭人盡是分錢人口哭原來心裏喜中懷奢望好貨無厭者可以鑒矣昔人有言與其厚於積貨不如厚於積德洵至言也

永遠治不好的了甚至於想著了這件事心中憂愁煩悶夜夜不得安眠起了悲觀之念以至於自殺的心裏頭一不高興自然飲食減退營養漸漸不良因爲這個緣故所以家族中人和醫生不肯把實情告訴病人便是病人自已知道這個病是討人厭的卻也隱瞞了不肯和人家說因爲這個人家在豫防消毒上便怠慢起來這又不是我們傳染的一個好機會嗎我還有一段故事可以告訴諸菌先生聽曾記得去年我們侵入一個美人的玉體中這美人年在二十左右眞個有閉月羞花之貌沉魚落雁之容我們占據在他的肺尖之上可憐桃花顏色漸漸兒的褪白了人也漸漸兒的消瘦了慢慢兒的咳嗽咯痰發熱盜汗各種普通結核病所現的症象一一發現了後來幸虧請到一個名醫說他是肺病極力的醫治卻居然有恢復之望我等正在憂慮恐怕要被他撲滅了可是天不絕我之路卻又有了救星你道是什麼原來這位美人在我們未侵入以前早已定了婚約依著那醫生的說話要教他們遲一年結婚無如壻家不允而且這位姑娘病體大愈愛情甚熾那裏還聽那醫生的話待到那新婚以後的交情眞個如漆如膠頃刻間不能分離呼吸迫促慾火上升在這個當兒我們又受了他的戟刺不免又要活動了所以不出數日我們又開闢了殖民地從肺尖上蔓延到

全肺來他的病便一天一天重了可憐那少年夫婦結婚還未滿一載新夫人就得了個不治之症豈不可慘但是我們爲自己種族起見便也顧不得這許多一任他朝紅顏而夜白骨與我都不相干這是天賦我權我怎能自已放棄呢我所怕的便是像德國的老醫生古弗先生他既把我們的本體照了出來又終日在那裏研究著要製成一種驅逐我們撲滅我們的特效藥喚做什麼資佩爾苦林自從他發明了這個特效藥出來了可不把我們起了一個大大的恐慌聽說這資佩爾苦林是一種漿質便是他那價値也可觀咧一小瓶的漿要値幾百塊錢我們想從此以後我們這個菌族只可以在貧賤人的身上謀繁殖之方那一班富貴人的身上是無望的了可知天也不絕吾輩的種族這個資佩爾苦林卻不大有效驗你道是什麼卻有幾個原因一來呢他這一種漿要驅逐我們撲滅我們實在也未能完善二來呢有了好的藥也要好的醫生去運用他無奈那種醫生不善運用倒說他的藥不靈可知道同行嫉妒各業皆然因爲他那藥不靈大家都說他欺騙我們卻暗暗好笑不說自己不會運用倒會攻許別人但是我們卻願意想把個古弗老醫生氣個半死也省得他常常出什麼歪主意誰知這古弗老醫生涵養功夫格外的好他也不分辯也不動怒又研究出什麼新

賚佩爾苦林又有什麼無蛋白質的賚佩爾苦林製造法咳如此弄下去可不是在我輩生存的前途終究有個危險的刼數嗎

第四章

那結核先生說到那裏又休息了一休息便接下去說道我們這個菌族在人類的身體中那一個地方不能去得宛如現在世界交通沒有一處地方不能去遊歷一番我今且說我們所到的地方除了肺部以外還有瘰癧和痔瘻的兩種病根子可也在我等勢力範圍內最有密接的關係我且略說一說那個瘰癧症通常喚他做腺病大概都在頸下部項部頸部裏頭此外就在腋下部鼠蹊部腫脹起來爲什麼我們卻和他密接起來呢起初呢我們各人幹各人的前程和他們是不相干的但是我有一個譬喻譬如一個人出了門到處遊歷每日裏風餐露宿戴月披星可也算風塵勞碌長途辛苦了卻忽然有一個所在十分歡迎你招待得非常之優厚喫的是甘味美食住的是精舍華屋你一個到處排斥的人到了這個所在自然要多住幾天或者此間樂不思蜀常住在那裏也論不定我們結核菌族也宛如遊歷的人到處受人家排斥遊歷到了有腺病質的人類身體上去便是遇到了十分殷勤招待的人了因爲這腺病質

的人實在是我們一個最好的培養所他既歡迎我招待我我豈有不受人擡舉之理不過我講到這裏人家就要問怎麽喚做腺病質的人呢我今天在這個會裏索性講個明白從來腺病性的體質往往有關係著遺傳性的倘然他父母是有瘰癧症或是結核性的或者曾經和梅毒先生盤桓過的都容易生有腺病質的子女據人家說也不但是兩親有這等病的容易生腺病質之子就是那同血族結婚或者老年擧子也很容易起本症的并且也不是全屬於遺傳你要是不注意於衞生也足以起這個病所以儘有他兩親十分健全而兒童生了這種腺病的這都是喫的東西營養不足住居的地方又是黑暗又是濕氣不能常在空氣中運動年輕的時候自然和痧子先生唎百日咳先生唎互相親近只是諸位要曉得這兩位先生和他密切的時候極少大概總在滿兩歲的嬰兒直到春情發動爲止過了這時候以後雖然這兩位先生也未必說是絕踪可是很少的了今天痧子先生和百日咳先生也在會場這是我不能誑說的因此到了十七八歲以後要算我們占領的時代了單純的瘰癧本來不和我們相干的到那時格外親近就通起譜來了我們菌族就便老而實之闖進淋巴腺之內有時皮膚的擦傷也就乘隙而進一溜煙跑進淋巴管之中這時他們怎麽不歡迎我

供給我我那時得了這個好地方宛如外國人到了中國租界自然舒心適意把子孫繁殖起來不消多時把血淋巴腺變成乾酪的樣子又能化膿化水這時我們雖然開拓了殖民地卻和我們的本部肺中是不曾分離的那時常相通電這一邊也漸漸的侵略起來皮膚啊腦膜啊腹膜啊骨節啊種種方面我們到一處地方他們都開城相迎這可不是我們的勝利嗎要是沒有腺病質的强壯人物就怕沒有這樣便利了只是這裏頭可也有我們半途裏遭失敗的雖然他已經患了這單純的瘰癧能竭力醫治十分注意衛生又早早的受醫學名家的手術把他所腫之腺除去了我們便不能安身就是我們占領了也是枉然宛如到了一個地方驅逐出境也只好抱頭鼠竄的溜之云乎了這瘰癧和我們的關係如此我再講那痔瘻這痔的毛病倒有多數的名目不過總在肛門的周圍起了炎症及至化膿以後那個痔管還留在那裏可算得十分討厭但是這個病大半是我們菌族所侵襲據那醫生講起來也有什麽內痔外痔之分這是瞧他的痔管所在而別便定了這名兒卻和我們是無若關係的但是諸位要知道我們怎麽的到那肛門地方去的呢大概我們的菌體從肺裏喀出咽入腸中從腸裏直通到肛門去的所以有肺結核病的人他的痰最要當心他若是不吐出來

咽入腸胃之中除了起那腸結核以外還要盤旋於肛門左右成了這個惡痔這是從裏面發出來的還有外面受了這汚穢不潔便溺場所的傳染也是有的總之在肺上是我們的本部其餘都是我們的分部有人說別的地方都可去得怎麼到這個汚穢不潔的去處做甚可知道從我們眼光中瞧起來不論是好地方壞地方都是一律你只瞧人類中供奉神堂在那通都大市廟貌赫奕的那位尊神到了荒林僻巷橋頭街尾設一個折足爛腿的泥像的也是那位尊神我們也是如此雖在汚穢之區那個肛門寺卻不可不建築咧還有一種人說的話更覺可笑他說那痔割不得割了更自容易成肺病這話眞是糊塗極了可知他未割以前不是沒有肺病我們早已潛伏在他肺中靜待時機但等時機一到立刻發動倘然施過手術以後營養佳良身體壯實我們自然動也不敢一動兒要是手術不良營養不好早晚間上下襲擊他一個身子如何當得起自然要陷落了還有那種造假方賣假藥的大藥房登著極大的廣告說什麼立刻斷根立時止痛吹著大法螺騙那鄉下人教人丟了錢還一絲一毫沒有效驗前年還來了一位肛門病的專門家說是他的治那痔瘡也不割也不什麼只要注射一回就可以全治了你想有這等便當的事嗎這是分明給我們開拓地方發展勢

力罷了除了這瘰癧和痔瘻之外我們侵襲到人類身體中的範圍還廣大得很只是今天時間很短不要爲了我一個耽擱了大衆可以到將來開會的時候再說罷這結核先生說完了大家都拍手喝采在結核先生演說之中卻又來了幾位會員原來一位是破傷風先生一位是丹毒先生大家都說今天聽了結核先生這一席話可也增進知識不少那時主席窒扶斯先生起立道剛纔結核先生演說的一番足開我們茅塞想諸菌也和不才表同意的現在兄弟也想登壇把自己的歷史演說一番不知道有願意先說的嗎這時一致同聲的道願先聽窒扶斯先生的演說願先聽窒扶斯先生的演說

第五章

那時窒扶斯先生登上演說壇說道諸菌先生要講起我們的祖先來卻是在上古之世先有了我們了亞細亞歐羅巴以及全世界我們都也到過也曾經過幾次我們飛揚跋扈的時代卻也教人類披靡只是在西歷一千八百八十年的當兒卻被一位喚做埃倍脫先生瞧出我們的眞體來從此我們便要格外當心諸位可知道我們的菌體最怕被人瞧出本體是怎麼樣子我們的本體一向無人知道自從這位先生發現

了漸漸兒有人知道現在我們的形體諸菌先生也都瞧見了比了結核先生菌略大卻也是個長形的桿菌宛同細毛一般常常十餘個菌體在一塊兒活潑運動卻是一件要講那抵抗力卻是我們強得多雖然也怕著日光乾燥但是比了別種菌族不是我誇口卻能長時間中生活對於他們那種消毒劑也比較的有力抵抗那千倍的昇汞水或者二十倍的石炭酸水內也至少要有三十分鐘我們還不十分被他剿滅咧至於寒度熱度我們更是不怕熱到六十度還有一點鐘可以生存冷到結冰之中我們也可以活幾個月請問諸菌先生有我這個本領嗎要講我們的祖先在後漢時代也曾經大出過風頭在建安年間人類中大受吾們的災殃十成之中的人說是死了有五六成那時有一位張仲榮先生算是個名醫他便做了一部書喚作傷寒論諸位可知道我們在當初的時候也沒有題這個窒扶斯的新名兒大家只知道我們名喚傷寒不要說中國了就是日本惟新以前誰也知道什麼窒扶斯大家不是都靠著這一部傷寒論嗎我們的侵襲人類却有一條大道這大道是什麼所在便是人類的口俗語說的口爲禍之門可見不但是金人三緘其口要守寡言之戒就是關於口腹之事也要十分注意非常警戒但是我們却少不了這一條堂堂大路因爲我們的目的

和結核先生不同結核先生他常常飛揚在空氣之中只要人一呼吸著他他便進據肺中始終也不肯出來我們却不靠這個全要從口中通到胃裏再從胃中入於小腸我們那時便繁殖起來大概我們在人類身體之中出入都走的直徑從口中進去一直從糞便中出來不是我們自誇這也可算得一個三代直道之民了我們在病者的腸中有兩條出路一條大出路是糞便一條小出路是尿所以被我們侵襲的病者傍的都不打緊就是不與人隔離也未必便能傳染就是這便器要格外小心也不能說他病已好了熱勢已退了漸漸到了病體恢復期後了可知道經了幾個禮拜以後我們還好好的在那糞便之中只要有機會我們便可另換一個人在他腸子裏作怪起來這些話卻是不便給人類知道好在今天的會議人類沒有列席我們諸菌中卻也沒有什麼忌諱呢因爲這個緣故所以我們常黏附在病人的襯衣上被褥上手巾上對於洗濯這東西的人我們就有可乘之隙對於使用這東西的人也是我們的一個好機會爲什麼呢你們試想這衣服被褥手巾之類常常要用手去觸著他一觸著他我們就附在他手指上在他自己那裏知道停刻兒他的手指又和他的口親近起來了有時剔剔牙齒啊咬咬指甲啊我們趁此機會便向他咽喉裏一溜煙跑進去了再

不然用手拈著食物送進口中我們也就附在食物上一同進去可見得方法正多咧還有一件我們就借著水力我們菌族本來能在水中游泳我們大家便躲在水中人類的肉眼怎能瞧得出我們在水中只要他們用著時便是我們的機會最可笑者那牛奶棚裏作弊把我們攙入牛奶之中人家喝了下去我就大得其意在他腹中便耀武揚威來了只把個人類哼哼唧唧病倒在牀也不知是甚麼緣故還有夏天的荷蘭水你既製造這種水還教人夏天解暑又要賣好價錢也須道地些兒第一這水的清潔是最要緊他卻不管好歹裝起一個瓶子開出來只要硼的一響就算數了可知把我們都裝進瓶子中去人家咯嘟一喝又把我們都喝進肚子去你想這樣大暑天我們在人類的肚子裏登得住嗎早熱得慌悶得慌立刻就要發作了這牛乳和荷蘭水便是我們最有力的介紹人的然而我們在水中還盼望人家來洗滌食器他自以爲洗滌了一回是潔淨了可知全相反對你不洗倒也罷了一洗時我們肯放鬆他過去嗎要趁這個機會可是莫妙於蘇州等處你們大家只瞧瞧那蘇州城河裏一面在那裏倒便桶洗尿布一面就在那裏淘米淨菜有這等便捷傳染的地方我們不去也是自己發呆所以人家都說我們菌類猖獗可知都是人類自己釀成的天與不取我們

料嗣是旬月之間。連續而臨沿海各郡邑者七八次。皆傷人毀屋。甚至死者數十。各報皆攝照壞屋傷所。詳記被灾男女。英國之報。一二日即輾轉從荷蘭達德。德人見之。到處開祝賀大會。而飛艇員弁。勇氣百倍。臨覵愈不已。英政府知之。遂禁止登載詳情。照相更取締不准發表。由是僅知德飛艇又至某邑某鎮。倘堅稱一無毀傷者。大約即毀傷亦微幾。如其無所言。或言略有損傷。則必損失頗巨。蓋以吾親見倫敦兩次之情形。即可推知之也。第一次次早之報章。言德飛艇昨夜來倫敦、毀傷極微。余適有事入城。至城心銀行街相近。忽行人皆向夾街續續而去。若有活劇可看者。余亦隨行。轉過兩短巷。此間皆他城邑及本京各廠店派出之樣貨所。即上海天津路甯波路等之出莊處是也。巨石崇厦。密接而烏黑。每一大門。皆密釘銅牌。各有數十出莊辦事室在內。而樣貨亦充積。製白木箱及釘鉛皮之工作所、亦雜列於半窗出地之地窖中。至一巷。忽沿途數層玻璃窗。有毀而零落無序者。有已將白木板釘密者。有方事釘板者。巷尾則觀者層塞。不易前進。强進焉。則通路已將板栅隔斷。巡警三五守焉。非有記認者不得越板栅之門。余就板孔以一目內窺。乃知二三巨石之大厦。已全被毀坍。敗石頹瓦之間。餘煙猶縷縷而騰。急轉身由別巷轉至毀屋之後。則近邊大街小巷。萬千玻窗。無一不破。而複街店窗皆尋丈厚大玻璃。毀壞尤可惜。相近壞屋。間有炸彈餘片。毀門石至成尺許巨孔者。有頹屋之一角者。再過一街。有建築古雅之名醫院。受別一近處炸彈之影響。門屋毀去一片。幸病室無恙。然窗亦全裂。醫院之旁。即三百年前之行刑燒人場。今爲最大肉市。去垂彈處里許矣。尚有震破窗子。撼動煙突之事。譬之上海。一彈垂於盆湯弄相近之寧波路。而東至河南路。西至浙江路。北至北京路。皆受影響。是役或云傷人二十許。或云損失約數百萬。則記載無可憑。不能考知矣。

客問第二次之損失。愈大否。

答曰。損失之大小。其內容不能深知。而外狀則愈可聳聽。隔夜余於探海燈光中。略見一長條黑影。中夜記憶其情狀。屢次眠醒。急欲知其究竟。明早偏因天明時倦極沈睡。起已十一時許。略食早餐。急欲乘街車出觀。然不知究在何許。姑往城中留英學會探聽焉。第一次毀損。譬諸上海。而爲盆湯弄相近之寧波路。則學會在四馬路胡家宅。至則無一人在彼。仍赴街車下車處。欲候車而歸。忽見近處救火會之消防所。有一狀似貴婦人者。立而作探問狀。而消防隊員則謹對正殷。時時以手指其街右。余即趨街右以覘其異。遂見千百行人中。三三兩兩。頗探頭引頸。左右審顧。余遂行去數十丈。乃見兩旁店家樓之上下。皆破窗雜沓。情景大類前日銀行街左近之所見。始知昨夜長條黑影所爲之結果。卽在此處。又行二三百步。一臨街之辨士銀行前。圍觀者如堵。乃見辨士銀行空其中。樓屋三層。墻壁未圮。如煙通然。中間則已全行炸毀矣。此銀行其地點如在正豐街。雖近處數十百丈之間。毀窗壞壁之事。與前日銀行街左近相似。而損傷則不如其甚。惟辨士銀行對面一酒店。其店面亦毀去大半。然一夜半日之內。已收拾一整。在內室照常賣酒。於是又轉至如棋盤街者。則大觀來矣。街口亦已以板柵隔斷。然尚有一門放行。惟不許停留。余入柵門通行。見專利注册所旁一巨石大厦。毀其前門之半。而至可奇異。至今無人解答者。則有三十丈之木磚路。如上海南京路者。全行浮出街面。並無一磚跳躍鬆動。亂雜於外。如地底有人以巨鎚仰擊。然後得此整然浮離街面之結果。此處蓋有名之法學院在焉。越此街而至如四馬路者。則倫敦第二殷繁之街。報館等在其東。劇院等在其西。此街口又有毀窗之迹。且有一大劇院。因坍毀一角。夜演報告停止。余亦倦而坐車回寓。至寓。乃有友人來告曰。汝旣過林肯法學院。曾入院見其情狀否。昨夜以考試閱卷之故。聚十許法學有名博士於炸毀之室。幸而其迄事。先炸彈下垂十分鐘。諸博士皆散去。僅死一院僕。若早十分鐘。則法學界之損失。將不貲矣。後余亦未特別再往探視。至今未知法學院內之損失如何。且聞是夜東倫敦與唐人街相近處。並全毀半里之一街。然其後余雖去唐人街十餘次。皆懶未往觀全毀之街。不知確否。又有泰興張君。在東北郊外一校。則云是夜彼等在校見德飛艇甚清楚。

客問德國飛往倫敦之飛艇。較之近日美國史天遜女士在上海所演者何如。

答曰。史女士所演者飛機。飛機與飛艇。雖同爲天空飛行之新產物。其品類實大不相同。近來上海報界亦已詳哉言之。飛艇者氣毬之變相。飛艇者與張傘從高墻下跳。同一原理。其在天空。飛艇在陸。譬之於電氣街車。飛機則同於脚踏自轉車。飛機止三五千元一架。飛艇則數百萬元一具。史女士謂得彼所乘五千元之飛機五架。可抵百萬磅飛艇一具。極言飛機能善用之。亦費省而功用甚大。又以海軍戰具譬之。飛艇乃戰鬬艦。而飛機則潛水艇矣。飛艇非有國家之大力。莫能製備。經濟困窮如中國。雖數十萬之巡洋艦。尚躊躇莫能添造。何況數百萬之飛艇。至於飛機。自晚清迄袁世凱時代。北京南苑早有飛機隊。馮如譚根諸君。亦已屢欲建設飛校於廣東。護國軍起後。袁氏亦曾派遣飛機。達於成都。外人在上海北京。亦於數年間。曾先後演賣其技。近日史女士之重來演試。不過如日本天勝娘之演其幻術而已。某報云。此等飛行物。再過數年。將視爲空中代步之具。今日空巷而觀。不免過於驚怪。其口口亦是以飛機技術。比作幻人耍把戲。游行賣錢者。此風以美國爲最盛。吾粵僑美之少年。亦多有湊合資本。選同人中手脚畧便捷者學之。謂可去南美等處賣技得利。故我國在美之史女士。不惟有已歸之馮譚。其尙在國外。而能迴翔天空者。又頗有其人。在歐則前年於英國之蒲明罕。國人曾設飛校。特主事者不合法。故以應得飛行之才甚多者。皆廢半途。惟在倫敦外人之校中。習成數人而已。在法亦有習飛之人甚多。上海求新廠主朱君子堯之子。且曾用飛機助法軍擊燬德國飛機。載於去年上海各報。

客問飛機習之易乎。

答曰。其人能乘坐摩託脚踏自轉車者。卽無有不能乘飛機。換言之。卽摩託汽車之車夫。皆可造就爲飛機高手。此雖不免爲粗率之譬況。然亦聊以甚言其易。使客能自壯往。飛機與摩託汽車。爲價畧等。上海北京之闊闊家。能備汽車者極多。而設汽車行以備租賃者。亦日增月盆。胡爲而新世界繡雲天勸業場接踵而起。而猶未有大滑頭集資三四十萬。在吳淞設一飛行場。挾紅男綠女而翔空。此其阻力。資本與人才皆無問題。則阻於野心家之防止革命。名之曰軍用品。至今恐輸入與製造。皆干禁令。眞可忍俊不禁者矣。此後更無人敢做皇帝。亦卽更無人再圖革命。不知此種滑稽之軍用品。能卽消除禁令乎。飛機得翱天空者才十年。故學習之料尚未輕減。倫敦飛校略授搆造原理。及摩託駛行修理術。習二十四點鐘。分配於半年而成。納費七百元。西洋七百元。其人心目中之價値。略如吾人視一二百元。將來吾國飛校納費二百元。亦足以善校力。因地場等皆廉也。

客問飛機之原理。同於張傘由高墻之下躍。請畧詳其說。

答曰。由高墻下躍。張傘以減危險。無非藉傘幅之阻於空氣。使下墜之速度略減。墜地時之抵力輕微。則不復震跌。惜此傘幅之阻於空氣者甚暫。設或其傘有絕巨之幅度。阻勢愈大。則下墜愈遲。必有一時。可見躍下之人。懸於空中。又或持此巨傘者。能在空中將傘幅舞動。則其理由一如吾人在平地將傘舞動。合其角度。亦能乘勢上躍。懸空百分一秒之幾。如此則舞動之巨傘。留於空中者。又可稍久。又惜吾人之體重。與其所出之力。能舞動之傘之幅度。皆有比例。故欲以人力飛行。雖屢有人製作機關。使傘幅增寬。動力增大。皆因力量舞動之有限。終歸失敗。迨入二十世紀。而「摩託」製法愈完。

始奏厥功。譬如前日史天遜女士所乘之飛機。其摩託馬力六十。每馬力可抵人力十六。則以九百六十人之力量舞動一九百六十人所能舞動之巨傘。（飛機形式非傘。今隨便談話。聊傘之耳）乘者之重量與摩託之重量。又通共止抵三四人之體重。以三四人之重量。比例於九百六十人之巨傘。若一巨大洋傘。繫一黃柑於其柄。傘又受大力舞動。自然不虞吊重而墜落。而且隨舞力而高颺矣。惟五六年以前。吾人習見摩託汽車忽停止於中途。竟不能動。至雇馬車拖之而行。故初期飛機之摩託。亦有此缺點。停止稍久。失其舞動之力。體量雖輕。亦即下墜甚速。所以當時飛艇常常發生危險。今則摩託已大改良。故摩託汽車中途停止之事。亦已少見。而飛機之摩託。更多其分管。特別搆造。既無停止之虞。自然全無危險。

客問前日史女士。曾與護軍使盧某同升。不識一飛機之上。能乘坐若干人。

答曰。尋常皆止兩人。故飛行校之學生。初習時不過其師挈之而同升。坐於其後。無所事事。迨飛升數次。即令學生司機。教師後坐而指導之。洎將畢業。始聽獨升數次。上下皆動合規度。便給證劵。學習之時。但乘雙翼機。飛機機件之不易駕駛。即兩手既司行止之機。而兩足又司上下轉動之機。目光又片刻不能隨意舒休。必前後四旁。不息之注意。乘之天空溫度甚下。風力極猛。御特別之服裝。舉動牽板。故非素來矯捷之人。初期不免困難。所謂飛行校者。其實亦卽乘事賣技。倫敦兩處飛行校。年來幾於日日下午。皆觀客極多。星期六日更盛。故收入甚豐。觀者亦非仍有欣賞新奇之意。不過與出臨行獵擊球。作爲同一郊外之游觀而已。故出華銀二十元隨坐機師之後。飛升片刻。下窺川原之異觀者。男男女女老老少少。亦實繁有徒。擁擠之日。往往以三五飛機應客。而候乘者。立圍場內升機處之一角如堵牆。有不及乘坐而更候明日者。特別應客之車。已有可坐至十人者。安徽劉君亦一我國在倫敦習飛行者也。吾訪彼於飛校兩次。與觀飛行之盛。彼言曾有乘坐十人之飛機。由倫敦飛往白麗登。白麗登者。英國南海邊第一名勝。卽黎世昌薛福成皆曾爲之作記者。去倫敦約華里二百。乘機之客。每人納乘資華銀五十元。此十人之飛機何狀。余卻未之見。

客問摩託之力量如是其大乎。

答曰。能動之物。除日星地球等之大物外。動物能動。風能動。水能動。火能動。電雖半藉他動之力而能動。但化合之電。其物質之衝動。非目力所及。兒姑可權認電亦能動之一物。牛馬引車。人力操舟。風揚帆。水轉磨。火旋走馬之燈。在十八世紀之上半。全世界使用動力。不出於以上之數者。迨十八世紀下半。英國華特氏改良蒸汽機。實地應用。動力之量增大。遂換一新世界。彼蓋連結水火。以火煎水。使化爲風所變相之一物曰汽。我們作不根之劇談。不必有學究理窟氣。不妨認結果爲原因。爲動力界增多一大動品。曰汽能動。汽動之利害。輪船鐵路堅甲大砲。皆爲汽之產物。使我中國既成弱國。又爲貧國者。亦隱隱汽爲之主謀。此意不必解說。客自會意。故中國動矜百姓之多。爲數四百兆。不知以英國三島論。血肉之百姓。確止六十兆。然數十匹馬力至於論千數萬馬力之汽百姓。何止六千兆。此六千兆之汽百姓。日所食者。惟烏煤與機油二事。不似我四百兆血肉百姓。欲食白飯肥肉之奢費。彼食烏煤機油。卻做出種種衣食之品。供我等使用。罄我等之囊橐。我等食白飯肥肉者。反多無所事事。故我四百兆百姓。能生利者。恐不够六十兆。彼六十兆百姓。得汽百姓之助。可生六千兆人之利。彼富我貧。彼强我弱。已明白了當。何必再從別一論點上推想。而此汽世界之汽百姓。畢竟執掌貧富强弱之大權。吾人若不能製造汽百姓。恐圖强祈富。萬般皆空。雖然。至於十九紀之結尾。卽以一柄大傘。欲其舞動飛行。而論六十匹之馬力。若請汽先生擔當。彼其龐然大體。一鍋一爐。卽至少數千斤。爲之備糧於天空。每時所食烏煤。卽代以火油。又加數百斤。不但不能飛行。恐飛機翼上幾根鋼條。將如傘骨遭巨石之壓折矣。於是有人遂請油將軍生汽。電大王生火。以火燒汽。變而爲煙。（特游戲名之耳。）實乃一種發脹之熱力。）此煙百姓止需油電以爲糧食。糧既無幾。而體積遂輕便。具六十四馬力之機之重量。汽機當萬斤者。摩託止需百餘斤。於是飛艇飛機潛水艇自行脚踏車自行馬車及其他種種。其能力遂表顯於空水陸三界。而氣燄含蓋於一切。是又可戲爲動力界再增一大動品。曰煙能動。且可名十九世紀曰汽世界。名二十世紀曰煙世界。烏乎哀哉。惜我國不重摩託煙。而重鴉片煙。於十九世紀早成一煙世界。

客問摩託之使用盛行於何時。

客曰。余方舉十八紀以來各種器物之歷史。別爲述作。今談話之際。姑勿乾燥無味。博引故實。記余在西歷一九零三年夏間。將赴歐洲之時。上海已有摩託汽車三四輛。爲最富厚之西商所有。僅數日一遇於道路。上海人稱之曰電氣車。余抵倫敦。亦不多見汽車之迹。且余止在倫敦住三日。卽去蘇格蘭之都會藹丁堡。藹丁堡亦三十萬居民之大城。城心太子街。一面爲崇樓傑閣之大商店。一面爲公園。詩人史穀德之紀念塔。聳峙於花畦層布之園首。古蘇王有名之舊堡。臨小山之顚。而傍於疎樹之園外。故愈顯此城之淸麗。其時藹丁堡之汽車。亦寥寥無幾。且斷無沿途兜攬之汽車。僅能特別向汽車行訂雇。如上海之今日。然決無今日上海汽車行之多。（西洋無人力車。故沿途兜攬乘客。馬車時代則馬車。汽車時代則汽車。非如上海至今馬車既已式微。仍除車站邊。火車將到之時外。亦少有街頭攬客之馬車）是年之冬。太子街忽有蕩空人。買得人家坐敝之汽車兩輛。於約有黃浦灘至泥城橋之距離間。往來開行。每人納一辨士。滿四人卽開車。其情形與其時上海三洋涇橋至金利源碼頭間。亦有蕩空馬夫。以破馬車攬載四人。各納制錢二十。開行一次。惟妙惟肖。上海坐破馬車者。固皆爲鄉里破舊漢。而藹丁堡當時坐敝汽車者。亦皆爲村漢傭婦等。一流人物。迨一九零五年至倫敦。倫敦街上之汽車。已數倍於今日之上海。且有乘載二十八人之摩託街車數十輛。零六年之春去巴黎。巴黎之汽車。止如上海之今日。迨零八年離開巴黎。巴黎城已有攬客之汽車五千輛。及重至敦倫。倫敦則有二萬輛。摩託街車且增至一二千。去年離倫敦之時。摩託街車幾達萬輛。而途中攬客之汽車。號數有書八萬幾千幾百者。馬車輕易不一遇。一如十年來之上海。忽有一二萬橡皮黃包車。其鐵皮人力車。非至郊外窮街。不易尋覓。在上海者。幾嘆不知世界上有幾許樹膠。可供黃包車輪子之消耗。而今日入西洋都市者。亦嘆世界不知有多少汽油。且又不知有多少橡膠、供如許汽車之消耗。殊不知樹藝開採發達。世界百物。供人之利用者。尚如九牛一毛。工作製造發達。一三千匹馬力工廠所出之物品。已足供數十城之取給而有餘。樹藝開採工作製造不發達。則患寡。太發達且患多。患多而欲外輸。外輸無隙地。遂開歐戰矣。以摩託汽車一項。就余到歐洲後之歷史觀之。則二十世紀初開幕。猶爲其搖籃時代。不及十年。即達成長時代、在此成長時代中。除汽車外。復應用於百端。而飛艇飛機。亦歸此寵物所恩護。一九零五年余初在倫敦聞巴黎飛機上天。六年親見巴黎天空之飛動。故英有文豪頌讚維多利亞女王。百福皆備。無所缺憾。惟不曾見得飛機上天。眞美中之不足、而我等則眼福勝於該女王多矣。敢謝摩託。

客問子所謂摩託街車。與上海之電氣鐵道街車相等者乎。抑爲上海福建路之電氣街車相等乎。

答曰、皆不同。就街車之歷史而言。當追溯西洋之乘合馬車。余見英人一記載。開口深誚中國無乘合馬車。余初以爲乘合馬車之有無。何足算做有關係之大問題。既而思之。深悟作始之簡。而將畢之鉅。實有可以躊躇慨嘆者。我國公共旅行之物。在水則有劉芬挹字華廷。又字顯侯。年二十八歲。湖北夏口縣人。曾由湖北普通中學堂畢業。爲人急公好義。尤嗜醫學。無論中西學說。研究之頗有所得。起義後經教育司委任籌辦本縣各學校。發起漢口紅十字分會。現舉橋口保安會正會長。

皮膚病新藥萬能油出現廣告

本醫院現發明萬能油新藥甲乙丙三種。甲種稍有刺戟性。止痒之效最强。乙種毫無刺戟性。收歛之效最强。丙種則由甲乙兩種混合而成。性質緩和。兼有止痒收歛之特長。甲乙兩種專備醫家採用。(並無裝飾)自行配合(可照說明書成績報告書行之)以治病人。其價値甲種每兩大洋三角五分。乙種每兩大洋二角。甲種每磅大洋二元。乙種每磅大洋一元五角。(郵費在外) 非醫家購買。並不出售。至於丙種則裝飾華麗。仿單商標均極詳明。每小瓶大洋三角。此外又有萬能油硬膏出售。每塊大洋二角。本藥藥油藥膏治效卓絕。決非虛語。將來必能暢銷。可以預卜。外埠各藥房有願代售者。均按七折。如交現欵則每打六折。十打五折。此啟

總發行所天津東門南盧氏醫院

中國經驗良方

吾國方書。以驗方新編爲大觀。搜羅宏富。幾於無病不備。惜乎但驚繁博。未克精要。致病者每一展卷。輒興嘆望洋。靡所抉擇。或以病試方。轉滋危險。是皆過多之弊也。杭縣葉蘧伯先生肆力中西醫學十餘年。懸壺滬上。口碑載道。近出其家藏秘方及得於師友所傳授而確有實效者。彙成一編。名曰中國經驗良方。稍涉疑義。未經試驗之方。概從屏削。閱者苟能按方施治。則回春可劵。免受庸醫藥石亂投之苦矣。每部定價大洋二角

頓死論

無錫丁福保譯吾國人不知病理。不識解剖。又無科學思想。見人有猝然而死者。如其家適有營墓築室或築井等。則必曰其動土處誤犯三煞七煞。其家亦深怨葬師日者之誤事。否則必曰猝死者或逢惡鬼。或遭陰譴。或前世有寃債。鬼神特來索命。種種迷信之說。不能殫述。醫亦莫明其致死之理。往往附和其說。是書將所以猝死之理。由條分縷晰而說明之。不特可以挽救社會之迷信。亦可爲醫生指南之針。誠醫林之要書也。每部定價大洋二角

中華民國七年正月出版

中西醫學報

第八年第六期

本期之目錄

本報全年十二冊本埠洋八角四分中國境內洋九角六分日本臺灣洋一元零八分香港南洋各島洋一元三角二分零售每冊洋一角上海英大馬路泥城橋西龍飛馬車行西首間壁三十九號丁福保醫寓發行

彼曾骨瘦如柴及至服用韋廉士大醫生紅色補丸而獲全愈

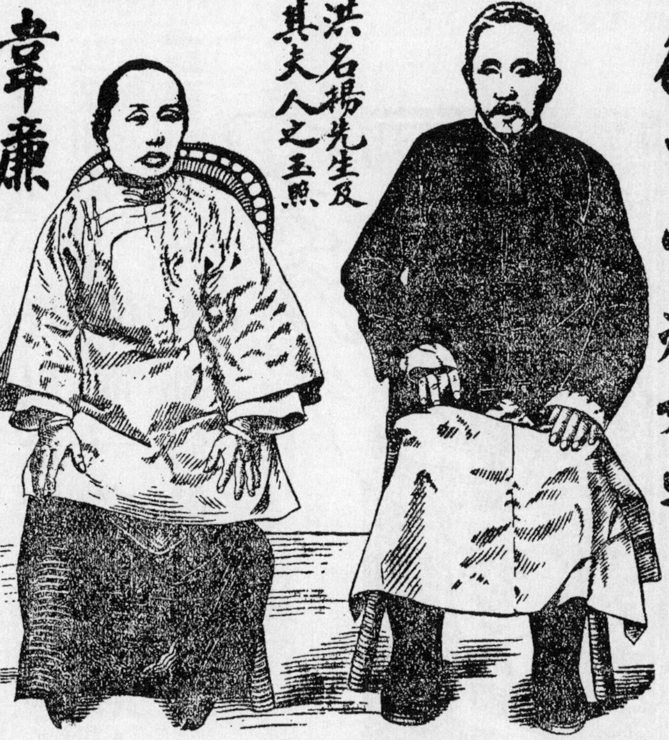

洪名揚先生及其夫人之玉照

胃口不開身體輕瘦有斷然者因胃弱不能消化則飲食停滯胃內不化從此血不強健腦力衰薄週身乏力矣欲其强壯必當滋補爲要也因長此以往則全身衰弱日久釀成各種重疾難以調治矣其正當之治法先須補血健胃故韋廉士大醫生紅色補丸爲補血之聖品適合是症並無他藥可駕乎其上矣因消化健全週身有力各疾難以相侵也廣東潮州浮洋中興街牙科藥房主人洪名揚君來書云余自去年七月初旬忽患一病七個月有餘初舉頭暈目眩口乾舌苔口臭黏痰如珠飲食俱廢食後嘔吐大腸固結以致身體瘦弱不堪骨瘦如柴中西醫士均稱束手不得已至醫院就醫據院主云西醫士云此病難治後事切宜預備僱轎扛回家中一夜忽憶及韋廉士大醫生紅色補丸及天明即命小兒購買數瓶以試服之並清導丸一瓶按仿單服用紅色補丸數瓶之後即見稍痊於是接連耐心購服百病消除身體康壯深感韋廉士大醫生紅色補丸及清導丸之靈驗誠環球獨一無二之良藥名不虛傳也

韋廉士大醫生紅色補丸專治凡由血虧腦疲所致各症即如　瘋濕骨痛　臀尻酸楚　腰背酸痛　筋系刺痛　胸肺萎弱　胃不消化　血薄氣衰等症以及婦科疑難各症尤見神效凡經售西藥者均有出售或直向上海四川路九十六號韋廉士醫生藥局函購每一瓶英洋一元五角每六瓶英洋八元郵力在內

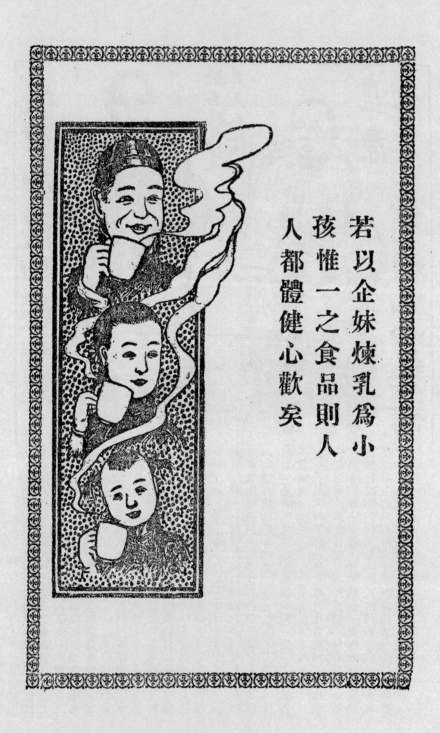

若以企妹煉乳爲小
孩惟一之食品則人
人都體健心歡矣

中國經驗良方

杭縣葉瓊編述。千方易得。一效難求。故驗方求之最不易得。如驗方新編一書。徒鶩浩博而名不副實。病家檢方施用。轉有以病試方之苦。甚遺意外之危險。此因未經實驗之故也。杭縣葉瀘伯先生肆力中西醫學十餘年。懸壺滬上。口碑載道。近出其家藏秘方及得於師友所傳授而確有實效者。彙成一編。名曰中國經驗良方。其有未經實驗之方。概不與焉。醫家病家。苟能按方施治。則回春可券。免受藥石亂投之苦矣。　每部定價大洋二角

僂麻質斯彙編

無錫孫祖烈譯述。僂麻質斯病中名曰風濕骨痛。爲最普通流行之一種病。老年人及貧苦人因營養不良或有別種原因。致患此病者尤多。其他婦女農工人等。一患風濕骨痛。則百事被阻。醫生束手。診治十八九罔效。本書縷列急性慢性關節筋肉各種僂麻質斯病之原因及療法等。詳確無遺。病家醫家。祇能按方治療。詢無不可瘉之風濕骨痛病矣。　每部定價大洋六角

頓死論

無錫丁福保譯。吾國人不知病理。不識解剖。又無科學思想。見人有猝然而死者。如其家適有營墓築室或築井等。則必曰其動土處誤犯三煞七煞。其家亦深怨葬師日者之誤事。否則必曰猝死者或逢惡鬼。或遭陰譴。或前世有寃債。鬼神特來索命。種種迷信之說。不能殫述。醫亦莫明其致死之理。往往附和其說。是書將所以猝死之理。由條分縷晰而說明之。不特可以挽救社會之迷信。亦可爲醫生指南之針。誠醫林之要書也。　每部定價大洋兩角

醫學新名詞解釋

凡治一種學術。必先審查了解其名詞爲第一義。研究新醫學。最苦者爲名詞。十八九出於譯音。佶屈聱牙。尤難索解。是書爲無錫萬叔豪先生編輯。將醫書中常見之病理、內科、外科、化學、解剖學上難解之名詞。一一詳爲釋解、如解釋實質二字。曰生理學名詞也。凡臟器之內外兩面。莫不有被膜覆之。其中層則係臟器原有之質。是質名曰實質。又如解釋嵌頓。曰嵌頓猶言嵌住也。如既出而不能復入。既下而不能復上也等等。後復附日文表注。以便與原文對照。註解詳明。專門家及普通人閱之。皆能一覽瞭如。誠醫家必備之良書也。　每部定價大洋八角

欽定四庫全書提要醫家類

勝朝四庫全書。其富過於前代所藏遠甚。即以醫家一類言之。著錄者凡九十六部。一千七百四十三卷。而存目之書。亦有九十四部。六百八十一卷。附錄六部。二十五卷。可謂多矣。曾文正云。著述者之衆。若江海然。非一人之腹所能盡飲也。要在慎擇焉而已。學者欲讀古書。非得提要鉤元之法。無由得其門徑。而擷其精華。四庫提要編纂者。皆一時名士。即論醫家一類。抉擇精嚴。品評確當。披讀一過。於我國醫學之淵源。歷代醫籍之流派。已能得其大凡矣。用特摘出。印成單行本。以供吾國之研究醫學者。　每部定價大洋三角

花柳病救護法

此書專爲普通人說法

丹徒陳邦賢撰。凡花柳病之原因症候及損害各內臟之危險。與治法攝生法。皆以淺顯之筆。詳細說明。使無病者讀之。可以知所警惕。有病者讀之。既不至因循自誤。又不至爲醫生所欺。雖在家中。亦能知正當治療之法。誠普通人必備之書也。　每部定價大洋五角

軍隊衛生之研究（錄東方雜誌）

陳霆銳

考之古昔戰史前敵兵士之死於疾病者常較死於礮火者爲多嗚呼不仁之器已足滅絕人類而有餘而又重之以疾病瘟疫天喪斯民何其酷耶雖然此實非不可抗之災害不難以人力蠲除之焉特昔人醫學不精衛生之道不講故一任兵士之傷亡而莫能爲之營救亦可哀矣若今日則異於是蓋自文明愈啟醫學愈精軍隊中之衛生亦遂因之而愈形講究故出征軍士之死亡率較昔大減此豈非人道之大幸哉此豈非人道之大幸哉

昔日出征兵士之有疾病者每不能得適當之看護卽受傷兵士亦不過由其同袍者稍盡照拂之責而已否則由隨營之女子或僧徒看護之從無有多數之專門醫生隨往前敵軍人之飲食爲之詳細考究軍人之疾病爲之加意診治手術高妙藥物齊備如今日軍隊之完備者夫拿破侖時代文明亦可謂大啟矣然拿翁對於軍隊之衛生亦從未稍爲注意則拿翁以前之戰爭可知矣今人將歷來戰爭兵士傷亡之數略爲論列藉可以考究古今兵制之優劣焉半島之役法兵之陣亡者僅六萬人而死於疫癘者則有四十萬人之多一千八百十二年之戰俄國六月間出征兵士達五十萬人

而十二月戰罷生歸之俄兵。蓋不及二萬人焉。夫死於礮火死於嚴寒者。固大有人在。然其大多數之兵士必死於疾病無疑。至一千八百十三年萊泊齊之役其兵士死於疾病之數亦約畧與上年相等。蓋動員出發者計十萬人。而生還者不及其百之一焉。蓋軍中疫氣流行。死亡枕籍。故死亡之巨。爲歷來所未見。克利美之戰英兵每千人中。因傷寒痢疾及其他傳染病而致死者。年有二百三十人之多。一千八百七十年至七十一年。普法之戰。法兵每千人中。因病致死者。大概爲一百四十人。而強。德兵則僅有二十四人半也。南非之役。爲時可二年零八月。英兵共有二十萬八千三百二十六人。而死於戰場者。爲七千八百八十二人。約估全年死亡率千分之十四。因病而死者有一萬四千二百十人之多。蓋佔全年死亡率千分之二十五半。較死於礮火者一倍而強。其餘百分之三。則終年疾病。完全失其戰鬭力焉。日俄之戰。日兵死於疾病者。則爲年佔千分之二十五。與德兵在普法之戰之死亡率相差無幾焉。由此觀之。則軍隊衞生。誠不容一日之或緩也。故自日俄之戰以來。世界列強。無不帖然震驚。知軍隊衞生之不能或已。雖年費千萬金。亦非所恤。且創設軍醫學校。以培植人才。發刊軍醫雜誌。以普及智識。凡此設施不一。而足蓋武夫干城。古有明訓。國家損失一軍人。即減少一分戰鬬力保存一兵士即增加一分抵抗力一國兵士傷亡之多寡與其國力之强弱蓋有至密切之關係焉然則操一國之兵權者能勿以軍隊衛生爲當務之急乎

考今日歐洲軍制。凡入伍軍人。例先就軍醫檢驗體格。其檢驗之制極嚴。凡不合格者。一概屏斥勿收。即取召募制之英國。入伍之資格亦極爲嚴厲。其餘取徵兵制之德法各國軍人。則非特在伍年限之時。須經軍醫嚴格之檢查。即在退伍以後。亦須時時受合法之考驗。蓋軍隊之精强。端在兵士之能忍苦耐勞。故入伍之初。不得不取嚴格的檢驗制也

新兵入伍之初。一切操練休息飯食居住衣服等事。均須由軍醫特爲規定。雖大將不能置喙於其間也。大凡今日軍醫之設施。最以衛生爲亟。蓋與其臨渴掘井。何勿綢繆未雨之爲得乎。況大將出徵。首在有精神奮發之軍人。而後可以殺敵致果。若馴奄奄不振之軍士而與他國爲敵是以兵予敵也惟見其遁逃敗北而已矣

自防疫注射法。發明而後。而腸窒扶斯之病。遂不爲軍隊大害。蓋軍人防腸窒扶斯之發生。可以先行注射法。以增加體內之免疫性。如是則決無傳染之虞。此法初僅爲美國軍隊所採用。繼亦盛行於歐洲大陸諸國。然歐洲各國之兵額較之全美何啻數十

倍。故防疫注射。未必能普及於全國軍隊。據英國軍醫宣稱。謂今日歐戰倘相持不已。則腸窒扶斯之病。必有爲禍於軍隊之日。況再有多數傳染之病有非豫防所能爲功。則一朝蔓延。其患豈堪設想耶。

凡軍醫對於兵士之衣服。固宜注意。而於軍靴一項。更應切實研究。倘軍靴不佳。則進行綦難。欲望其追亡逐北。其可得乎。考軍靴設備。以英美二國爲最完全。每兵各給快靴一雙。以爲長路行軍之用。至德國軍制。雖歐洲稱最。然對於軍靴之設備。瞠乎後矣。惟近年以來。已稍事改良云。

至兵士飲食之定量。則最爲一般軍醫盡心研究之事。蓋人體如汽機然。欲汽機生若干匹之馬力。必先供以若干噸之燃料。故軍醫之亟須研究者。即每兵須予以幾許之食物。始克奮發有爲。而無枵腹之慮。是也。然今日各國軍制。殊有不同。今請詳述如下。食量之宏。以俄國兵士爲最。每兵每日須供以可發生四千九百二十九溫素（按溫素西名爲 Calorie 蓋醫生測量溫度之單位也。每一溫素。即每格蘭姆之水自零度至攝氏寒暑表一度之熱力是也）之食物。法兵則須供以能發生三千三百四十溫素之食物。英兵每日所需之溫素。則爲三千二百九十二。若德兵則供以能發生三千一百四十七溫素之食物。與兵則僅供以能發生二千六百二十溫素之食物較之俄國幾相差一倍。未免有過少之弊云。

英國兵士所食之物。與美國略同。卽每兵各給以麵包一磅。鮮肉四分之三磅。或鹹肉十七兩。再加以値銀一角二分之蔬菜一種。德法兵士則多以罐頭食物代之。其製造場所。則由政府派軍醫監視云。

軍隊食物。貴富於滋養料固矣。然其烹飪之方法。亦不得不略事研究。苟烹飪不佳。則與兵士衞生。必有妨礙。故法蘭西兵隊。自一千九百零五年以來。對於食物之設備。非常講究。其所得成效。極爲美滿。據陸軍部宣稱。自飲食衞生講究而後。平時軍士之死亡率。已自千分之二十。減至百分之三・七五矣。甚哉軍隊衞生之不可一日緩也。法國糧台之組織。亦極完善。今自開戰後。自動車之運肉食至前敵者。絡繹於道。未嘗間斷。其最大之車。可以載重至二噸半有餘。運輸之靈便。恐有非他國所能冀及者。至歐洲軍士所用之飲料。亦稍有區別。大陸諸國。多用咖啡。英國則用茶云。

軍隊飲水之定量與夫時刻。亦至有研究之價値。據著名軍醫研究所得之理論。一如下述。兵士每消耗一溫素之熱度。需水二格蘭姆。而兵士每進行一英里。則需消耗九十溫素之熱度。即需水一百八十格蘭姆也。如是計之。則兵士每進行六英里。需水一立突。約當全體水素四十分之一。斯時倘不立時進飲。則於身體之健全。將有妨礙。故軍隊每行六英里後。當使就飲一立突之水。則最爲有利無弊云。按德兵行軍之時。例遣騎隊先行。俾告知沿路居民。豫備清水。以供軍用。亦善法也。

軍醫對於兵士之行裝。及其安排之法。亦宜大加注意。蓋行裝太重。足以消耗兵士之精力。而安排不善。亦足使其呼吸窒礙。或更生其他之危害也。

世界兵士之體格。與其行裝。以美國爲最完備。蓋美國軍醫。對於軍隊之衛生問題。最爲注意。故一切體格之檢查。與夫行裝之設備。皆合於衛生學原理。無絲毫流弊者也。宜世人之稱羨不置矣。

列强兵士所帶之行裝。雖各有不同。然要不出下述之外。洋鎗銃劍濠鑿各一把。軍服一身。第一級之救傷藥料一包。彈子一百五十排。食物一大束。毯子一條。及其他零物種種。英兵行裝。共重四十七磅。德兵三十八磅。法兵四十四磅。俄兵則自六十一磅至七十二磅。英俄兵士之行裝。所以獨重者。則以所帶子彈。較多於德法兵士也。

軍醫對於兵士個人之衛生。固應嚴爲注意。即軍隊中之公共衛生。亦當善爲設備。如營帳間之溫度與淸潔等事。皆須在在研究也。

軍醫在平和時代之責任。猶小在戰爭時代之責任實大。蓋戰爭之時。非特衞生設備。須在在注意。而對於疾病創傷之兵士。尤宜善加看護。庶生力之軍。可以源源添補。雖經百戰而無害於實力之健全也。

今日文明各國之前敵軍人。例須隨帶第一級之救傷藥料。倘受傷較輕。卽可自行療治。或由同袍者代爲裹治之。舉其利益有二。(一)可減少軍醫之事務。俾得專醫受傷較重之兵。而無所牽掣。(二)可免去兵士之危害。蓋受輕傷之兵。若不立卽施以第一級之手術。則傷勢往往隨之而劇。故有多數受傷甚輕之兵士。徒以未卽施治第一級之手術。而因之不起者。若採上制。則此二項弊害。自可一例蠲除矣。

兩軍交綏。雙方受傷兵士之確數。雖無一定。然正不難以距離之遠近而爲約略之統計焉。大凡兩軍相距一千碼者。則受傷人數。約當百分之二十。相距自一千碼至四百碼者。則受傷人數。約當百分之六十。衝鋒與追逐。則受傷者不過百分之十而已。

戰地醫院之設備。亦最爲軍醫至當研究之事。其所佔地點。以接近戰場。而又爲敵兵礮火所不能及者。最爲佳勝。故醫院位置。決不能於未交綏之前。先行規畫。須俟戰線開展而後。始可相度地勢。而爲合宜之設備焉。

自文明愈啟而殺人之器愈烈然一般兵學專家猶以今日所用之子彈爲有人道主義自詡嗚呼彼所謂有人道主義者特以今日子彈較前爲小而發射速率則較前有增耳然據今日戰場軍醫報告謂現在兵士所受流彈之輕傷自較前易於治療至重大之創傷則與前者無異或較爲利害云

今日之殺人利器以礮彈爲最烈一千八百七十年普法之戰。每一千傷兵中受礮彈之傷者。計九十一人。日俄之戰。則增至一百七十六人。巴爾幹之戰。則增至三百六十四人矣。而受礮彈之傷者。往往致命。以其射擊力較鎗彈爲猛耳。故軍醫對於受礮傷兵士之診治。亦較爲棘手也。

死亡兵士之埋葬亦爲軍醫所有事蓋陳尸纍纍最足爲害於公共衛生是以不得不專其責於軍醫也聞今日歐洲戰場以五百人組織之掩埋隊可於一句鐘內埋尸一百四十具可謂神速矣然而無定河邊之骨猶是深閨夢裏之人每念至此能無蟲沙猿鶴之痛乎

二施熱硼酸水罨法日行三次每次須二十分鐘。

三痛甚服阿斯必林二、〇分三包一日三次分服。

三　足背痛

足背疼痛因脚部未充分强健時作最快之賽跑而起宜休息足背塗布碘酒。

第四章　創傷

一　擠壓傷

擠壓傷有二種一爲溢血一爲血腫二者皆呈紅色、或靑紫色、宜將傷處置穩並墊高以防血溢不止再以氷袋覆傷處或以冷濕布纏之以減輕其疼楚腫痛塗布碘酒亦可。

二　撲跌傷

撲跌傷受傷之關節腫痛皮膚緊張以指按之現深窩多時不沒凡撲跌未脫臼者均屬之救治法與擠壓傷同。

三　脚之擦傷

此爲新鞋、或過緊之鞋、或脚跟處鞋底不平所致足趾傷、亦有因染毒及不潔者其救

治法如左

一鞋中宜襯以平軟之物並常撒滑石粉末

二以藥水肥皂洗脚

三洗後揩乾傷處洒以硼酸末以繃帶紮之

四 足泡

足底起水泡者常因所着之鞋過於寬鬆所致脚跟處鞋底不平或鞋底之釘穿入均易成此症其救治法如左

一未破者將水泡刺破勿揭去外皮

二用脫脂綿浸石炭酸軟膏塗上束以橡皮膠帶

三已破者先用藥水肥皂洗脚洗後浸入硼酸水中數分鐘然後如前法塗以石炭酸軟膏

五. 踝節炎

踝節發炎由於最初運動時過於劇烈之故救治法宜休息數日俟全愈後方可再行運動如疼痛腫脹可塗布碘酒

第五章　脫臼（靜脈脹大附）

一肩胛關節脫臼

此爲脫臼中之最常見者肩頭呈鈍尖形肩胛骨關節窩下出上膊骨頭臂不能舉傷者時以健全之手擎其傷臂以冀減其疼痛救治法與救擠壓傷法同用布將傷臂懸於項際急延醫診治

二肘關節脫臼

下膊骨退後與上膊骨互相交錯救治法與肩胛關節脫臼同

三胯關節脫臼

胯間大腿骨頭出臼救治法與前同

四下顎關節脫臼

下顎關節脫臼起於口張太大如大笑大呵等口不能閉下牙列出上牙列之前於耳前試之則有一窩出臼之下顎骨頭多在顴骨之下若爲一邊脫臼則下頦還移偏向健康之面其救治法如左

一將兩拇指用布裹好伸入口中按其後槽牙所餘之指則撥下顎骨之前部

二拇指用力往下一壓並向後一擁外面之指同時將頦往上一送

三待復其原位然後用布自頂至頦將下顎包好

五關節捻挫

關節捻挫者關節內之骨端將脫出尚未脫臼也甚至有關節面生損傷者起疼痛腫脹及運動障害救治法施行冰罨法或濕布纏絡法俟整復如常然後施按摩運動等

六靜脈脹大

靜脈脹大亦運動時易見之病原因爲遺傳、過勞、及其他疾病多發見於小腿呈藍色之團結隨處高凹救治法裹以有彈力性之繃帶宜向上推摩及休息並將患處擱高

第六章 骨折

骨折之證據有三一其肢猛痛不能移動二骨斷一肢較短且變其常形三其骨斷處必腫倘所斷之骨爲上膊大腿等處則全肢不能提動較手足腿臂等處更爲顯然若斷骨破皮肉而出傷勢尤重

救治法如斷處內部骨肉無所碎雜可糾正其形式與長短輕輕將其斷處湊合繼用平式或半灣形夾板襯以棉絨或軟布然後托其斷肢以布帶裹紮平直齊整其夾板

長短須與肢齊倘夾板一時乏有可用相當之板代之祗要斷處平直不動而已布帶裹紮鬆緊須適宜緊恐血脈阻礙鬆恐斷骨移動故祗須約束其夾板不移動足矣又骨斷處布帶切忌纏緊

一牙爬骨折

牙爬骨折救治法用布一方長如臂寬如掌將下牙床骨托住與上牙牀兩齒相齊結布兩端於頭頂一切飲食宜流動品由齒縫灌入毋須咀嚼禁止張閉其口使牙床骨移動經過約三四星期方愈

二鎖骨折

鎖骨在領下左右各一斷折最易以手按之即可覺其斷折救治法用棉花疊成團塊大如雙拳將此棉團置於腋下又以布帶懸其肘掛於對肩不使肩胛下垂嗣將肘貼身旁手置胸前用布帶繫在肘上將身與臂圍紮約三星期後可愈

三上膊骨折

上膊骨折救治法曲臂作三角形用小夾板長自肩至肘左右前後圍夾用布帶包紮之另用布帶將臂懸於頸

四下膊骨折

下膊骨折救治法用夾板上下各一長自肘至指以布帶包紮又用闊帶一條自指至肘懸於頸

五股骨折

股骨折救治法令傷者仰臥並其兩腳無稍參差用長夾板一自腋下直至腳跟扶貼上膊外另短夾板一扶夾上膊內以布帶自身裹紮以及全腿最後兩腿並而紮之

六腿骨折

腿骨折救治法令傷者仰臥扶其傷腿正其形式用夾板自膝至踵內外夾之後以布帶裹紮最後兩腿並而紮之

第七章　雜錄

一便秘

飲食時間無一定之規律與食物之多寡冷熱不得其宜均易成此症運動過度亦有致成此症者其救治法如左

一大便排泄時間宜養成一定之習慣

二每早飲鹽開水少許可以防免此病

三便秘時宜用瀉鹽一〇、〇開水化服

二痔瘡

痔瘡其初期肛門內有不快之閉塞之感便通時有微痛其後則現便通時之出血痔核之脫出等原因起於大便秘結身體用力過度直立過久及擊傷等其救治法如左

一須先去其便秘及其他原因

二宜休息局部塗以石炭酸軟膏

三每點鐘宜洗以極冷之水然後塗藥

四若過於劇烈宜就醫生診治之

第八章　藥品及器械

一瀉鹽、一名硫酸鎂爲緩下劑之最普通用者

二阿斯必林功能退熱鎮痛凡各種疼痛均可用之

三鞣酸、一名單甯酸收斂止血神效

四明礬、收斂止血

運動應用救治法

五食鹽。水。外洗。可。以。防。腐。消。毒。內服。可。以。斂。血。清。熱。

六白蘭地。興奮。心臟。眩暈。時。略。服。少許。

七磠砂精。一名。安母尼亞水。人事。不。省。時。令。患。者。嗅。之。蛇。蝎。蛟。傷。塗。布。局。處。

八芥子泥。含。刺。戟。性。貼。胸。腹。部。用。

九薄荷油。治牙痛。及。他處。疼痛。塗布。用。

十樟腦。酒。含。興奮。性。塗。布。用。

十一松節油。爲興奮。藥。腿。抽。筋。或。無。力。時。擦。腿。用。

十二碘酒、一名。沃度丁。幾。外用。消。腫。定。痛。

十三硼酸水。通常。以。硼。酸。四分、水。九十。六分、配合。而。成。功用。甚。多。此。處。用。以。防。腐。消。炎。

洗眼。漱口。洗滌。創傷。均。可。

十四石炭酸。軟膏。通常。以。石炭酸。二分、軟。膏。九十。八分、製。成。外用。防。腐。

十五刀傷。藥。用。明礬。兒茶。各等。分。研。極。細。末。備。用。

十六滑石。末、撒布。脚。內。能。使。脚部。皮。膚。堅。硬。

十七水囊。鎮靜。神經。退熱、治頭痛、特效。

十八藥水肥皂洗滌患處消毒用
十九脫脂綿爲藥水煮過之棉花用以包裹創傷
二十橡皮膠帶一名絆創膏貼創傷用
二十一繃帶裹紮傷處用
二十二彈性繃帶治靜脈脹大用
二十三止血管紮出血之上部用
二十四夾板及其附屬品治骨折用（在西藥房內購置）
二十五剪刀救急時剪衣服用
二十六水銚洗創傷用
二十七膿盆外部洗滌用
二十八面盆手巾行罨法及洗手用
二十九溫罨法用布蘸熱水溫罨患處冷則更換可以鎮痛
三十冷罨法效用同溫罨法唯用冷水罨之

調劑指針

錄中華藥報

若非有處方箋發行者准許。處方箋中之成分或物質。勿妄與他藥交換。

處方箋勿借給患者。

勿妄批評處方箋發行者。或處方箋。

處方箋之內容。勿告知患者。又勿妄斷其病狀之輕重。

藥品之重量或容量等。勿以為素常正確。所有藥品。宜須時時檢查方可。

調製丸劑時。勿妄增加賦形藥。

所命用法。勿缺注意。勿妄調製種種合劑。

照據處方箋。欲調劑以前。關於處方箋之注意書。及其封筒。須先檢查為要。凡關於處方箋之注意。勿過疎忽。

一切處方箋。務須另作記號。以期後日照會之利便。

勿舐封緘。

勿咬瓶塞。

勿用有油氣之瓶。

勿信處方箋發行者。決不生錯誤。

做了逆天行事自已也覺不値得咧再說我們到了人類身體之中就在腸子裏紮起大本營來休養兵力然後再到各處去攻擊這就喚做潛伏期譬如用兵一般我們四處都埋伏好了然後可以舉事這潛伏期總在兩禮拜的光景少則十天多則二十天到了這個時候漸漸要發現了我們那先鋒營的前驅到了那裏自然他全身困倦起來東西也不要喫了頭痛胸悶四肢疼痛寒戰發熱這個時候誰也知道是傷寒症誰也知道是腸窒扶斯菌在那裏作祟也有身體健旺的發了兩三個寒熱還在那裏操業如故但是到了一星期無論如何強壯的人到底也不能不睡倒這熱度是一天高似一天宛如階級一般終日頭痛食物不進口中乾燥舌苔甚厚脾臟膨大大便秘結到了第二星期以內熱度依然不退胸腹部發現出一種薔薇疹子這一種疹子中我們菌類就聚族而居這個當兒熱勢既盛他自然要精神朦朧時發譫語到了第三個星期裏頭熱勢的昇降最利害在這個當兒往往起他種的合併症因爲攻擊人類的也不獨是我們一個菌族分之則力散合之則力大到了這個當兒他瞧我們得勢就附合我軍併力進攻你想這時候教那人類獨當吾軍已不容易怎能當得一個聯合軍嗎自然不陷落也要陷落了到那個時候起了腦症不但是胡說胡話還要直上直

下似發了狂的一般在這個星期中要是身子喫不住的早就嗚呼哀哉伏惟尙饗了要是命不該絕的那熱勢就漸次的低降下去慢慢的恢復了可是在這第二星期第三星期之間有一種最危險的事情就是那腸出血和腸穿孔不過起個症候的很少一百個人裏頭不過五六人能起腸出血的也還不是個絕症惟有那腸穿孔是腸子破裂這大半是虛脫而死的最是個危險的症候呢腸窒扶斯先生講到那裏口渴了便喝了一杯水

第六章

停了會兒又道從前中國人沒有知道什麽窒扶斯只稱呼我們傷寒卻也在這裏頭考究過一番只可惜都是隔靴搔癢之談卻是那病狀體氣也各有些兒不同譬如我們這病要是到了歐美各國發那腸窒扶斯病的到了七日以後大概都是泄瀉在那中國日本患那腸窒扶斯病的卻是便秘者多倘然泄瀉了便和他題個名兒加上徽號喚做漏底傷寒還有在二三星期內熱勢正盛的當兒煩躁得無可如何往往從牀上跳將起來身體直撅撅的豎起來的這就有人鑿錫嘉名稱之爲豎頭傷寒總之一向都稱爲傷寒沒有窒扶斯的名目直到如今日本人果然都信西醫中國人也漸漸

知道這個名目更有一件事很是可笑的諸位想也知道我們這窒扶斯菌族卻和天花公子痧子先生等一樣凡是經我們擾過一次都是有免疫性的所以犯第二次的很少這也是我們放寬人家一步不爲已甚的意思不似那中國兵士搶刼百姓一般搶了一次又是一次誰知中國的醫生都不知道我們的免疫性到人家診病也不問問從前害過這病沒有一味瞎弄不是我們腸窒扶斯他把做腸窒扶斯治是我們腸窒扶斯他倒不把做腸窒扶斯治你想可糟不糟呢像這種醫生是扶助我們的勢力增長我們的範圍我們極該感激他稱誦他那裏有埋怨他的道理不過人類中卻被他害得不少好得中國人也常在昏昏沉沉之中誰也知道詳細就是自己死了也不知道究竟爲著什麼緣故而死的你想可憐不可憐呀但是說雖如此說要想把我們診斷得清楚也須第一要有經驗雖然我們在人類身體之中發作起來有一定之病狀可是在疾病初起的第一個星期內卻也有些兒難診斷爲什麼呢就是我們窒扶斯菌族種種特殊的情狀均未顯出就是那胸前的薔薇疹啊脾腫啊都一毫沒有現象縱使有昏瞀譫語的樣子也不能確斷是我們窒扶斯菌因爲這種神經症狀其餘的病狀中也很多咧所以有許多高明的醫生沒有第二個法子想只得在大小便裏

頭尋出我們來也要分離培養纔顯出我們的眞體再不然從胸前薔薇疹的血液中或者貼一種發泡膏取出他的水來驗取我們的眞體這就喚做維特爾氏反應可是有一樣糞便中雖然能發現我們但是有一種生長於人類腸中的普通大腸菌在形態上及培養上卻是很像我們一時頗不容易辨別最容易辨別的在人類的尿中或在他的胸前薔薇疹血液中把我們移植到肉羹汁中然後可以瞧得明白這種方法好是固然好只是那許多的醫家先生誰肯赤心忠良給病人如此治療所以我們也託著膽子儘管放心得下他們的治病就這樣糊糊塗塗也不管他到底是什麽病指東話西牛頭不對馬嘴貪著他們的診金藥封一天天的拖下去壞了良心的人可是不少咧卻是據病家一方面而說他是壞了良心若是據我們這一邊瞧起來這種醫家實在不是我們的敵人要算是很帮助我們的因此我們卻擴充了勢力範圍不少

今天諸菌先生都在這裏可是在下有一句話是現在世界最要緊的就是那羣力兩字譬如一個國裏他那國民能羣策羣力這個國决沒有不興旺的我們各種菌族大家都能用羣力攻擊人類這力量也最大倘然人類中能大家齊心一致攻擊我們也等不到這時候我們在這裏可以安安穩穩的開會也早就被他們撲滅的了幸虧人

類中生就的這一種你猜我忌的天性無論現在當那衛生上職務的和這一班醫生都是你折我的壁脚我說你的壞話不但是沒有羣力兩個字還要自己互相衝突互相爭鬧果然是有一些兒意思倒也罷了卻多半出於私心現在我舉一個例給諸菌先生聽聽我們這腸窒扶斯菌族前幾天在一個病人身上發作起來他們請了一位張醫生診了有一禮拜病了他瞧出是我們窒扶斯在裏面作梗又用了發泡液的反應愈覺顯得明白便斷定是個腸窒扶斯便是我們菌族遇著了對症發藥的先生無可如何也只好退避三舍誰知那病家嫌那張醫生診了病不見什麼大功效又去請了一位李醫生原來這位李醫生同業中有個綽號喚做反對先生凡是一個病人經別個醫生診視過後再去請他他便把以前診過的醫生批駁得一個錢糖也不値他果然有眞本領倒也罷了卻自己依然是不得要領那天病家請了李醫生來了他把張醫生所診斷的全行推翻說決不是腸窒扶斯那病家正疑心張醫生診斷的不對自然相信他而我們在腸內聽了可不歡喜雀躍嗎只是那位張先生年紀有六十多了頭髮也白了老雖老卻不服氣他聽了時霜雪的頭上要冒出火來說給他爭論也無益再請了一位大名家的醫學博士請他裁斷那李醫生的說話自然是不充分的

一時敗北下來我們卻空歡喜了一場你想診斷得眞切的醫生病家反不信服他那種胡言亂語靠著一張嘴說得天花亂墜的醫生自已沒有本領反要批駁他人可不是結到底是病人晦氣嗎但是要講我們的私話但願有本領的醫生一天少一天巴不得都是那些說嘴醫生卻就是我們的幸福了因此我們要努力活動起來可也不算煩難略動一動便是好幾千個病人曾記得那年在日本國的東京府些微發展點兒我們的勢力生這腸窒扶斯病的就是六千六百餘名死亡總數便達百人中之二十二人而且我們有無數支隊到處襲擊瞧著有什麼好機會就俟隙而動這一鬧可就把個木屐兒矮國民擾得落花流水然而還幸虧是日本要是在中國他們本來沒有什麼戶口籍也沒有什麼統計學誰也知道有什麼百分之幾只覺得街路上的棺材擡出擡進的很多就知道這幾天裏人死得太多了這也是很可憐的了而且他們還不知道是怎麼死的還要鬧什麼迎神賽會驅瘟逐疫的把戲兒這可不糊塗死了人嗎所以這民智民愚可是和我們大有關係其次就要講一國的經濟一地方的財政我且說一樁事給諸位聽各處地方設了自來水管頗可以減殺我們幾分的傳播力原來我們的俱樂部聚會場總在這幾處地方當時沒有自來水管的時候定是靠

著、河。溪。溝。渠。中。取。飲。不是。我。剛。纔。說。的。像、那。蘇、州。城。河。裏。一面。倒。便。桶。一面、洗。尿。布、一面。就。在。那。裏。淘。米。淨。菜。要是。有。了。自。來。水。管。就不。至。於。如。此。了。可歎。他。們、堂。堂。一。個。中。華。民。國。只有。幾。處。地。方。安設。那。自。來。水。管。的。這。雖。關。於、一。地。方。的。經。濟。問。題、也是。中。國。人。一。向不。注。意。於。此。便是。你。安。設。了。水。管要教。一。般。人。民家家。使。用。他。非。但。不。用。還。要反。對。說好。好。的。河。水。井。水、不。用。倒要。出。費。使。用。這。水。管。可不。發、獃、嗎。要講。我。們。的。勢力雖然。自。能。發。展。也要。人。類。扶。助。譬如。像。他。們。中。國。人。正是。我。們。大。好。一。片活。動。之。場只瞧。他。平。時。舉。動。只圖。外。觀。裏面。卻。齷。齪。不。堪他們。的。收。入。倒有。三。分。之。一。裝飾。在身。上。綺羅。遍。體。珠翠。滿。頭。眞正。關。於。淸潔。健康。的。事。卻一。件。都。不。注。意。飲食。也。算。很。考究。的。了。往往。富、家。一、席。酒。窮漢。半。年。糧。但是。這。種。東。西。都是。濃厚。之。味、到了。腸。胃。中。非惟。無。益。而且。有損便是。那。政。府。中。人。自已。一。天。到。晚。只顧。弄。錢。管他。地。方。止、衞。生。不。衞。生便算。有。幾。個。關。心。地。方。上。事。的。他情。願。修。兩。條。馬。路。造一。個。公。園。外面。是。好。看。的。了。至於。改。良。水。道。設置。水。管。的。事。這都。不。在。他。心。上。但是。我。卻、很。要。重。重。的。謝。他。咧。不但。是。我。們。窒。扶。斯。一。種。族。要。謝。他。諸菌。先。生。都。該。要。重。重。的。謝。他。咧。我們。因。爲。講。論。勢。力。發。展。便涉。及。自。來。水。管。問。題。如今言歸正傳。且說。各。國。國。家。深知。道。我。們。窒。扶。斯。菌。族。的。利。

害。所以。常常有什麼。衛生。部咧。消毒隊。咧。可也。算得。防維。周密。的了。我們。見。了。這班。人。自然。也。望風。畏避。要是。他們。果然。認眞。從。事。直和。我們。是。個。大敵。我們。不免。有。種族。之。憂。幸虧。這一。班人。兒往。往。靠。著。官。中。人。的。勢。燄。不把。好。面孔。給。人家。瞧。一副。板板六十。四。的臉兒。人家。瞧了。先是。不。願。意了。他既。不。願。意。你這。個。人。所有。你。消毒。等。種種。法子。他也。不。願。意了。這班。人。又。是。最有。恩。於。我們。的。人。他的。消毒。只。好算得。一。個。形式。的。消毒。在。實際。上。我們。早。躲。得。一。個。影兒。也。沒。有。等。待。消毒。過。後。他們。以。爲。無。事。我們。卻。又要。出頭。了。

第七章

那。窒。扶斯。先生。講。到。那。裏。便。停了。一。停。又。道。諸位。啊。那。人。類。中。被。我。們。侵。襲。的。患。者。到了。回復。時期。普通。總說。在。解。熱。後。三。四。個。禮。拜。以。後。我們。便。離。去。腸。間。常常。有。經。幾。個月。的。逗留。還。滯留。在。那。裏。的。他們。既。攜帶。我。到。各處。我們。便。隨著。他。跑。借此。可以。得。著撒。布。傳染。的。機會。我。常。見。人類。中。一。種。上流。社會。人。到各處。去。遊玩。或者。逛園。或者。赴宴。都。帶著。他。那。如。花。似。玉。的。細。君。卻。不。知。道。還。帶。著。我。們。傾。國。傾。城。的。細。菌。（衆皆大笑）諸。位。別。笑。啊。要。是。我。們。細。菌。的。勢。力。發。展。起。來。豈。但。傾。國。傾。城。還。要。傾。種。傾。族。咧。

且說我們當時侵襲到一個某紳士身上這位紳士在自己家裏把病療治好了十分得意其實我們還留在那裏到了兩月以後那天正是春風駘蕩百花開放的好時節有個友人招他去赴園遊會說請同夫人偕來那時他夫人身子不快卻是我們的細菌已有一部分侵襲到他的細君身上去了可憐那時候他們還沒有覺察他只得一人去了那友人見了便道好久不見足下了病後身體反覺胖了今天和夫人一同來嗎那紳士便道多謝多謝身子如今已經好了拙荊今天略有小病這位紳士和他的朋友在那講話其實我卻在那裏暗暗好笑笑他不曾帶得細君卻還帶得細菌其實呢我們窒扶斯一族的細菌這勢力那裏及得到結核先生呢這程度還差的遠咧只是人類的眼光祇能見到顯明之處那裏可以燭及隱微他們所怕的人類之戰爭殺人放火的强盜或者擲炸彈放手鎗的亡命之徒大家見了都遠而避之不知道世界上有一種攜帶細菌的人更爲可怕他面目上卻是美麗非常誰也瞧得出實際上是個最可恐怕的人咧我們在隱微之中扶植勢力傷害人類可憐他們還在不知不覺之間咧別說這一種攜帶細菌之人了便是那路傍隨意便溺的風氣也一時竟不大能改革可見那人民公德心的薄弱了你到中國地方去瞧瞧除卻幾處通商口岸外

國人所治理的地方外那一處不是隨意便溺便是有幾處果然人類不能任意便溺那牛馬之類還是在道路之中隨意便溺這都是我們的培養所在他不限制我們的自由行動怎麼不感激他呢前年聽得有人上了一個條陳說是凡牛馬在市中牽過必定附帶一個袋或是一隻桶承受他那個大小便既可以保道路之清潔又可以取回去做肥料這可不是一舉兩得嗎要是這法子行了和我們卻有大大的不利益幸虧這法子當道以為太笨沒有實行只是他那聽明的法子也沒有想出來請諸菌先生都可以放心罷我一天也講不盡那許多還有諸菌都要登壇演說現在先要我們那位老弟巴拉窒扶斯上來演說了說時大家都拍手喝采那時巴拉窒扶斯便登上講壇說我名巴拉喚做巴拉窒扶斯我最是醉心歐化歐洲人的風氣都是名在上姓在下的我那巴拉是名兒窒扶斯便是姓了我和腸窒扶斯是哥哥弟弟的稱呼面貌相同因此人家見了我也只當是我的哥哥腸窒扶斯直到西歷一千八百九十六年的當兒被名喚阿士耶爾及彭遜脫的兩位先生所發見說雖似腸窒扶斯的模樣實實在在是兩件東西兩樣體質他可以証明的這兩位先生發見了我們後就題我們的名兒喚做巴拉窒扶斯只是世界上的人知道吾哥哥腸窒扶斯的多知道我巴拉

窒扶斯的較少這也是因爲他們的觀察力不能十分細密再則我們的形態其實有些兒相同不過長短大小之間有些分別要區別他時很有些困難咧如今一般醫學家有的說比腸窒扶斯菌大有的說比腸窒扶斯菌小宛如月世界裏的人考察地球上的人類用了極大的顯微鏡望遠鏡早瞧見一個頭兩隻手兩隻脚究竟是怎麽大怎怎小還是和四金剛一般的高矗雲霄呢還是三寸丁谷樹皮呢譬如人類中究竟也有長的有短的也有肥的也有瘦的千差萬態各有不同我們的細菌難道都是一樣沒有個分別嗎這可要精密的判斷豈是靠著一些兒常識所能解決的呢要講我們的抵抗力自信比腸窒扶斯菌的力量爲強并且對於乾燥上的抵抗力愈加利害通常約五個月可以生存他們研究細菌學的學者冷天用那培養密封法把我們保護起來可有三年的生活力可以持久別說寒天便是熱天我們那抵抗力可也不弱從六十度三十分到七十度二十五分可不變什麽樣子至於對那消毒藥的抵抗力雖然到了矢窮力盡還可以抵抗數十分鐘這可不算我們的能耐嗎至於被我們侵襲的患者他的病名自然是喚做巴拉窒扶斯了所有一切症候他那樣子很與腸窒扶斯相似頗不容易區別因此吾哥哥方纔說過的我也不說了不過我有幾件附加

的事情也得在今天會場上說一說第一要講我們傳播的徑路究竟從那裏來的經人類苦心探索把傳播的方法略舉二三一種便是汚穢的屋子裏那種盛水的器具裏我們終日在那裏洗冷水浴一朝有機會便到人身去了其次便是那種灌糞便的蔬菜可憐這厨子貪懶把那種菜只在水裏淋了一淋已經算洗乾淨了其實我們在裏面不曾驚動一毫他一樣的裝入菜肴中有什麼生菜拌雞絲咧生菜拌蝦仁咧大餐間裏用的最多其實我們便借此到了人類身體中去了再有一種多謝他也常常和我們介紹的你道是誰便是那蠅類這蠅類不拘什麼地方都要去玩玩有時在糞便上去登高有時在食物上去閒眺我們本來在糞便上怎麼一會兒可以到食物去呢還托他提攜之力或者他脚上或者他嘴上一刻兒功夫便把我們從糞便上帶到食物上他們那時自然歡喜分明是出於幽谷遷於喬木有這一條捷徑我們還不走嗎其次那牛奶瓶的瓶口上也是我們一個集會之所大概結核菌先生所走的一條路便都是我們所走的路要是人類中人能處處注意不是煮沸過的水不喝那菜蔬肉食等非經燒熟了不喫牛乳也必需煮過屋子裏常常消毒蠅類不許他到屋子裏來如此注意周到我等就無隙可入要是再能在坑厠之中時時用石灰及消毒藥撒

布那時我們就遭根本的撲滅了還有一個法子卻不能教人類知道就是在我們襲擊人類正在猖獗的當兒他們用一種豫防接種的方法這都是一班醫生想出來的方法這個豫防接種便是把我們的種先種在人類身體上去這就教做先發制人經了兩三個禮拜以後他們對於我等的襲擊便有很強的抵抗力可以不罹著病氣就是罹著病氣也就輕輕的經過了這是人家喚做免疫性因為我們襲擊人類照例只有一次現在被他豫防接種已經過了一次了我們這第二次便不靈驗只是他這豫防接種的效力也很薄弱不過一年半載的光景也就消失了因為我們的性質和腸窒扶斯大概差不多有許多話他已經說過了也不煩再說我所發表的意思只如此而已說著向衆一鞠躬大家都拍手歡送巴拉窒扶斯菌下去了就是發疹窒扶斯菌上演壇了那發疹窒扶斯菌一上演壇便道諸位先生啊怎麼把吾們窒扶斯一家子佔住這個演壇咧剛纔吾哥哥腸窒扶斯菌演說了後來又是吾堂房兄弟巴拉窒扶斯菌演說了這又輪著小可咧不過我們窒扶斯既為同族自然有些兒相同的地方聚在一塊兒演說於聽衆應有些便益不過我所說的話絕無興味徒催諸菌先生的眠氣極單簡的幾句話也聊以塞責而已我們第一件可喜的事可以誇耀於諸菌先

生之前的便是我們的本體還沒有被人類的醫學界中發見七八年前有個某醫學家倡言那患病的血液中的血球裏有一種原蟲說就是我們的本體其實這位先生研究還沒有確實不過先說這一句空話還得研究幾年再能發表於世咧其實我們的本體如何瞞得過人類卻也不瞞諸菌今天在會場上我也不必說了省得洩漏到人類界裏去要知我們最得勢的時候就在西歷一千五百五十年當兒盛行於歐洲那時死得人也不少到了十九世紀也很流行於俄羅斯意大利普魯士等處不過這勢力便不大盛了起先我們的足跡那裏能周遊各國也是那種旅行人帶著我們到各處去因而各處便發生了大概這些行商勞役以及乞丐囚徒都是我們的好相識也都是我們的介紹人因為我們的性質和那富貴人家養尊處優的卻絕迹不相往來倒喜歡和貧苦之人相處要是地方上遇著飢荒他們賑濟的人兒還沒有到我們卻捷足先到了還記得中國在前清宣統元年的時候清江一帶地方遭了荒歉那些逃荒的難民紛紛的攜老扶幼結隊成羣就食於鎮江那時英國有兩位醫生前往賑濟誰知我們卻先到了正在猖獗的當兒我們便想法子移到英國醫生身上去不到幾天那醫生被我輩傳染嗚呼哀哉向天國去了所以憑你外國人的法子大尚且逃

不出我們手掌何況那糊糊塗塗的中國人呢我們的勢力在中國南方還少在中國的中北部卻漸漸的盛起來了從前漢口地方我們也到過他們也不管是什麽病原籠統一句總說是時症罷了可知道我們的進行如用兵一般乘其不備而攻之所以我們第一件注意的便是人類的衣食住這衣食住卻和我們有密接的關係倘然衣不潔淨食不充足住不軒爽我們就乘虛而入除了這打飢荒的時候還有一處地方我們也常常光顧的你道是什麽地方便是監獄中所以人家就題我們兩個綽號因為我們時常發生於荒年之中便喚做飢饉窒扶斯又因為我們常常喜歡到監獄中去遊玩又喚做監獄窒扶斯其實要是我們的雅號豈至於此譬如在戰地的軍隊中我們也很有潛勢力你想戰地的軍士何等困苦何等疲勞衣食住三件都是很不舒服的我們趁此機會便可以向他侵襲這就可以稱做戰時窒扶斯其次便如貧民做工的人這一班人大概是不講究衛生的而且許多人集在一處這些工人寄宿所走進去便教人立不住腳汚穢狼籍最是不堪但是我們卻常常光臨因此我們又該取名貧民窒扶斯了還有一等我們的好朋友就是那吸人血液的昆蟲類蚊子跳虱臭蟲等類最和我們要好那裏頭臭蟲要算是我們一個大大的功臣為什麽呢那昆蟲

之中最出力的是他因爲臭蟲多棲息於空氣不流通日光不充足的屋子裏他從這個人的血液中移到那個人的血液中宛如一個大輪船把我們搬到殖民地上去了其實我們傳播到別的人類身上去有直接的傳播也有間接的傳播譬如那病人的汗唾液呼吸等傳染到別人的便是直接的傳播至於衣服臥具洗濯的東西器具書籍之類也可以算間接的傳播我們侵襲人類大概須經八日到十二日的潛伏期在這潛伏期之內一毫不覺得什麽然而我們已在那裏埋伏運動了到了發病之初突然之間覺得怕冷戰慄那熱度漸漸達至四十度脈跳自一百進至一百二十屢發嘔心嘔吐頭痛腰痛關節痛身體倦怠精神朦朧譫語不止便一一都發現出來了到了三天以至五天便漸漸到了發疹期顯出來了皮膚上發出小圓形的薔薇疹這種疹子用手指捺緊了那顏色便發消褪先發現於胸部腹部一兩日內就遍布於全身那疹子發出來時熱勢稍退停一會兒仍復如前并且愈加昇上大概發病後兩禮拜那病狀最盛之時往往在這個當兒送掉性命要是命中不至於死的過了十天之後熱便漸漸退下種種的症狀自然消失了這是我們經過的情形更有一件我們的形狀發現出來很有些兒像那痧子先生人家便當他痧子先生取締這又是我們一個傳

吳越之夜航船。而在陸爲何物。惜余非北人。亦未多行北方。然約略就記載傳說而斷言。惟窮民短搭二把手車等。或有三數人之乘合。但皆有臨時湊起。並無如航船之依期往來。能容十數人乘合之車。然則我國陸行之交通。乃數千年以來。爲私人單獨自由行動的。未嘗爲公共集合。約期交往的。是宜乎由修闢道路。以利公衆。而至欲製造火車。以縮期限。皆彼人熱切圖之。吾民之觀念至今冷淡。是則一乘合馬車之有無。豈不所關甚大。且所謂乘合馬車者。既能容受一二十人。形式巨笨。則製作非易。輪軌寬廣。則道途必闊。免於多人之跌撞。則土地必平治。其民能勉構巨製。辦治坦道。與其民之不能者。較量性質之堅忍與苟且。後日所得遭際。畢可不察而知。此其人所以於區區一乘合馬車。代其先民有驕色也。乘合馬車者。其實彼人發明。亦止三數百年。其製約如今日電氣街車之半。而拉以兩馬或三四馬。中間對坐十許人。車頂置行李雜物。窮苦者爬坐頂上行李間而廉其值。其初以定期行於州郡之間。如吳越之航船。至今雖形式粗治。大加改良。而鄉村尚有此車。其規則不甚異同於圖畫中之古物。迨晚近百年來。小變其式。但載乘客。不載行李。行於城市間。遂爲今日街車之祖。乘合馬車之名。日本謂街車。余則取而泛稱多人乘載之客車。古行州郡間者。但曰郡國公車而已。上海惟三數年前曾於靜安寺及梵王渡之間。見有小號之乘合馬車。東京街車。余於癸丑年在彼。尙無電車。但有乘合馬車。惟已行於軌道之上。街車行於軌道之上。全世界未滿五十年。初於軌道上但行乘合馬車。二十年來遂行電車。初則電線掛於杆上。如今日東京上海之式。今則歐洲大城市電線皆安設地中。惟歐洲大市間。在其最殷繁之處。深以軌道爲阻礙。故不設有軌街車而以無軌乘合馬車代之。至於一九零六年之前後。遂突以摩託街車。全代乘合馬車。今則惟郊外窮街。尙有馬拖車之迹。餘則止見電氣有軌街車。及摩託乘合街車矣。若上海福建路之無軌電氣街車。余却未在歐洲見過。恐以上所述。淩雜無序。容易混亂。故復條列之如左。

(一)郡國公車之乘合馬車。大都一層。卽歐洲舊時陸上之航船。今惟村鄉有之。(火車初行時郡國公車聚衆反對甚劇烈)

(二)街車之乘合馬車。初皆無軌。繼則或有軌。或無軌。有一層。或兩層。倫敦皆兩層。東京有軌者止一層。上海梵王渡無軌而得其形似者。亦一層。

(三)有軌之電車。線有掛於杆上者。有掛於地溝者。歐洲多兩層。東方止一層。惟前年過印度錫蘭。亦見有兩層之電車。

（四）無軌電車。余止見於上海福建路。

（五）摩託街車。皆無軌。有一層或兩層。倫敦皆兩層。

客問街車有兩層。其上下當甚不便利。高而任重。又必易於傾覆。不知何所便而取此。

答曰。倫敦之乘合馬車與鐵道馬車。通行兩層。由來已久。故近來代用之摩託街車與鐵道電氣街車。仍沿襲制電汽街車之寬廣。過於上海者遠甚。通常下層額坐乘客二十八。上層三十二。摩託街車之大小。略與上海無軌電汽街車之大小相似。不過其形制遠不同。而且此爲單層。彼爲雙層。下層額坐十六人。上層二十有二。上層之扶梯。電氣車與摩託車皆在車尾。英國街車無頭二等之別。惟法國有之。法國每以上層爲二等。下層爲頭等。若英則風和日麗之日。喜乘上層者多。名相葛蘭斯敦曾言據街車之頂。遊行倫敦市。亦算一樂。自有此故實。故乘坐車頂者。愈增其興味。且摩託街車之車頭。短欄四周。列椅前向。豁然爽朗。在市則窗貨山積。歷歷入目。出郊則川原遙矚。樓閣彌望。迥與自馳平車者不同。誠可爲寒酸客之一樂事。至於扶梯之上下。其層級雖窄狹。但頗極坦適。精銅之欄。盤旋而稱手。在西方則孩童婦女皆猱升矯捷。毫無危苦。但不知於我寬博病夫。蹣跚從事者。能合式否。則非我所知矣。

客問予言摩託街車。但行於殷繁之市街。何以又赴郊外。
答曰。電氣有軌街車。但在郊外及附郭。殷繁之市街。不利於行。若摩託街車既在殷繁市街。終日如穿梭之往來。而復郊外僻巷。無所不至。電氣街車所經行之道。摩託街車亦行之。其不經行者。摩託街車獨行焉。自有摩託街車。代用乘合馬車。其氣燄幾有掃除電氣街車之勢。從前街車止達近郊。如上海則達楊樹浦而已。今之摩託街車。漸推漸遠。遂達吳淞。達南翔。甚則徑達松江。有哲雷斯敎者。去倫敦城心三十英里。正如松江之與上海。向爲獨立之城市。今爲街車所聯絡。已附屬倫敦。而爲其外郊。摩託巨車之製。日漸一日。皆視爲新寵物。去倫敦三五百里之海口。船來之貨。從前皆由火車運送倫敦。貯於郊外貨倉。今則因倫敦倉地昂貴。卽建倉於海口。源源由摩託巨車。零星輸送。零星運載爲火車所不便。而摩託巨車便之。火車運入貨倉。轉運肆中。又需換車。摩託巨車能由海口貨倉。直達市肆。而且取携之時間。皆可隨便。其價又不高於火車。安得而不樂用。所以前年江陰欲通鐵道於常州。孫中山先生曾勸但造馬路。費可遠省。若行摩託。功用又不讓火車。孫先生從前堅言我國支路。皆可以摩託巨車濟其急要。余亦甚韙之。惜吾民平治道路之興味。甚爲薄弱。亦可爲劣等民族之表證者矣。前年孫先生又曾言。美國人常惜火車速度之低。故新有企畫。東自紐約。西至舊金山。北由朱家角。南達聖魯伊。開一十字水泥道。馳行摩託車。期紐約一晝夜可抵舊金山。（一今火車當行五日）不識後來此種工程。果着手乎。然亦可見摩託力量之非凡矣。

客問美國人惜火車速度之低。不知其最速之度。究有若干。

答曰。美國獨立於新大陸。如歐洲各國之國際競爭。略較減少。復以歷史上之可保守者不多。故其建置。都有自由規畫。任意擴張之便。而產物豐厚。工商業適又異常發達。製造之能力。駕英法比而抗德意志。宜乎其人皆喜新好大。務爲超勝。卽如火車之速度。中國之特別快車。如滬甯鐵道等。大約爲每小時四十英里。卽中國百二十里。而英國特別快車。則每小時皆六十英里。合中國百八十里。美國之特別快車。通常爲八十英里。合華里二百有四十。然美國人猶以速度爲未足。常開過量之快車。而火車失事之多。亦以美國爲特多。更可笑者。美人至英。皆譏英車爲癩蝦蟆。在車中時時作揶揄聲。顯露其不痛快之色。憶辛亥之秋。我國武昌起事時之前一二月。有美人四十餘。由輪船在英國南海邊主要軍港柏雷茅塢登陸。乘車赴倫敦。適其時間中。並無交互之車。美人又驕其富厚。隱輕英之工役。愛得老酒貲。易於指撥。遂於開車時私給駕車人酒資數金磅。而英之老工役。亦老氣橫秋。視美人爲鄉間暴發富翁之子弟。狎昵之而狥其好弄。遂漫應焉。且知車中人侮其車之不速。乘此時機。亦欲以加速者顯其神通。不料甫行數十里。於轉灣處突然出軌。得金之駕夫。固不曾享得老酒風味。而已成爲血漿。彼四十餘之新大陸游客。亦不曾到得倫敦。同爲肉餅於車箱中。此種好奇之惡戲。我黃面皮之東方病夫。素有登高臨深之戒。固萬不肯爲。

客問西人視性命如此之兒戲。前因火車失事與街車肇禍等。忽起根本之反對。想決然無之。但西人甚重經驗。凡駕駛不精熟者。決不任其從事。而禍事當然減少。然乎否乎。

答曰。因禍事而起因噎廢食之反對。如因火車失事。而曰火車到底要不得。因街車肇禍。又曰街車實爲禍根。其不開明時代。在古書中亦常有此種論調。惟今則決不聞有此聲。且人情少見則多怪。習則安焉。假如中國遭風遇險之船。及乘舟落水之鬼。亦時時不絕於聽聞。不聞因此遂咎舟楫要不得者。安之數千年故也。駕車御機。必選熟手。此不惟西人甚重經驗之故。而其營業之資本系之。亦挑選出於天然。失事肇禍之因由。於四圍之種種。皆有關係。西方火車。路線繁複。往來錯雜。街車所經殷繁。阻礙較多。

故火車之失事。遠比中國爲多。中國一二年中。輕易不聞有禍事。若西國則時時聞有火車失事之記載。至於城市車輛之肇禍。街車括其中而居大部分。倫敦近年平均之報告。傷損者每年約二千次。因而醸命者。亦年過五十次。故若正命之君子。不願立巖牆之下。惟有沉舟毀車。老死不相往來。以樂其桃源之樂而已。雖然。何處是桃源。此必問津於滇黔山中之苗大哥矣。若拖其辮子而臥於窮鄉積薪之上。厝火其下而不知。自以爲桃源。是使子孫把臂於苗大哥。相哭於黔滇山中者也。

客問西洋紙幣劃一。自無兌換銀錢之必要。但日本尚有兩替店。以換多額之貴幣。謂西洋欲挾一多額之貴幣。購買最少數之物。則又何如。

答曰。英之金鎊。法之二十佛郎金錢。與德之二十馬克金錢。僅抵華幣十元左右。在彼人之目中。止看做華銀一餅。假以華銀一餅。向賣菜者購菜兩三角。欲令找錢。大都有難色。若購數十文之物。交涉於負販之人。更無找換之事。在西洋單購數十錢。値英幣一辨士之物。而以金磅使人找錢者。固屬甚少之事。然遇不得已時。較大之菜攤。亦能欣然樂受。否則彼亦必能代向近處店鋪換得零錢也。若數至兩三角。値英幣六辨士之物。挾中國一元之銀餅。找換有難色者。彼挾十元之金磅。無不找換自如。毫無爲難。

紙幣雖間有一鎊一張。而全世界通行之英倫銀行票。則起碼五磅。約合中國五十元。而找換亦甚便利。卽有人不願使人爲難。欲得零錢以買零物。最便之法。卽持五十元紙幣。購郵票三角或五角。卽隨意找得零錢。郵便局固數十百步之內。卽可得也。

客問郵票用處甚狹。非人人所需。因換錢而費買之。豈不空閣。

答曰。購郵票以換零錢。原不過特別之一法。非人人所必爲。因要求找換可。直向路旁大店乞換亦可。各法皆便。維大都必犧牲短時之柔言怡色。往往有時非所願。不若郵便局之直接。因郵便局零錢既多。且略有應當收兌國家紙幣之義務。至於吾人之觀念。以爲郵票非人人所需。則彼中人必至不解所云。因卽數齡兒童。亦豔慕與親長通問。故中人之家。每父母與其兄弟通候。其子女亦作書請安。斷無附入父母信筒之理。必向父母乞得郵票。另函發之。父母亦欣然給與。且導之數爲比鄰小兒女之相見。各屈指而數其所發之信。多則以爲榮。面有得色。不如人者色頓沮。故居家晨起而無郵夫捺鈴打門之聲。衆皆鄙笑之。

客問西洋既通信如此之盛。每家必有郵筒。何必再有捺鈴打門之事。

答曰。各有郵筒固矣。卽無特別受信筒者。於門之下半正中。必有一狹縫。精銅飾之。以便納信。即報紙等亦可塞入。然郵夫旣將郵件送入特別之受信筒。或普通之門縫內。有鈴者捺鈴。無鈴者叩其門環。(門有一環。釘在門之正中。或圓或長。形式不一。或銅或鐵。皆鑄成花紋。頗有高價者。專爲叩門之用)皆報知室內。使其急往受取。捺鈴與叩環。有一定程式。重且聲急連爲兩次者。郵夫也。猛作一響。送達商品等之粗人也。輕響一次。其聲甚微者。類似乞丐者也。輕輕疾擊四五次者。賓朋也。或則有身分者也。故若叩門捺鈴之法有誤。往往受婢僕之輕藐。其人望信也殷。在床上聞門鈴猛擊兩下。必披衣急起。或即不急盼信。聞此聲者。亦公認爲非惡聲。故枕上聞門外郵聲。晨餐桌上。在食器邊看晨報。皆早起第一樂事也。

客問今日歐洲因戰事乏人。盛倡添招華工之議。於俄於法於英。且已實行。不識此等招工之結果。與昔日南洋美斐澳各州之猪仔問題。有無異同。

答曰。此種問題。繁複已極。各地方之情形。種種不同。每一時之時勢。種種不同。而我國人民前後之開通閉塞。文明野蠻。種種又不同。故若執去年之歷本。查今年之節氣。執東鄰靑菜羅蔔店之帳簿。算西邊粉條麵筋店之盈虧。不免生出隔靴搔癢之弊。今答執事之問題。當先以種種不同之情形。拉雜舉答。以爲討論之前提。

客問請先舉其一端。

答曰世界人類冒險之性質。本不甚相遠。遠古不必論。但言近古。彼中盛稱麥哲倫在哥倫布之先。尋得好望角之航道。然我明三保太監之繞好望角而西行。卽在其時。惟彼則漸啟海外殖民之野心。我則至今以家食爲吉。雖明季因國變而流亡。以極多數之福建人相率移殖。（零星隨時南行。漢唐以來。卽不絕其人。故壻於土酋。王於島國者。記載不勝書。）皆視爲逃死而已。自毫無殖民之觀念。然此雖自由赴海外覓食。而工作舉動必多少已受葡萄牙荷蘭人等之支配。稱之爲最早之華工。亦無不可。在其先之零星外赴者。爲巫來由等土人之客民。未與歐人接觸。華工之名莫由賦與也。自是而因海禁之甚嚴。其外逃之客。必感當時工作耕植、頗可饒給。於是記憶親友而欲誘導其出境者有之。廣據田園。而思得邦人佐助其闢治者亦有之。由私越關口等之詭秘。自又生出騙誘販賣等之把戲。其時在南北美釋奴戰爭之先。殖民地之白流氓。必皆有販賣黑奴之氣習。吾逃人之不肖。以內地拐騙之性行。加受白流氓待遇黑奴之氣習。於是販猪仔之組織以興。最近不滿百年。海禁既大弛。歐人之殖民南洋者。又日多一日。墾闢之廣。隨在需人。黑奴已不易販賣。於是得販猪仔者之迎合。而我國之猪仔。遂代黑奴而爲南洋華工之祖宗矣。當時美其名號。亦可但稱爲華工者。蓋明白招赴之自由工人。亦實居其一部分者也。若招赴舊金山之華工。則自由人居八九。而猪仔惟一二。此實爲華工改良之第一步。今人與猪仔一概討論。不免粗畧。至於南洋之猪仔。曾極盛於美洲華工之前後。而且至今尚有一種組織。不免含有三分猪仔之意味。是猪仔者。實受黑奴之餘波。在前三十年。追溯至前一百年間。一種之傳染病。今日此種黴生物。已有撲滅淨盡。無從發生之理由。今所存者。止其變形之新黴菌。已進種者耳。

客問猪仔時之情狀究若何。

答曰。猪仔之歷史。零星瑣記。與夫傳說於口碑者。頗不爲少。今惟就我所躬親聽聞之數事而言。亦足以見一斑。在猪仔已經衰微之時代。即十五年前南非洲招工之時代。此屆之招工。實尤較五十年前美洲招工爲改良。然深印於國人之腦中。亦若有猪仔之淩暴。則斷然不合。倘以爲工頭管理過當。有若上海黃浦灘馬頭虹口馬頭等處之工人。遭印度巡捕及三道頭巡捕等之侮辱。當時頗多此種新聞。雖據彼中人之口碑。而謂華工在南斐。多以不規則之舉動。有時召辱。其說亦當可信。蓋此次李石曾先生由法回國。述及梁士詒招去之工人。已出有強姦偷盜數事。即此亦足以爲我國苦力失敎者之悶損。然幸而此次在歐洲。亦止處以相當之罰。未嘗多加侮辱。而南斐之情形。必至今尙大大不同。前五年余乘德國郵船東歸。親見船上茶房水手。甚而至於下等之船員。在地中海濱尙和顏悅色。一入蘇夷士運河。遇見埃及土耳其人。即時時用其拳足。其時即對待東方客人之面目。亦頗改換。所以上海之流氓。無所可畏。亦畏外國火腿。去年黃蔡兩公之行喪。觀者如堵。余親見所謂三道頭巡捕者。在人叢中故意用其外國火腿。以施威風。且時時出其巨掌。擊看者之嫩頰。淸脆有聲。受者亦有慣而不敢爭者。亦有笑而怡然安者。此等使用外國火腿之人物。在彼中固亦微賤。然爲其同類之初至東方者見之。其始亦必爲之忸怩。因侮辱他人之事小。失其品格之事大也。然久而習之。亦遂安焉。且或效而尤之。故彼中有道之士。深嘆此等東行之人。得其利益而墮其敎育。故南斐華工之已事。謂爲曾受侮辱。必爲事實。若以比於猪仔。恐擬不於倫。然此一問題。當別加討論。吾答三十年前猪仔之情狀。忽引起十五年前南斐華工之故實者。因有一事。足以證明當日猪仔之機關。南斐招工之年。友人徐子鴻先生秀鈞。即爲衆議員而遭袁世凱鎗害者。振奇人也。由東京至香港。欲以苦學赴歐洲。

忽遇南斐招工之事。彼亦赴招。欲親察華工情形。且欲開通此曹。歸爲革命之佐助。彼於報名收錄後。卽爲載往香港口外之小島。不任離島。以備集有成數。載入海船而放洋。雖在島食飲周給。並無淩虐。然已失行動之自由。望海天而迷茫。於是想見當日猪仔機關。卽爲此等之設施。故彼時可零星誳拐。頃刻卽隔人境。無可追求。徐先生畢竟因在島中對衆工爲劇烈之大演講。爲工頭所忌。除名逐回。然昔年猪仔之鬼門關。得先生之好奇。依稀求得矣。

客問島上暫拘工人之自由。於猪仔問題。有何關係。

答曰。此有絕大關係。當日之私招華工。必爲白人所承認。其招工之若何困難。華官之若何干涉。手續當若何之離奇。止去其猥籍過甚者。又必爲白人所首肯。而加以蓋護。其時之猪仔。皆零星誳拐。據我向日常常所傳聞。其誳誘之法。首出於賭博。次取於冶游。更雜得於酒食招邀。道路刦奪之中。道路刦奪者。直伺伏於僻徑。待可欺者經過。卽一人突出遮其口。數人强納於麻袋中負之而徑行。此與强盜刦財無異。難而且險。過猥籍。亦必爲白人所不許。其酒食招邀之法。卽借種種之因緣。輾轉而得親近。漸爲酒食之往來。或久或暫。視乎機會。乘醉或下藥。引於下手地卽迷之入小船。或强納於麻袋。而後負之入艙。各隨所便。故當日常聞南行者作信口之劇談。謂至汕頭香港。切不可攫人酒食。至於冶游場中。則牽引自易。而酒食之緣亦多。而其最後。亦不外乎酒醉藥迷。遮口入袋等之結果。若賭博之法。既爲粤中所最流行。而又爲最穩便。以賭博而接近酒食。接近冶游。仍當用上舉之老戲法者。固亦有之。然對於强硬者。皆就輸錢過多。虧負甚鉅。卽封而勒贖。此固振振有詞。常可於白晝通衢。行其遮攔。至十六七之愿者。因負博資之故。而賣其身。或聽信作工之獲利。能暢續其博興。皆自願入小船之艙。與痲袋客同行。或此中竟有健者。能助紂爲虐。造就而爲異日猪仔之頭。此等賭博賣身。因貪作工獲利。而持續其博興者。至今內而澳門。外而新嘉坡等處皆不能絕迹。常有一屋駢居數十人之多。其人作工用錢。皆失其自由之意志者。卽吾前日所謂尚含猪仔之意味者也。惟待遇之凌虐。今已銳減其度。必入山深處。或尚留一部分之黑暗。以待樸愿之子。則未可知。蓋耳目近接之地。華僑中之志士仁人。防察不遺餘力。卽一般苦力。亦聞所謂人道主義。能得其同胞之保障。而敢與頭腦違抗。則質而言之。今但有所謂受欺之苦工。而不得名爲猪仔。猪仔者。行動身體性命。皆永無自由之一物。在黑奴籲天錄中。或可想像其情狀。前所言者。至入於痲袋入於小船而止。而海天萬里。

如何倏忽卽失蹤迹。則恃有海上孤島。有人認爲貯工秘密所。加以蓋護之故。既入島中。則呼籲不聞。身雖尙寄母疆。不啻已入異域。猪仔之滋味。卽於此而初嘗矣。觀於徐先生以堂皇招雇之工人。尙失自由。而猪仔到此之先受下馬威。其苦趣可知。可笑三十年前海島之地點猶是。而海道之通行亦廣。何以華官瞶瞶至此。此語於今日學生時代海情甚悉之人。固有所不解者也。

客問當日猪仔之出口地。既在澳門香港汕頭等處。大約所騙拐者皆爲粵人矣。信乎。

答曰。以今日南洋羣島之工人而言。閩籍與粵籍外。誠少別省之人。當日之猪仔。其强佼者已轉變爲工頭。爲富室。而弱劣者早塡溝壑。猪仔興於粵境。自以粵人爲多。然遭騙之人。以吾所聞。實不限於粵籍。恐異鄉人而入賭場與妓館。尤易遭騙。其既入猪仔之隊。尤遭淩虐。故易塡溝壑者。必爲此輩。是以今日南洋猪仔之孑遺。無復此輩蹤跡。吾所親聞之猪仔故實。止有數則。皆不關係於粵人。其一則三十餘年前江陰有某觀察之公子。因省親粵東。忽失其所在。某觀察方有權力於粵官場。然雖知爲猪仔頭腦從妓館誘去。而一無可以着手根追之處。止能付諸悲痛而罷。事隔數年。方由其子輾轉託人。幸達一書於其父。始知落於猪仔欄中以後。淩虐作踐。無所不至。轉鬻數處。無一苦工不作。最後賣入某埠西人之手。令爲鞋匠。幸公子素聰慧。以製鞋合式、得主人歡。故能略得自由。設法傳書於其父。聞某觀察後備五百金往贖。始得其子生還。又聞一事則在二十五年前今日鼎鼎大名屢欲運動交通總長之楊士琦。當日與其兄楊士驤楊士某楊士某等。皆方爲舉子及小京官。居於北京之前孫公園。其父曾任兩廣總督。故有大宅於京華。士琦之兄士某。辛卯中舉人。南至廣東打抽豐於其父服官之地。壬辰二月入京會試。乘海船至汕頭海中。據其同伴者所言。夜起如厠。遂失蹤迹。落水則不類。投海尤不合。遂喧傳被刦爲猪仔。余時恰在都中。親見渠家圓光問卜。無術追尋。以今懸斷。大約失足於海中。如謂其兄其弟。此後方於國中大出風頭。做總督。爭總長。此人尚在某埠製皮鞋。似乎二十年來。海情大通。不應留此秘密。然當時有猪仔之傳言。則可見彼日猪仔之氣燄。猶如火如荼。猪仔之運氣。與中國之國運。皆衰於甲午戰敗以後。因爲木屐客打開大門。國人知海外尚有人境。而海外之鬼蜮。其技亦漸窮。方楊舉人在汕頭失蹤之日。正張之洞方卸粵督之時。張之洞之督粵。鄉人胡孟棐先生亦說一事。與猪仔有關。有粵人富室某氏。海外歸來之暴富兒。羣指目爲猪仔頭。然莫得顯然之佐証。且其所交豪棍惡役甚多。潛勢力頗大。張之洞訪確。一日邀請署中宴飲。某氏心雖知其有異。然無恐怖。蓋卽繫獄。自恃官吏皆受其支配。可以立出。不料既入飲。初則酬接甚歡。席甫撤。張令人突數其罪。出甲士及劊子手。命立決於客廳前之庭院中。就刑時。某氏顏色從容。以臂上値價千六百元之翡翠鐲。向階上擲斷之曰。我今始無所需若矣。乃受戮。或云此爲李瀚章時事。終之三十年前有此一事。粵中老輩必人人能道及之。

客問美洲華工。及斐洲華工。其與猪仔不同之點。究何所在。

答曰。美洲華工及斐洲華工之詳細情形。吾少有所知。不敢瞎說。但與猪仔之分別。兩言可決。卽一有自由。一無自由是也。華工縱在工作之地。所受之待遇或苛。皆家屬能知其所在地點。工約有一定。最後復可認虧而辭工。若猪仔則已爲賣奴。出於拐騙與非拐騙。皆不任交通於家屬。並無所謂工約。載重扶疾。一惟主命。違則撻楚。死則委棄。直與牛馬同一待遇。此必昔日南洋之猪仔。曾遭此酷毒。若美洲與斐洲。不聞有此慘狀。美洲今日之華工。已與華僑相夾雜。或昔日華工之子孫。已轉變爲華僑。且地屬於白人之家室。更無從發生過於野蠻之待遇。故今日美洲華工之自由。似又勝於內國上海之工人。而五十年前之舊情。則吾無所聞。不知曾否有甚惡戲。至於斐洲之華工。

開招於一九〇三。至遣於一九〇八。今日已絕其迹。今日南斐。且嚴禁華工入口。故余此次歸國。過好望角東邊之『都班』埠。聞尚有華商數十百在彼。華人乘客登岸者。受關吏詰問。當斐洲正有華工往開金礦之日。卽余初寓倫敦之時。曾因王亮疇先生之介紹。晤一黎君。彼乃都班之華商。因領事劉玉麟不能阻止華工之受虐。黎君不平。親赴英倫。控訴於公使汪大燮。余問其受虐之狀。無非華人工頭。倚廠警之勢。任意鞭笞工人。抗者反被禁錮。或則疾病强令工作。偶至殞命。此等待遇。在豬仔時代。必甚尋常。惟彼時已爲我國公理人道爭論發達時代。故在黎君甚憤慨。而劉汪則漠如。蓋入英人先入之言。以爲此等工人皆去自北方。無一携有家室。而不規則之奸亂。肇事甚多。（今此等故實。尙爲彼中人纂入一通俗百科詞典。我等老鄉親之稍欠敎育。舉動離奇。亦實有三分召侮之處）余問黎君。黎君亦不能爲諱。然因時間已入二十世紀。所有野蠻之待遇。不過甚小部分。其大多數在彼。皆熙熙皞皞。頗多樂事。黎君旣歸都班。又曾寄示華工在彼演戲賽會等之照片。想見其中尚有人境。決非當年南洋豬仔所曾享也。但其地旣在斐洲。正黑奴求生不得之地。於此而欲討論華工境遇。曾否留改良之歷史。吾旣非所深知。必當略之。若今之招赴歐洲之華工。其事旣爲破天荒。其論斷必有所特別。因不可牽混於南洋昔年之猪仔。又未可例以美洲華工。例以斐洲華工。惟此次歐洲華工。劃分赴俄赴法。(今日英所招者以前亦令赴法)俄雖號稱歐洲。但其自待流人及猶太種人之名譽。素不甚華。且報載俄人虐待華工之事。已非一次。俄情非吾所悉。今亦止可略而不論。吾所可就執事歐洲華工之問題一加深論者。惟西歐英法方面之情形而已。然於討論此次西歐華工之先。最好又必舉昔日華人在彼之似工非工。與竟在工以外者澈底敘述一番。而頭緒又較可清晰也。

客問西歐華工之情狀究若何。

答曰。作工於西歐者。雖久有其人。然不得被以華工之名詞。西歐之有華工。當自法國去年招工始。然內國人之意影中。覺西歐亦多華僑。倘非作工。何由而集於彼。且昔日作工之華僑。於今日法國之華工。其分別何在。此皆甚費猜量。故吾昨日以爲如欲細說今日華工之眞相。當舉昔日之作工華僑。先敘其大概。欲敘昔日之作工華僑。不若並舉西歐向來華人之歷史。亦罄吾所知。縷述其品等。自更覺頭緒清晰。

客問西歐之有華人。自何時始。

答曰。其眞確之歷史。甚難考求。因我國無名之英雄。亦頗不讓於其他種族。儘可十四五世紀以來常有華人赴歐。因彼中古籍。常及華人幻術等等。可見必有江湖賣技者流。輾轉達彼。我所知之較確鑿者。已在晚近。卽倫敦南金星墩博物院中。有中國海船之模形一具。稱係道光二十五年有同此模形之一船。從上海繞好望角。入於倫敦之太晤士江。華船之去歐洲自此始。我國官場去歐之最早者。旗人斌椿。於同治四年奉委西行。其乘槎筆記中敘述往遊倫敦南部水晶宮。已見有安徽詹姓。身絕長。湖北王姓。身絕短。爲彼中人挾去。供人觀覽。則詹王二人之赴英。自在斌椿前。詹某家中世爲墨商。故老曾有見之於上海者。言彼入上海城門時。必彎曲其背。所謂水晶宮者。至今尙在。卽博覽會場之玻璃房而已。今日各國博覽會場之玻璃房。或華美有過於此。惟此水晶宮之玻璃房。實爲全世界博覽會之祖宗。蓋英國前女王之夫『洛波德』於咸豐中。首在倫敦城心之海岱公園創開博覽會。會罷卽遷其玻璃房於郊外。以爲紀念。有美國人出資租借。房內陳百戲。於房外闢大園。約二十倍於張園之大。其玻璃房亦鐵柱千百。氣魄壯偉。夏夜納凉。並有花火。詹王之前。華人在西歐曾留蹤迹。今可舉其姓名者。則有申報舊主筆之天南遯叟王韜氏。彼於洪楊初失敗之時。遁逃英國。曾居蘇格蘭都城之藹丁堡。王氏爲蘇州秀才。實曾與洪楊軍中有關連。蓋眞正老革命黨也。其人頗具才略。惟洪楊既被賊匪之名。而時勢又重君臣主義。故卒見擯於同光之世。雖有隱惜其才如李鴻章張之洞輩。皆莫能薦拔。縱王氏之智識學問。在今日視之。不免膚陋。然在當時。號稱能通外情。實無出其右者。

客問斌椿歸後。何時再有華官赴歐。

答曰。自遣斌椿歷聘各國之後。同治朝未曾續遣華官。直至光緒初年。始更派郭嵩燾爲正使。劉錫鴻爲副使。名曰特使。所有英法義比德俄。皆往遞國書。覲見元首。此行實有作爲常駐公使之整備。故去無幾時。卽任郭爲英法義比公使。任劉爲德俄公使。當郭劉爲正副特使時。頗交惡。郭告友人。直斥劉氏爲小人。劉氏果爲小人與否。並其小人程度果何若。今不能知。今所知者。劉在西洋時。迎合朝貴意旨。力攻鐵道。有指陳無數弊病之大文章。三十年前常採刻於時務策論中。一孔之書生。皆甚贊揚。我國鐵道之不能早出世。劉實有力。其所論之弊病。可笑自不待言。逆計當日。据劉所見聞。不應如是紕謬。蓋有固寵之計。而爲違心之論。眞有小人之意味者也。郭嵩燾在英。與上海報界。曾有小小交涉。因申報登載彼延倫敦畫工作像。像爲側影。不見左耳。郭言如是則見者必謂余曾受有刵刑。帽上不見頂珠。郭又言如是則見者將以我爲何如人。然申報之言。郭氏不承認。函滬電滬。囑其更正。皆置不復。最後並匯覆電之費。始答言轉錄倫敦日日新聞(Daily News)某日之報。郭遣隨員設法購得所指之舊報，竟無此條。再與申報理論。則道遠不理。亦止能認爲晦氣而罷。然此等新聞。在今人見之。直付一笑。決不辨正。而當時老輩則兢兢如此。日日新聞者。今仍爲倫敦自由黨偏於工黨之有力機關報。其創辦之時代。正與申報相先後。然該報在倫敦。不算甚銷行者。亦日印四十萬分。郭氏未終任。即以曾紀澤相代。郭曾二人駐在之時。歐洲之官費學生。始萌芽矣。最先有李鴻章派往德國武弁數人。尚不名爲學生。其名爲學生者。在郭氏正將回國之年。北洋派往水師學生二十餘人。即丁汝昌方伯謙等一班甲午斷送海軍之人物是也。另有文學生八人。二人留法。其一即馬湘伯先生之弟馬建忠。六人留英。其一即嚴幾道。其時名宗光。故字又陵。曾侯日記有云。今日嚴生宗光送來文字三篇。一題爲說法。一題爲奈端傳。一題爲某。頗有才氣。惟疵累尚多。余爲批改還之。其時嚴氏年約二十二三。今日老人星之伍總長。彼時亦爲美少年。以自費在倫敦西廟橋學校。時見蹤跡於使館。自此票大批學生以後。又曾陸續派遣。大約持續者十許年。惟甲申至戊戌。又爲歐洲留學界中衰時代。迨戊戌後之新留學局面成。而又別有景象矣。

客問戊戌以後。歐洲新留學之局面。得聞其略乎。

答曰。新留學之動機。發始於戊戌。自北洋湖北及上海之製造局南洋公學。合派三十餘人至日本東京。而留學之聲遂高。庚子遭拳亂。清廷大受懲創。僉知二毛子（謂習西學者）之必應培植。兩湖學堂及南洋公學又有派遣歐美學生之舉。余去英倫。爲一九〇三之夏。所知者。於英則有南洋公學學生五六人。皆在倫敦。又有曾爲上海交涉使之陳貽範君。似聞係北京同文館所派。大燒漢口中之有名人物丁士源君。及康聖人之快壻羅昌君。傳說皆保皇黨所資給者。陳丁亦在倫敦。羅則在鄂斯福。余則初居蘇蘭之蘦丁堡。其時止有同舟而去之厦門自費生雷葉兩君。其北扼北蹤又遇有顏永京先生之快壻舒鳳君一人。於法則有前一年孫慕韓同去之隨員如張靜江夏堅仲李石曾王述勤諸君。夏李二君皆辭官而爲學生。張君則輸其家財。而建許多教育上之事業。法國所有教育運動之小小成績。皆張君出貲。李君出力所得來。當時之孫慕韓。亦非今日之孫慕韓。其熱心道義。殊有足多。即以余去歐洲後一年一遄事而言。可見孫公當日之慷爽。蓋後一年則湖北之留學生二三十人已分居德比法三國。適孫中山又遊歐。（中山先生從前屢自歐而美而東。過一短時。又歷一週。故歐美社會最諳知者有二人。一李鴻章。一孫逸仙也）湖北學生如王鴻猷君等。即結一秘密會。交名簿於孫先生。有留學德國之陸軍生王發科者，既簽名。爲滿洲同學所恐駭。即大怖懼。赴法商於今日大名鼎鼎之屠戶所謂襄武將軍湯薌銘也者。湯亦簽名矣。亦大懼。二人遂伺於孫先生之客寓。乘孫先生出外。即徑入其房中。剖皮包而得名冊。奔首於法使館。長跪哀哭。孫公詰何故。如是云云。孫公大笑。即叱之曰。速返其冊。否則吾反將除爾等之名。王湯出不意。止能返其冊於孫先生。又跪拜謝罪。孫先生亦笑而置之。故當時之孫慕韓。敢作敢爲。富於平民性。遇能從事於改革之人。如孫中山康長素梁卓如等。皆敬愛保護。無微不至。即如張靜江李石曾諸君。亦皆孫公所感化者。不料近朱者赤。近墨者黑。繼爲柏林公使。即受德皇威廉第二之米湯。灌成爲帝國主義之頭腦。於是與慶王爲親翁。遂前後成爲兩人。然其所主張之帝國主義。徒以製造腐敗官僚。滅亡清朝天下。不曾得德皇開明之政治。而止贏得許多亡國大夫之笑柄。故不學李太白做詩。而學李白喝酒。我國人之崇拜德皇開明專制者。屢鬧極開胃之笑話。最後無不爲平民精神所勝利。所以現在開明專制創造家之梁任公先生。已熱誠反對德皇矣。德國之博士如張嘉森先生者。絕德問題發生以後。趕隨馮副總統入京。尚欲一力打消此策。今竟大出風頭。知惟反對德皇。可以爲中國建立大功。此眞突飛之進步也。閒話且少講。我等明日再講留學。

客問如是則歐洲留學之再興。蓋在一九〇二與〇三之交。此十五年內之狀況。試略言之。

答曰。自前清光緒十年以後。歐洲之留學中衰。亦約有十五年。至光緒二十八年。卽西歷一九〇二復盛。中間私人留學。亦相續不絕。不過其數甚少。如今日知名之辜鴻銘林文慶諸君。皆曾畢業於蘇蘭之藹丁堡。又或轉學德意志英國則南洋之華僑。時有少數往學。特其人皆習律師或醫生。以求衣食於南洋。並無以學問與國家社會相見之習慣。故非內國所知。法國儉學之企畫。雖其具體之行動。始於李石曾君。發端於近年。然開山之人。實爲崑山趙仲栩君。趙君爲製造局維新老輩趙靜菴先生元益之子。靜菴先生則於留學中衰時代。爲無錫薛公使福成之隨員。居法三年而歸。趙君又以使館學生繼去。照例各使館皆有學生數人。然名爲學生。實則從不入學。能延失風之法國寒士。去使館教授『阿培賽台』便算好學。蓋當初使館隨員。亦不算名貴。故學生實爲隨員之候補人也。脚力大者得隨員。小者得學生。當胡維德隨薛福成往法時。其初亦當學生也。但學生之額薪甚微。不過華銀六七百元一年。雖當時鎊價尚低，然有使館面子。除是躲藏館中。否則出必費錢。又需分寄家用。甚爲艱困。所以學生及隨員之低俸者。及我去倫敦時。張德彝之使館中。尙樓上遍布火油罏。及燒飯器。隨員學生老爺。皆自己動手。因與大廚房交涉。其値甚鉅。節省方够澆裹。則趙君雖頭銜爲學生。其無力入學可知。趙君則辛苦艱難。自習法文。出遊公園等處。遇窮人之閒宕無事者。贈以銅板。與之會話。久之作書於教部。得一廉値之農校。去巴里約華程二百里。曰『蒙達夷』者入之。使館且有詫而笑其迂者。卽一切學校之情形。使館繙譯等概不願與聞。皆趙君輾轉而得之。蒙達夷之農校。甚戛之農校也。每年除暑假外。學費膳宿在內。止華銀二百餘元耳。趙君在此校畢業後。卽薦李君亦就此校預備功深。此亦十五年前留學中衰時代之一段故實也。自一九○二後至於今日。此十五年中。始則各國皆有五六或七八人。一九○四湖北江蘇卽遣大票學生西去。各國倏焉皆有數十人。嗣後自費者亦續續而往。更有儉學會之組織。雖官費學生。頗受從前留學迂謹者之忿激謬論。以中國學界如是低下之程度。卽欲學步日本派遣官費生之法。於是節費限額。行其狹義。日形衰落。然自歐戰旣開以後。尙官私相幷。英法各過二百人。德比近百人。瑞士伊大利亦皆有人。此西歐關涉學生之大略也。

客問居留歐西者學生以外試分詳其種類。

答曰。學生以外。其數亦有數十百人者。則爲使館人員。領事則僅聞倫敦及英倫西偏之利物浦有之。皆請一西洋人攝代。並無特派之華人領事。亦無領事館。商則近十年始有古董兩鋪。曰通運公司。曰來遠公司。皆有資本二三十萬。有豆腐公司一家。亦有三十餘萬資本。新近與法人合辦。資本已擴至百萬以外。因戰事開後。豆粉之麵包及餅乾大銷。故驟然發達。此皆在巴黎。巴黎並有南京謝姓古玩雜貨店一家。粵人所設磁器店一家。倫敦除唐人街之雜貨鋪等。本來供給華工者。劃入華工內計算外。有飯館一家。曰探花樓。亦有五六萬元資本。又有曾兆安磁器繡貨鋪一間。資本二三萬元。本尚有粵人盧姓之磁器繡貨店。資本二十餘萬。通運公司支店一家。皆於歐戰後暫停交易。餘則比利時有代客賣買一商人。而爪哇大富豪福建黃仲涵有三千餘萬之蔗糖廠者。倫敦設有坐莊。但不設肆。此則商界之大略也。提及巴黎南京謝姓之古玩雜貨店。連帶想起各事。當留學生中衰時代。除唐人街大票唐人。及各使館人員外。其不倫不類之人物。當從謝姓說起。謝姓與四川某姓。皆隨曾劼剛赴法。謝則大約爲戈什之類，四川某姓則司事一流。司筆墨帳簿者也。不知如何與曾公使分離。未曾隨之而歸。二人流落巴黎。皆娶一法婦。謝本販玉器者。故即在法人磁器店內。購中國磁器。充做華來貴貨轉售法人。當時因其面目爲華人。物必可靠。故頗有願與高價者。因此而漸康。漸漸每年自回中國購貨。數年中。積資二三十萬元。其法婦所生之子。亦畧受中等教育。孫慕韓使法時。疑其精通西學。曾委爲商務隨員。而四川某姓則寒士迂闊。不能經商。其初最落魄時。有法人茶葉店。每日以廉値雇彼。穿服青布長衫。大呢馬褂。拖其髮辮。植立店門之前。以作茶葉來自中國之證據。後則漸有宕空法人，引彼共向州郡演講華事。以爲禮拜日等游戲場之消閒品。並裝扮新郎孝子。種種怪現象。不與彼中相同。可以驚笑娛樂者。無不引人入勝。每一塲之演講。多者可得百元。每月有數次演講。而所入甚豐。因此某姓亦能小康。但演來演去。聽之已熟。使人厭倦。故至留學再興時代。已久輟其業。否則亦必遭學生干涉。今其人聞尚在巴黎。生有子女。已半入法人社會。少與華人來往。

客問此等不工不商有如江湖落魄之人者。此外尙有若干。

答曰。有兩大奇突之人民。言其以自力發展。則甚可偉。言其終古一摟狗賣漿之狀態。

則甚可笑若傳聞失實。而有以爲甚可慴者則似稍過其情。一即浙江溫州青田縣之賣石器人。一爲湖北黃州天門縣之賣紙花人。前者去自三四十年以前。後者興盛於十年以來。所謂青田縣之石器者。即以下劣之印章石。雕刻碑坊屋宇。松鼠梅椿。水盂筆筒等等。凡可以爲書案陳設之小品是也。三四十年前之華人遊記。已在歐西遇有此等賣石器之溫州人。究不知去自何年。如何去法。或在甚遠之年載。已經西去。亦未可定。余去英倫之時。即聞居留各國之學生。皆言常逢此等賣石之人。大城小邑。北窮瑞典那威。南極伊大利西班牙。無處不往。大都長衫辮髮。手携網籃。置石器於中。穿街巷而兜賣。全歐約有數十人。後在倫敦西郊之植物園。果遇一人。瓜皮帽青長衫辮髮光潔。網籃整齊。見余微笑。忽忽前行。恐余將有詰問也者。民國建元之前一年。反對華裝及辮髮之聲已高。故又遇一人於柏林之曉洛頓波區。居然洋服楚楚。手提皮包。石器實其中。頗可比於彼中之高等小賣商。曾叩以每日能售若干錢等語。其人操溫州土白。不能了了。遂各點頭而別。此足爲改良之小販商矣。以吾人個人感覺。决無喪辱國體之問題發生。聞該業年來已有人設石器棧房於柏林。在中國成箱裝去。此等販賣者。即不必回國。可向該棧房按箱零購。每箱約價二百餘元。中間如含大件。止有百餘件。小件則二三百件。得大件則難售。得小件則易銷而利薄。惟大小件參雜之箱。最爲合宜云。天門縣之賣紙花人者。其零星赴歐亦必甚早。惟當初不甚接觸於居留國人之眼簾。且其數既少。故無顯著之聽聞。迨十年以來。去者突衆。遠過於賣石器人。歐戰將開之年爲最盛時代。約有二三百人。布於西歐。且孩童婦女各色皆備。從前止出現於小城。後來則倫敦巴里之大街。輕易可遇。其服裝雖亦半中半西。然無溫州賣石人之光潔。故國人對彼之感情。頗不欣快。常有干涉遣回之舉。卽政府亦曾化去甚多之錢。然愈遣愈多。倘非歐戰劇烈。恐年來必又增添巨數。歐戰一定。此曹自必源源而去也。

客問賣紙花者。挾何種能力。能源源去歐。料其必有增無減。

答曰。此等賣紙花之天門人。據云向在內國爲逃荒之勾當。所謂逃荒者。遇秋穀不熟。卽盡室流徙。輾轉他鄉。丐食而活。淮北一帶。數十年以來。習慣爲此。我等小時。每年冬季。卽見此等逃荒人扶老携幼。數十百人爲一羣。續續南下。丐食之法。每以唱歌小販等等。標其特點。習聞歌詞。有所謂『鳳陽出了朱皇帝。十年倒有九年荒』云云。大約淮北水利。不講已久。明時豪貴佔有田產。傭田者畏其豪暴。皆棄而傳食。逃荒之習。或即起於明時。故歌中稱及朱皇帝。天門是其鄰境。其人覺逃荒之利益。過於田作。或田作既罷。出而逃荒。有如伊大利之農民。至今在田事既罷而後。於其隙時。即赴英倫等處。向猶太人借賃手搖八音琴。一家夫婦子女環繞琴車。搖動以後。樂聲悠揚。滿街小兒女及小販婦女等。皆婆娑起舞。是爲英倫街坊中常見之活劇。一闋既罷。即脫帽向人家及過客索錢。每一農隙能得三四百元。或且過之。當時天門人逃荒於內國之南省。即與伊大利農民流轉搖琴於北歐諸國。同一性質。余聞廣東同人告我。往時此等逃荒之人。常由浙江越福建。徒步南入廣東。其人有此習慣。所以近年以來漸走漸遠竟至世界。余所以稱其竟至世界者。蓋在敦倫遇一賣紙花人。彼稱曾去印度『喀爾卡泰』有年。又稱其友曾至黑人國。彼處寒暑。與我們相反。就其所言之情狀。無疑無貳爲好望角。惟彼等在印度斐洲等處之狀況。余尚不能了了。果否曾去美洲。亦無所知。大約美洲必由海程。且禁止華工之問題較早。恐當此輩發其野心。欲遠走世界之日。已不易前往。或竟尚未有彼等縱跡。至於彼等在歐洲之行徑。余頗能言之較詳也。

客問賣紙花人在歐洲之情狀。究竟若何。

答曰。一九〇九以前。余雖聞有此等人出現於歐洲。然言者稱之曰流丐。余意亦不過一二華工水手之類。偶然落魄。暫爲如此生涯。以救飢寒耳。惟言有婦孺同行。則甚可怪。以向來海外華工。從無攜帶女子之事。然言者亦未親矚。無從知其究竟。一九〇九之冬。忽由倫敦唐人街上人告我。言有兩男三女一孩。到此數日。賃居於唐人街左近。男則出賣紙花。女則在路旁張帖。言能捕取牙蟲。而學生中亦以此來告。且言其女子解小足出示於人叢中。博歡笑以得錢。非干涉遣歸不可。使館不肯與聞。事將奈何。余卽走訪其寓所。在一窮西人家之樓上。六人聚於一房。男子二人。甲可三十外。乙則二十四五。皆着不完全之西衣。頭戴洋小帽。女子三人。一三十許者。卽甲之婦。手抱三四歲之男孩。兩皆老婦。一爲甲之嬸。一則乙之母也。皆華裝。若北方貧家婦。惟不破碎。問詢之後。乃知爲湖北之天門人。甲獨應對。自稱係作小買賣。因頻年田事不佳。故出而爲此。大約同縣散而之四方者。約有數千人。遠至歐洲者。亦有數十百人。此次大都由西伯利亞陸路而來。在哈爾濱出境時。向華官道台請護照。每人納費兩元。婦女孩童半費。並有山東人往國販綢者。每年尤多。大約年有一二千人。故道台藉此護照一項。年得欵項甚巨。並不留難。我等或則短搭火車。或則履行。每次火車之價。約十許元。可行幾千里。每行一程。卽在城市中做買賣若干日。然後再行。大約在俄國境中。曾歷二三十城。嗣後卽行入一國。其京城似名維也納。彼中警察。甚不客氣。不准做賣買。尤反對吾㜷之爲人治病。余問汝㜷能治何病。甲忸怩而笑曰。能醫牙。其㜷笑曰。卽是捕牙蟲。余曰洋人亦信此事耶。㜷曰若非警察干涉。願醫者甚多。甲曰在俄國境內。每日能治得二三十盧布。惜去維也納留彼三日。不曾許做賣買一天。後至茄門。一城。亦不能自由。故來此間。欲往大西洋國。(卽西班牙)余卽言此等賣買。喪辱國體。不如設法在此乘船回國。甲卽大稱善。余允代籌三十鎊。託唐人街之華人水手館。覓貨船。附其艙面而行。全家皆謝我。一若甚感激者。甲卽求余同至火車站取其箱件。因不能會話。被車站扣留。余與同去。知其來自德國薩克森王國京城之哲雷斯敦。卽所謂茄門一城也。彼擕兩箱去寓。余卽至學生會商定錢項。明日下午又往。甫至唐人街。卽見警察在人叢中開道。數十百下流西人男女。簇擁一老婦而來。卽甲㜷是也。前後背心。縫有白布一方。上寫治牙捕蟲字樣。皆爲英文。乃寓主人爲書者。因坐鄰近小公園之地上行術。爲警察驅逐而來。甲㜷見余大慚。余强忍。復至其寓細詢之。究有何人令爾治牙。爾不憚出街露醜而爲之。彼言無錢澆裹。今日强出。果已得七仙令。非警察干涉。必可得一磅金而歸矣。有唐人街一少年。同由人叢中來。在旁聞㜷語。卽曰所得七仙令。其五仙令乃一體面西婦。脫其小脚笑晛之。遂給之耳。甲妻詬其妄語。余縐眉曰。如此終非了局。因爲甲曰。余已約此間水手館王某爲汝覓得船隻。明日卽可行。伊稱謝不置。余再三囑彼等明日中午待我。更不可出。皆唯唯。豈知余明午攜錢再往。已盡室而行。莫能知其所之。始知彼等決非流落在外。無法可歸。直以此爲大利。而樂之不疲。後函告法同人褚君。卽以彼在伊大利斯土陵城賽會場中所遇此等人二十許。曾照之合相見寄。則此大小六人者。皆在其中。余乃愈爲之莞爾。

客問賣紙花人如此戀戀不舍於歐洲。想有厚利可獲。故不恤數萬里流徙之苦。源源而去。其志固可哀。而於喪辱國體一事。則甚費躊躇。子亦有說以處此否。

答曰。此事當分數節論之。一則此輩因困於內國生計之艱。覓食遠方。能得國中萬不能得之利。如某甲告我。倘賣買順手。每日平勻可獲一二十仙令。是每月可得華銀二三百元。除去一家住宿飯食等等。所餘之數亦巨。卽或諸多窒礙。終未能達其順手之目的。然數十百元一月。數人分頭覓取。必可得到。故後來余聽唐人街上人言此輩在數年內興盛以來。滙去中國之錢。亦年有數萬金。彼等自有滙寄機關。其人雖言不甚了了。然以余揣度。其人必有小小機關。又有頭腦規則。則無疑無貳。因余陪某甲至火

新會員題名錄

楊文盛。字殷年。號世卿。福建漳州人。爲漳州天寶堂會牧師兼任西牧教習楊瑞圖君之子。畢業於萬安德現與乃兄貽年先生。懸壺於金井。本濟人利民之心。以治療疾病。故莫不口碑載道云。

方公溥字逌禪。年二十二歲。廣東普寧人。世傳醫學。普寧一埠。早已口碑載道。嘗有慨於中醫之式微。遂研究西醫。入上海中西醫藥函授學校。得最優等文憑。又入上海新醫學會爲會員。能取西醫之長。補中醫之短。誠近日醫界之有心人也。

精美月份牌

謹啟者敝館承韋廉士醫生藥局贈送新年月份牌一張甚爲精美顏色鮮艷該藥局每年必有月份牌分送以致精益求精今年較之往年尤爲美麗其圖爲一官家花園內有合家歡樂祖孫父女團聚院中佈景極時此月份牌索者必有數萬人之多敝館敬告閱報諸君如欲索取此項精美月份牌者卽須將韋廉士大醫生紅色補丸包皮上之兩端藍色圓牌子二個幷郵票洋七分半寄至上海四川路九十六號韋廉士醫生藥局可也幷祈書明住址姓名原班掛號郵送月份牌一張决不有誤也

中華民國七年二月出版

中西醫學報

第八年第七期

本期之目錄

本報全年十二冊本埠洋八角四分中國境內洋九角六分日本臺灣洋一元零八分香港南洋各島洋一元三角二分零售每冊洋一角上海英大馬路泥城橋西龍飛馬車行西首間壁三十九號丁福保醫寓發行

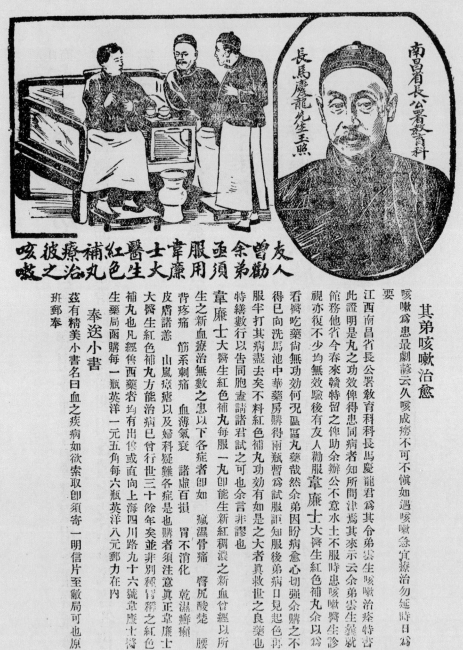

友人曾勸余弟亟須服用韋廉士大醫生紅色補丸療治彼之咳嗽

其弟咳嗽治愈

咳嗽爲患最劇諺云久咳成癆不可不愼如遇咳嗽急宜療治勿延時日爲要

江西南昌省長公署教育科科長馬慶龍君爲其令弟雲生咳嗽治痊特書此證明是丸之功效俾得患同病者知所問津焉其來示云余弟雲生襄辦館務他省今春來贛特留之俾助余辦公不意水土不服時患咳嗽爲醫生診視亦復不少均無效驗後有友人勸服韋廉士大醫生紅色補丸余以爲看醫吃藥尙無功効何況區區丸藥哉然余弟因盼病愈心切强余購之不得已向洗馬池中華藥房購得兩瓶暫爲試服詎知服後弟病日見起色再服半打其病盡去矣不料紅色補丸功効有如是之大者眞救世之良藥也特繕數行以告同胞盍請諸君試之可也余言非謬也

韋廉士大醫生紅色補丸每服一丸卽能生新紅稠濃之新血曾經以所生之新血療治無數之患以下各症者卽如　瘋濕骨痛　臀尻酸楚　腰背疼痛　筋系刺痛　血薄氣衰　諸虛百損　胃不消化　乾濕癬癩　皮膚諸恙　山嵐瘴癘以及婦科疑難各症是也購者須注意眞正韋廉士大醫生紅色補丸方能治病已曾行世三十餘年矣並非別種冒稱之紅色補丸也凡經售西藥者均有出售或直向上海四川路九十六號韋廉士醫生藥局函購每一瓶英洋一元五角每六瓶英洋八元郵力在內

奉送小書

茲有精美小書名曰血之疾病如欲索取卽須寄一明信片至敝局可也原班郵奉

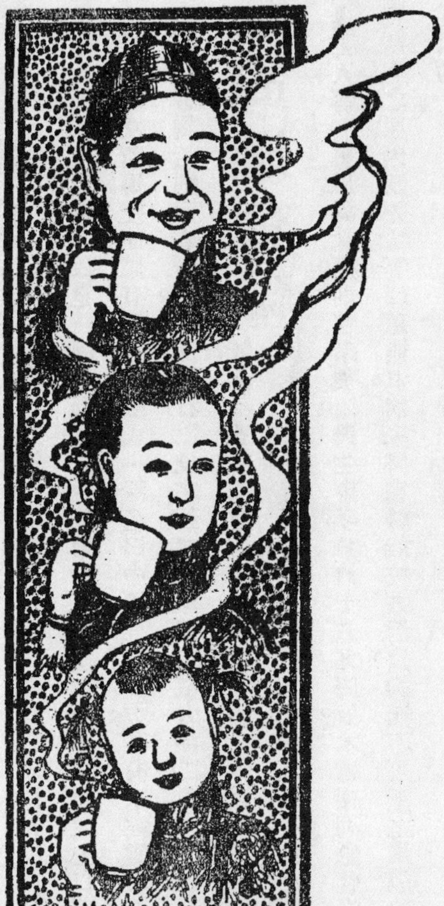

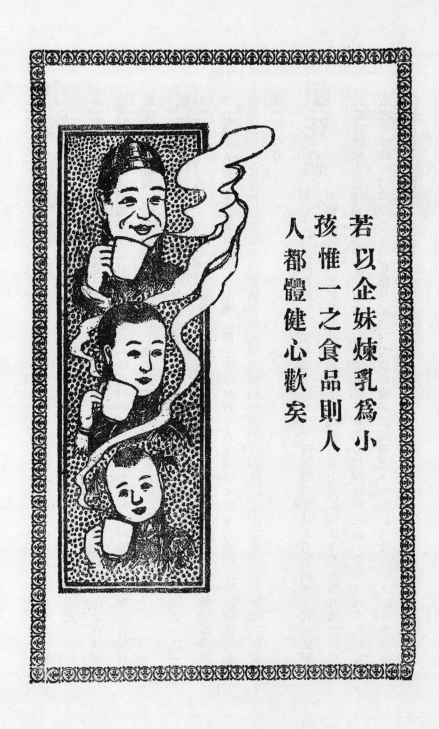

中國經驗良方

杭縣葉瓊編述。千方易得。一效難求。故驗方求之最不易得。如驗方新編一書。徒騖浩博而名不副實。病家檢方施用。轉有以病試方之苦。甚遺意外之危險。此因未經實驗之故也。杭縣葉澂伯先生肆力中西醫學十餘年。懸壺滬上。口碑載道。近出其家藏秘方及得於師友所傳授而確有實效者。彙成一編。名曰中國經驗良方。其有未經實驗之方。概不與焉。醫家病家。苟能按方施治。則回春可券。免受藥石亂投之苦矣。　每部定價大洋二角

僂麻質斯彙編

無錫孫祖烈譯述。僂麻質斯病中名曰風濕骨痛。爲最普通流行之一種病。老年人及貧苦人因營養不良。或有別種原因致患此病者。尤多。其他婦女農工人等。一患風濕骨痛。則百事被阻。醫生束手。診治十八九罔效。本書縷列急性慢性關節筋肉各種僂麻質斯病之原因及療法等。詳確無遺。病家醫家誠能按方治療。詢無不可癒之風濕骨痛病矣。　每部定價大洋六角

頓死論

無錫丁福保譯。吾國人不知病理。不識解剖。又無科學思想。見人有猝然而死者。如其家適有營墓築室或築井等。則必曰其動土處誤犯三煞七煞。其家亦深怨葬師日者之誤事。否則必曰。猝死者或逢惡鬼。或遭陰譴。或前世有冤債鬼神特來索命。種種迷信之說。不能殫述。醫亦莫明其致死之理。往往附和其說。是書將所以猝死之理。由條分縷晰而說明之。不特可以挽救社會之迷信。亦可爲醫生指南之針。誠醫林之要書也。　每部定價大洋兩角

醫學新名詞解釋序

萬鈞　叔豪

凡治一種學術。必先審查了解其名詞爲第一義。辛亥之秋。余走滬上。從同鄉丁仲祜師遊。師學殖宏富。箸作等身。追隨左右。得聞新醫學之餘緒。知近世科學發達。凡事須重實驗。故醫學一科。亦日進步。較之吾國舊時醫家。攘臂而談陰陽五行之說者。豈可同年而語哉。然研究新醫學。第一最苦者名詞。十八九出於譯音。佶屈聱牙。羌難索解。即有出於譯義者。亦含義精深。非僅望字面。可以意會。故吾師之言曰。吾來上海有年矣。早作夜息。於各國之新理新說。日兢兢焉以從事翻譯。其所以灌輸於吾國人者。不爲不多。然國人沉酣如故。醫學改良改良之聲。徒喧嚷於耳鼓。未克見諸事實。推源其故。此名詞之難解。亦未始不爲一大因也。嘗見有自命爲新醫學家者。當其抵掌而談。眉飛色舞。有不可一世之概。然至展卷誦書。則往往爲二三名詞所阻。棄書如遺。蓋醫固不可以强作解人。禍且立見。其所以廢書者。亦勢有使然也。是故欲求醫學之易明。非將難解之名詞。一一註釋不可。吾子學於醫。既知所苦。曷不編輯一檢查名詞之小詞典。以爲初學者之津梁。利已利人。允可一舉兩得。余敬承敎曰諾。爰出其舊所記者。得二千數百條。分其筆劃。次其先後。書成而以公諸世。且爲之序曰。此二千數百條。皆名詞之難明者。蓋醫學之科目及旁通之科目皆繁。故名詞亦隨之而繁賾焉。如解剖學有解剖上之名詞。生理學有生理上之名詞。病理學有病理上之名詞。乃至醫學藥學。內科外科等等。莫不各含有特別之名詞。前吾嘗編纂中外藥名對照表。吾友孫君迪光。吳君劍緣。亦先後著有生理學對照表。中外病名對照表。均未有註解也。今此書獨對於病理、內科、外科、化學、解剖上各種名詞而爲之註解。例如實質二字。生理學之名詞也。本書解釋之曰。凡臟器之內外兩面。莫不有被膜覆之。其中層則係臟器原有之質。是質名曰實質。又如嵌頓之解釋曰。嵌頓猶言嵌住也。如既出而不能復入。既上而不能復下。或既下而不能復上也。護謨腫之解釋曰。護謨俗名橡皮。護謨腫者。猶言該部之組織。因病而失其本性。腫起一若橡皮也。努責之解釋曰。凡人體用力之時。所起之現象也。咳嗽大便及負荷重物之時。皆有之。乳嘴之解釋曰。乳嘴者。生理學上之名詞。謂上皮細胞突起如乳嘴狀也。間質之解釋曰。間質者。組織實質表面之一層也。%之解釋曰。%者。百分之解釋也。譯曰布羅生的省稱布仙。如一%。卽百分之一也。餘若二%三%等。可以類推。其有此條與彼條互見者。詳畧各得其當。皆註解之。內容務求精確明瞭。使專門家及普通人閱之。均可以一覽瞭如。後復附日文表注。以爲檢究東書之便焉。夫詞書之編纂綦難。材料多則易濫。註解簡則難明。本書慎之又慎。於此二弊。務力避之。尙望海內宏達。有以匡所不逮云爾。

鼠疫一夕話

萬鈞 叔豪

鼠疫一症於傳染病中爲最酷各國人之攖其鋒而死者不知幾千萬人吾國無醫學史無統計表故疫症之昉於何年及其死亡之數皆不可考昨讀北江詩話見有筆記一則曰趙府有怪鼠白日入人家即伏地嘔血而死人染其氣無不立殞者道南賦鼠死行一篇奇險怪偉爲集中之冠不數日道南即以怪鼠死奇矣曲園俞氏亦曰同治之初滇中大亂殺人如麻白骨飛野通都大邑悉成邱墟亂定之後孑遺之民稍稍復集掃除骴骼經營苫蓋時則又有大疫疫之將作其家之鼠無故自斃或在牆壁中或在承塵上人不及見久而腐爛人聞其臭鮮不疾者病皆驟然而起身上先起一小塊堅硬如石顏色微紅捫之極痛旋身熱譫語或逾日死或即日死諸醫束手不能處方有以刀割去之者然此處甫割彼處復起其得生者千百中一二而已疫起鄉間延及城市一家有病者則其左右數十家即遷移避之踣於道者無算然卒不能免也甚至闔門同盡比戶皆空小村鄉中絕無人跡云云據此而觀可以見當時疫死之慘矣近日報載疫起口外寖假之間已自豐臺而及天津北京上海似亦有此疫之縱跡嗚呼前年東三省之役其始亦不過數十人耳旬月之間由數十人而數百人而數千人而

數萬人矣勞民力動國帑其損失大矣語曰星星之火可以燎原豈不然哉吾上海爲商賈會歸行旅往來之地傳染最易若不未雨綢繆先事預防則恐臨渴掘井悔無及矣特作鼠疫一夕話以爲滬人士告鼠疫有三種一曰drusenpest（譯曰腺百斯篤亦曰腺疫）身體各部之腺如頭頸腋窩鼠蹊部等皆腫起如胡桃或有大如拳頭者以手按之則熱如火燒而發劇痛該部四面之皮膚亦腫起而紅熱此時精神朦朧體發高熱德清氏兪所見者殆卽此病也一曰luntenpest（譯曰肺百斯篤）先咳嗽次吐出紅色之痰痰中含血甚多此時胸部苦悶言語困難四肢氷冷顏面呈哀苦之貌脈搏細小軟弱呼吸甚促意識昏矇心臟痲痺血行停止而死一曰hautpest（譯曰皮膚百斯篤）最初於皮膚面上生有點狀之小隆起漸次變大如疔瘡者然乃破頭出膿而死三者之中以肺百斯篤爲最劇卽今盛傳之肺疫是也發病之前必先頭痛眩暈惡寒戰慄等如是約經五六日乃發甚高之熱則移入於正式之病中矣故如覺有頭痛頭暈惡寒戰慄發熱等之疑似病者宜速入傳染病醫院受醫生之診視焉上海防疫醫院之最佳者爲靶子路之工部局醫院貴州路之公立醫院其他若同仁若哈佛若仁濟亦最著者（著者按百斯篤卽鼠疫也亦作黑死病亦作核疫瘟博醫會作棚

疫吾國舊時有癧子、痒子、核子、瘟、疣疫等名皆鼠疫之類也)

上所述之三種百斯篤不過略指一班而已其他尚有電擊性百斯篤眼百斯篤腸百斯篤血液百斯篤逍遙百斯篤小百斯篤等之名稱因診斷難而不常見故從略焉

患此病者最要之治法爲保持心臟使不至於痲痺故當常飲以白蘭地酒葡萄酒等以興奮其精神並注射多量之血清以遏其病勢並用刀割開患部除去該部之毒質病者之精神身體須使之十分安靜萬不可使有恐怖之念亦不可有躁急之舉動蓋有恐怖心則精神昏濁心臟愈形衰弱躁急則病勢必擴張也侍疾者與病者接近最易傳染故宜愼皮膚之損傷(按本病爲一種桿菌常由皮膚之破傷面而侵入)被包全身手用手套足用足套不食生物等種種百斯篤之病菌最喜侵襲鼠族故曰鼠疫鼠既染疫遂失其平常之習慣不再懼人白晝與人並行或爲煩渴所驅徬徨於庖廚以求水器具什物被其污染遂以間接傳染於人故豫防之法宜多畜貓以撲滅鼠族且鼠族之百斯篤(卽鼠自己)其流行常先於人類之百斯篤其熄滅又後於人類之百斯篤當百斯篤病絕迹數月或數年後猶往往發見其病菌故宜懸賞捕鼠以期絕迹各國政府對於鼠疫病毒之輸入也戒備綦嚴海港檢疫較發見百斯篤病者尤

爲緊要凡自有病地方搭載行李貨物均應監視船艙中之鼠族應驅除淨盡行李貨物起卸之後立收入防鼠完全之倉庫內須屆一定期日然後分別發還如是則船艙中雖發見有潛伏有疫之鼠行李貨物雖附病毒均得先事豫防俾免侵入矣前德國giemsa氏（譯曰裘磨氏人名也）在輪堡地方製造一種治鼠船以撲滅船中之鼠族其法係藉骸炭之不全燃燒使發生一種氣體船中並裝設送風機此機藉燃燒之火力而運轉以送此氣於船中此氣之分量較空氣爲重善鑽透貨物不爲所腐蝕鼠即發痲痺而死當燃燒骸炭時又發出一種氣體曰仿爾麻林此氣含有消毒作用刺戟吾人之粘膜可以避不幸之中毒云歐美各國之鼠疫侵襲易而消滅速因其有清潔之習慣及善良之房屋街衢故也今吾所望於滬人士者身體衣服居室之清潔是也又當注意於身體之健康善保護其皮膚每日沐浴以免汚垢設有創傷即請醫生醫治所謂不惜小利即不蝕大本也陰溝須通房屋須改建俾鼠族難以棲息洞開窗戶以吸新鮮之空氣及多曬日光至於有疫之地所出之貨物抵埠時宜行消毒法來自疫地之信件亦如之旅館茶園樂院酒肆五方雜處最不清潔宜請公家消毒或裹足不入以防傳染此其大較也

醫學撮錄

孫祖烈

奇異之聾病

近發現某種聾病。能於喧囂聲中。使其復聽。有美國火車司機者某。被察覺爲一極聾之人。辦事人欲迫令辭職。惟彼則盡力辯護。謂彼雖病聾。而於施行職務時。則能聽物云云。卒之令醫生與彼同乘一車中。施以種種試驗。其結果醫生頗以爲奇異。蓋該機師不僅能聽普通之聲音。卽耳語及鐘錶行動之聲。亦能辨察焉。

交換形體

法國醫學博士克林德君。盛名鼎鼎。爲環球所公認。近發明一種血液新機。能轉弱爲强。起死回生。其効力咸爲奇異。曾經研究數十年。始告厥成功。蓋吾人以血液爲元素。凡虛弱之人。無血液以養之。其人必枯瘦物化。該博士造出一種機械。用强弱二人。强者爲甲。弱者爲乙。揀甲爲血輪最旺之人。乙爲血液最枯之體。甲與乙先須講明交換血液。關係死生。諒其資格。議定價值。証以人據。然後雙方並立。將機安在甲之體際傳入乙之體中。甲之血液立卽吸入機內。通過於乙。而乙之體膚立卽發胖。甲之體膚立卽枯瘦。不須數刻。形影立換。此術誠奇。然於金錢家則有益。貧苦家則有損。矯揉造作。終非保障人道之主義也。

奇病

印度有一婦。年三十四矣。一日興訟公堂。欲得其夫給以終身養贍資。且聽別居。官訊之。婦謂艮人固非薄倖。又未苛待妾。特妾每晤彼。卽神志昏迷。炷然若絕。因之不可與居。官照供命醫士驗之。方婦上堂。居然無恙。先令其夫匿他房。婦則含笑如常。及夫入。婦見之。猝然而倒。遂舁入醫館調治。未幾轉病爲安。醫生詢其原委。婦曰。妾嫁十二年矣。婚期固無病。越八日。忽得昏睡之症。艮人遂送妾歸寧。酣臥凡三晝夜。飲食無所沾也。病失後。樂居一載。又年有奇。舊恙時止時作。故復歸夫家。嗣是或往或來。病益革。有時大病至匝旬。除呼吸外。儼等於死。致軀體孱弱。形容枯槁。知者咸以妾死爲慮也。妾至公堂之日。已覺無病。及見丈夫。又增劇云。醫生奇之。特命其夫入視。婦悶絕二日。以冷水沐其首。欲使之蘇。自上及下。遍體沾濡。而閉目息心。猶類死者。掀其目。則見其瞳瑟縮。如有所畏。是夜更令其夫離之。婦詰朝起。似大夢然。食眠如故。逾七日後。一夕。易其夫以他粧。在房巡行二次。翌日。婦謂神志不寧。一若夫在。是夜又飾其夫以他人之衣冠履舄。入其室巡行。婦則依然病矣。天既曙。夫行。婦又漸安。如是屢試不爽。但其夫或與同處一室。而障以帷幔。或同立一庭。隔以他婦。或行步於其背後。則婦亦不畏。苟使目視。婦卽迷悶若不勝。醫士虞其詐也。嘗於惛眊之際。以電氣驚之。終不醒。其夫去而婦覺。人問其故。婦亦謂不知也。後其夫喬作兵卒。貌赳赳。使婦不能辨認。婦雖不識其爲已夫。而亦疾作。官以其情果無僞。乃判令其夫給以衣食。而別其居云。孫祖烈曰。婦之病。誠奇矣。嘗聞中醫有言百合之症。見人羞澀。若畏鬼神。與此婦病類。惟其不惛於人。而獨惛其夫。是可怪也。

皇后洗浴之異典

法屬非洲馬達加斯加國之皇后。每年有一定日期。在公衆前舉行洗浴典禮一次。預在御宮前之空曠處。設一藍布之天幕。幕下砌一浴池。届時皇后隨帶全部儀仗自宮中出。直至幕中。舉行洗浴禮。洗浴之際。有牧師數名。在旁祈禱。並放祝賀之禮砲。大奏音樂。浴畢。皇后卽穿至美麗之服裳。且懸無數之貴重寶玉金石等類於衣襟間。坐公衆之前。以受祝賀。亦異典也。

醫駝驗方

相傳駝者死後。其胸背自然筆直。有富家兒。慕潘仕成之得名。以爲皆從刋刻驗方新騙一書來也。遂亦極意仿效。聞有秘方禁術。可以愈疾苦者。不惜散多金以募輯之。思藉此廣傳。已名亦因之而傳也。以是爲人所欺紿者屢矣。久之。知不見效。其意亦倦。鄰居某窮漢。蓋駝者也。一朝死去。駝之家人買棺殯歛。既而棺來。富家兒適登樓見之。訝其棺與常製無異。何以能裝亞駝。逾時。歛畢釘蓋。前棺復出則趨問之。果已中塞人餡。確然爲亞駝七尺之尸無疑也。富家兒大喜。何喜云爾。喜其目今得一經驗秘方。不須費却半文錢購來也。卽急回寓。揭其醫方集稿。大書特書曰。凡治駝背者。裝入棺材便直。此方神效。屢驗多人。切勿輕視。世有君子。代傳此法。功德無量。孫祖烈曰。憶余童年。閱門天長宣瘦梅氏箸夜雨秋燈。有一事與此頗相類。附載於此。幷博諸君一粲焉。瘦梅氏之言曰。昔有某豎子好集醫方。偶之市。見決囚。囚患大氣泡。劊子手舉刀一揮。頭落地而泡頓縮小。渠見之。卽茫茫然歸。舉筆大書曰。凡患大氣泡者。將頭割下卽愈。嗟夫。今之染鴉片煙癖。而諉爲無良方可戒者。請以右二法醫之。何如。特恐世之聞吾說者。又將及余而三也。

祝由科

祝由科。能治疾。易藥石爲符咒。世皆詆爲江湖幻術者流。然間有靈驗如神。令人不可思議。絕非虛眩者可同日語。是固不可以一筆抹煞。悉闢其爲妄也。友人曾親見一事。爲余述之友之言曰。我邑有貴介子某者。嗜獵。臂鷹牽犬。長日逐逐於森林間。林固多蝮蛇。公子以獵興濃。不暇計也。一日者。公子逐一雉。披荊伐榛。深入窨濕之區。匆迫中誤蹴一蛇。蛇躍起。反噬公子面。急避之。已不及。嚙處覺痲而不苦痛。歸家略敷以藥。亦不以爲意。越宿。忽奇腫。氣息奄然欲絕。家人惶駭。遍延名醫。醫望見病者狀。卽顰眉蹙額。謝不敏焉。於是舉室號咷。備治後事。忽門外串鈴聲響。旁人走告病者家曰。外有祝由術者。自言善治奇疾。姑試之。生死觀此一着如何。家人乃召之入。視之。乃一形容枯槁之老道。手一旛一鈴外。別無長物。姑導其入視病者。老道撫視一周。卽曰。是非棘手症。我能立時使之起。言竟。卽就地撮土。以唾涎和之。狀同兒戲。撮土既竟。始戟指作咒。口喃喃不知云何。咒時並以濕土滿塗公子面。公子乃不類人形。復命旁人取熾炭來。炭火熊熊。卽以置公子面上。衾枕悉炙焦。而公子之面無恙也。越一炊許。炭熄土落。而奇腫亦消。老道乃笑語衆曰。復現廬山眞面目矣。惟內毒尚未盡也。於是飲以燼炭。並以炭末畫一符於背。公子卽嘔吐黑水升餘。起立一如平時。觀者皆驚嘆。酬以巨金。不受。曰以此間諸醫者使其假醫名以贍妻子。若某者。醫以濟世。非以賈利也。公子不敢强。乃以此金爲之立生祠云。孫祖烈曰。余讀此事。竟不覺嘆其術之神。而其末後數語尤爲當世名醫痛下針砭。似非碌碌者所能出噫其殆術之隱者歟

戒煙新法

美國芝加哥埠之有煙癮者。徧於市中。下而至於販夫走卒。幾無不吸煙者。上等社會中人。更無論矣。潛深學術之士。往往假捲煙以爲其理想之向導。一若非此無由發生其思考力者。（我國文人著述時。亦往往支肘桌上。目注壁間。猛吸捲煙數枝。然後奮筆疾書。否則竟日不能成隻字。讀此篇。知中西之一轍也。）

教育家政治家法律家及各科專家。或學校之生徒。公司之職員等。每患神經衰弱及氣喘失血等症。其中婦女占百分之十五。推其致疾之原。莫不由於嗜煙故。

有年在四歲以內之小孩。因病求治。其父兄謂余儕曰。此雖未脫乳臭之小孩。然亦日需捲煙十枝或十五枝。又有二婦告余。每晚非有二三枝捲煙。則通宵不能安睡云。查芝加哥一埠。捲煙之消費額。每人日必二十七枝。以最少者七枝。最多者百枝。而平均

計算之也。若欲作確切之統計。或且過之。噫、可駭矣。（按芝加哥人數之多。約五倍於上海。蓋照二十世紀大字典所載。一千八百九十七年之調查。芝埠一百九十萬人與上海四十萬人之比較。其捲煙之消費額。可以想見矣。）

近來新發明一最有効力之煙癮治療法。此法於無意中得之。實爲意料所不及。有生口瘡者。求治於醫生。醫生以硝酸銀敷之。病者自後吸煙不覺有味。而戒除極大之煙癮。以是知硝酸銀之足以除烟癮也。

每日於飯後用硝酸銀漱口三次。其藥量之輕重。雖以煙癮之大小爲準。惟最重亦不得過較水量四百分之一。通常用八百分之一足矣。服之又不能過久。以三四日爲限。蓋此藥乃極毒之品。苟用之適當。固無損於齒牙與口內各部也。

尤有一法。足爲戒煙之助者。蓋食物之與煙癮。亦大有關係焉。某埠之鐵路總理某。嘗因內臟病。求治之克來司醫生。克醫卽以硝酸銀治之。並囑其勿食肉類。祇以素菜及時菓爲食品。某固豪於烟者。克醫亦勸棄之。侵乃竭力摒除。待六星期後。其昔以不能須臾離之捲煙。竟厭棄而不欲再吸之矣。某莫知其故之所在。詢之克醫。克醫卽以硝酸銀能除尼古丁毒質。及食無刺激性食物之足以減除煙欲之理告之。

又有患風濕病者。亦求治於克醫。克醫亦囑其素食。而勸其勿吸捲煙。逾日復來。謂克醫曰。他姑如命。惟捲烟實不能不吸。克醫允之。自後六閲月。其人復來。告克醫曰。余遵君命。日惟素菜爲食。行之有時。覺捲煙之味漸不若昔日之美。而煙量亦因之漸減。至今卽半枝中之半枝。亦不欲再吸之矣。余之戒煙。實非出於勉強勢也。由是以觀。素食亦足以除煙癮。特爲時較久耳。

自後余見用以上各法。戒除煙癮及治愈各種受尼古丁毒之症者甚夥。（舉是以觀。則以上諸法。非特足以戒除捲煙。卽鴉片及其他各煙凡含有尼古丁毒質者。均能治之）且見喜食肉者。每喜吸煙。而其食量豪者。煙癮亦大。適成一正比例焉。

夢之原理

凡人莫不有夢。或以之占吉凶。或以之推心理。或致力於夢之研究。自一生所有夢一一記之於册。著爲述夢日記者。近若德皇。且信誕生夜所作之夢。謂爲最有奇中者。（見德皇外妾自述記）或以夢爲一種靈魂之分體者。客子思鄉。則作還家之夢。閨婦懷征。則有遼西之夢。研究夢趣。當不亞於研究鬼之趣味也。古籍之載。關於夢者。實不勝紀。而關於夢之原理。則不能詳。而諸家之論此。亦衆說紛歧。莫知所歸。近有從解剖生理上。以說明夢理者。較爲一般所信認。其言曰。人之所以有夢者。係由循環大腦中血液減少之故。而血液之退減。乃由循環器樞紐之心臟翕動一鈍血管。縮則血壓而降。此乃生理上作用。趨於徐緩。而非停息。因而大腦作用之一部。卽意識幾分爲之減殺。而身體之全機。固能依然活動。他若各神經系之中樞。與潛在意識。雖睡眠中。亦決不停息其機關。昔人以死爲永眠。西人亦同此見解。然今試以死之狀態。與睡眠一較之。可立知其不當也。睡眠之主要目的。在於使意識之一部或全部。使之休息。一般心理學者。所見皆同。然此休息之程度。亦各有差。此睡眠所以有深淺之別也。心理學者。雖其說法未及正確。然尙能以測度其原則。其言曰。睡眠之深度。以從睡眠狀態。復於普通覺醒意識狀態時。所要之刺戟量。爲正比例。而由此睡眠之深淺度。生出種種之變態現象。其中最普通者。卽夢也。夢者。乃在半睡中。人所思之妄想。此妄想不僅爲主觀。卽伏於腦中之事。往往現爲客觀。而投射外界。此時。乃現爲錯覺。幻影。等。如斯作用。皆因腦之一部。卽意識之主部活動所致。當此時。若加以神經中樞之活動。則發爲夢遊之現象也。夢遊狀態。除常習者或屬病者外。以小孩爲最顯著。六七歲孩童。夜爲惡夢所襲。懼而泣者。此際多發爲夢遊之現象。小孩不特夢而已。且發而爲動作。因孩童當此年齡之時。頭腦發育初始。意識之主部。正欲活動之時。如男女至成年之期、必發情苗而生殖器因而生出變調也。孩童之頭腦。當此年齡。亦正其變轉之時。此時之孩童。易於受種種刺戟。雖發育未全。尙多有理解力與想像力而爲夢者最多。然小兒之受外界印象而搆成爲夢者尤多。大抵由祖先遺傳之種族的記憶。如古代之森林生活。與野獸戰。與自然界戰。當時之記憶聯想。及於小孩之頭腦。故如夢爲猛獸所逐。或夢墮陷深谷者甚多。或夢原始人各種之危險等。又世皆傳夢中之事。與事情相反者多。其理由夢之原理解說之。亦正恰合。夫睡眠之主要目的。在於意識之休息。是故醒時最受運用意識之部分。在睡眠中最得完全休息。而醒時所較未運用之部分。則正欲活動。故夢見所經之事。概於經過幾許時日。殆在將近忘卻之候。而重夢見者多也。

血戰聲中之新聞醫學

戰士聾啞與胎兒聾啞之研究

此次歐洲戰爭。各國交綏之靑年武士。衝鋒陷堅。拚死決鬬。而因巨彈爆發。山岳爲摧。空氣極端震盪之故。致使遽成聾啞廢疾。甚至知覺喪失。純屬呆痴者。爲數甚多。近據法國科學家瑪拉基氏。按各軍士所患之奇疾。精心研究。遂發明人生聾啞之原因。雖屬學理議論。然頗精確不磨。該氏所談。畧謂各戰員在行陣間。或變爲聾啞。或知覺喪失者。大約分二種區別（一）耳際彈丸爆炸。雖有軍帽保護表面幸未受傷。然而耳之內部。如鼓膜等處。遂生病苦（二）巨彈震轟猛烈。遂令耳之內部。受有劇損焉。輕者耳聾耳鳴。其重者則生手足痲痺肢體顫動。知覺喪失。僑舌無聲諸疾。歷來世間醫學家論及生而聾啞之病源。或謂起於遺傳性者。或謂因血統結婚關係所釀者。皆非確論。惟詳言大腦受病。礙於發達者。其言良是。雖然至其胎兒大腦。究竟因何受傷之原理。則迄今尙未聞談及者。亦憾事也。據余之管窺。蓋其胎兒在母腹中。或因其母體突有激動事件。遂致腹內液體激衝。該兒大腦焉。考胎兒腦髓。正在柔弱時代。故一經激震。而大腦之發育遽受劇傷。恰與現時戰員。突受巨彈轟炸之震驚。同一理也。然則胎兒生而聾啞癡呆。與戰士遽發奇疾。均係大腦驚震之所致耳云云。該氏斯論當否。尙未確定。然而現今醫界頗有承認其說者焉。

美國之禁酒問題

歐戰開後。俄羅斯之禁酒問題。屢見於報紙。俄皇深知酒之爲害。不惜犧牲六千五百萬金磅之酒稅。嚴令禁酒。完全禁絕。俄人夙以酒爲第二生命。酒肆林立。醉漢徧地。凡俄人聚居之處。雖至小之鄉村。罔不有酒肆之存在。舍酒以外。幾無以自樂其生。俄人與酒之關係如是之密切。今乃毅然決然力排嗜酒之惡俗而去之。俄人之意。欲戰勝德奧土布之同盟軍。不可不先戰勝飲酒之習慣。今戰事雖未決勝負。而縱酒之惡習。則已爲俄人所排去矣。此爲我國人所已知者也。然我國人雖知俄人之禁酒。而不知美國禁酒之嚴。亦不下於俄人。惟俄則全國一律。而美則分部進行。其情形稍有不同。茲述美國費吳生先生之言。以告國人。費先生爲上海青年會之幹事員。歸美考察一年。近始返滬。以下所述。爲先生演說之一節。惟僅摭述大意。而語句之搆造不能盡同於先生之演說。惟大體則無甚差異。

費先生曰。余歸美考察一年。中有一事。初聞似覺不解。蓋同一地方。並無水之關係。而有乾地濕地之分。諸君如到美國。亦必詫爲奇事。繼知所謂乾地者。乃禁酒之地方。所謂濕地者。乃不禁酒之地方。美國地方之名曰州。等於中國之省。有州議會。有州政府。某州議會議決禁酒案。州政府執行之。是爲乾地。某州未禁。則爲濕地。禁酒之議。始於一二州。逐漸加多。今各州提議禁酒者。已居大半。不數年後。我美全國將無一濕地。禁酒之原因。第一爲廢時。第二爲亂神。第三爲耗財。美國鐵路。密佈如蛛網。汽車往來

播的機會咧那發疹窒扶斯先生說到那裏便一鞠躬而退大衆拍手稱贊之

第八章

發疹窒扶斯先生下了演壇繼續上來的一位你道是誰此人姓赤名痢卻是從鄉間新到這裏因此有些兒土頭土腦上來了便向各菌爲禮只是他的態度有些兒蟄蟄蠍蠍不大暢快他說我們的先祖出在亞東以前中國也有許多名目有種傷寒論上題我們的名兒喚做便膿血也有的地方喚我作噤口痢最古的一個名目名爲火瘕泄這名兒也太覺得古奧了此刻這個赤痢兩字還是在日本起的名兒好在日本的文字不能獨立都是從漢文來的這赤痢兩字在漢文中也很有意義所以我們倒也安受之在日本地方有一個人喚做志賀潔的被他們瞧出我的本體發表出來把那一班木屐兒喜得手舞足蹈以爲他們也在醫學上發明了一件東西了因此就把我們的菌族喚做志賀菌以鳴得意其實我們菌族中也有種種的區別也不止這一類熱帶地方我們還有個阿米巴赤痢名目據說這是原蟲類起這一個地方病性赤痢和我們菌類卻是不同但是熱帶地方我們也不是沒有到過只不過我們這菌族中果然也有數種之區別而所發出的症狀卻大概差不多我常居在鄉村之中所以西

洋萬國會議卻沒有到過此刻這裏諸菌會議卻也要叨倍末座了講到我們最出風頭的時候大概多在七八月的當兒要算我們極盛的時代從四五月裏開始到九十月裏漸衰到了冬天我們可就不大通行了還有一件諸菌先生之中有許多免疫性的只要經過一次第二次便不能感了就像剛纔演說的腸窒扶斯先生和那別號喚做天花公子的痘瘡君痧子先生麻疹君他們都有免疫性的我們卻不能第一次打擾了第二次卻又要光降咧我們既侵襲到了人類的身上初起卻先泄瀉四五次慢慢兒在泄瀉之時腰間酸痛裏急後重排洩物中混有血液的粘液漸漸兒便的次數也多起來了一晝夜多至數十次數百次的便桶的蓋兒開了又關關了又開永遠沒有停息之時到那時可就重了北方人不用便桶都上茅厠那更爲難了一霎時腹痛要瀉的時候好似餓馬奔槽及至剛剛東好褲子我們卻是作怪又要想出來了他便再跑到茅厠裏一夜天要是這樣跑來跑去可就也疲於奔命了(說時衆皆大笑)要講那排泄物的狀態或多黏液或多血液或多膿狀物通俗的辨別混有血液的是赤痢全無血液只有粘液及膿狀物的這就喚做白痢然而那病原終是嗜赤痢一家子這也無用深諱還有那患者的輕重也要瞧我們所居之地位倘然我們侵襲在他腸

之。下。部。大腸之。內。那時。熱。勢。不。高。便輕。得。多。萬一。小腸的。下。部。也被。我。們。佔領了。這就。熱。勢很甚。且發。腦。病。雖然便的。次數。覺有減。退。之。勢。然竟。成。窒。扶。斯。的。症。狀。要是我。們。攻。擊。到人類不久。陷落。的時。候也有。一。個。月。的、也有。兩。三。個。禮。拜。的。可不。能。一定。總之。我。們。的。勢。力現在。正是。迷。漫之。時。一班。醫。生。們。也知。道我。們。有。傳。染。的。能。力也嚷。著。衛生。衛生消毒。消毒。其實。我。們。潛。藏在。人。類。的。大。便之。中。咧。他。們。那。裏達。得。到。他。們。總。算。是。很。注。意。的。了。在各。屋。子。裏。用消。毒。之。法。衣服寢。具。之。類也灑。了。藥。水。可知。我。們。隨處可。以。藏。身。別說。是。馬。桶。邊。上。了。那洗。手。盆。中揩手。巾。上。都是。我。們。的。公。館。稍一。不。愼我們。便。乘。隙。而。進。所以。人。類。要。防我。們。菌。類。可是。要。隨。處。隨。地。留。意。纔。好。不然。他。們。索。性不。講。衛。生。的。那也。就。不。必。說。了。就是。講。衛。生。的。他只。在。不。相。干。的。地。方。注。意。卻花。了。許多。錢。也是。不。中。用。咧。我是。鄉。村。中。人。現在。雖。然。常。到。城。市。中。走。走。但是。究竟。疎。野。得。很所演。說。的。也不。中。肯。綮。要請。諸。菌。先。生。原。諒。那赤。痢。先。生。說。完。了。就向。衆。一。鞠。躬。退。下。他所。說。的。話。雖然。不。多。卻都。是。刺。骨。見。血。之。談。赤。痢。先。生。下。去。了。就。是。那。位。霍。亂。霍。將軍。上。壇。了。這位。霍。亂。霍。將。軍。雖然。不。是。漢。將。軍。霍光一。家。卻因。為。性、子。急。躁。是個。將。軍。性。所以。稱。他。為。霍。將。軍。他的。外。國。名。兒。喚。做。虎。列。拉。因為。他。性。急。如。虎。所以。這。個。外。國。

名兒倒也很有些相似他那時也不等人相請一個虎跳早跳上演說台說道兄弟姓霍名亂想諸菌先生也早認得兄弟的了外國名字喚做虎列拉本來人類中也沒有人瞧見我們的眞體在西歷一千八百八十三年的時候被一個醫博士古弗老匹夫在埃及印度發見了這就教我們受一個大打擊當初還題我一個名兒喚做孔貿排梯爾斯因爲這名字太長人家記不淸楚又喚著不大順口倒不如喚我虎列拉菌的直捷暢快咧我們的菌體短而粗略帶彎曲兩端鈍圓最喜的是潮溼最怕的是乾躁可也不必細論諸菌先生也大概都知道的了我現在可要講的是我們菌族的歷史頗也有足以稱述之處原來我們的始祖發祥在印度地方印度的肯克河口有一塊三角地這是我們最發源之地到西歷一千八百二十年我們就東行至中國中國見我們來了卻很歡迎到了明年又到西亞拉比亞等處四散亂走嗣後一千八百三十年遊歷到了俄羅斯你想俄羅斯的地方有多少只是我們嫌他荒寒便又到奧大利亞經德意志到歐洲大陸去遊歷明年可就到英吉利了再明年可就渡往加拿大了到了加拿大萬沒有不到阿美利加合衆國去之理這便是我們虎列拉的環遊地球記從此以後中國印度兩處便算我們的根據地了此後我們常常往來於歐羅巴亞美

利加兩洲便不算什麽事至於日本也時時光臨有一次在大阪總算最猖獗的了每天總要死四五百人咧這一次就死了好幾萬人把個木屐兒聲音也街上稀疏了可不算我們一個勝會嗎其實瞞不過諸菌先生我們的抵抗力卻是很弱的在乾燥的地方便等不到數點鐘就成了個涸轍之魚可不能生活了倘然在人類死體的腸内倒可以有半月的能耐有時竟有一個月以上還生活的這可不算我們一種特質嗎倘然把我們培養在牛乳之中這生長之快發育之捷更出於意外人家說牛乳是個滋養料其實還不算得十分滋養料要是我們眞可算得滋養料咧我們對於他們的消毒藥也很懼怕到了千倍的昇汞水二十倍的石炭酸水便要奪取我輩的生命咧只是一件我們是將軍性一時很急的教人一個措手不及我們便大得其意了要講我們如何的侵襲人間這也和窒扶斯先生赤痢先生一樣大該都從口中而入人類的口便是他兩扇大門我們都是堂堂正正從那大門而入咽喉是他的二重門胃裏便是他的應接室了侵襲到了小腸地位可就發病咧但是我們單獨不常入大門必定由別的東西攜帶著進去譬如那生魚生菜之類或爲不甚潔淨之水都是我們附著的東西害了霍亂吐瀉病的人他把那排泄物傾到河中或者把他的衣物類洗濯

於河畔或那井畔再不然他所食用的井卻與厠所相近要是人飲用了這混雜我們虎列拉菌的水立刻我們就發作起來咧更有一件東西也是我們靠託他的力量不小你道是什麽卻便是蠅類都是他做我們的介紹人他到糞便上去散步散步又到食物上來遊戲遊戲就把我們提挈進去了只是我們從口入胃還要經過幾個關要是那人身體强健他那胃液就足以殺我輩我們逃過了這一關到了腸裏靠著腸粘膜的抵抗力我們却又奈何他不得我們所希望的就只這一班貪酒的人因爲這班以酒爲性命的人他的胃腸早已傷害了到了我們菌族大流行的時候我們就先收拾這一班一向貪酒的人咧凡是一種病起先總有個預備這個預備就喚做潛伏期當時我們早占領了小腸了但是我們是急進派那裏能彀像他們平和保守派的舉動所以至多一二日一定要發作了我們發作起來又是義旗一舉四面響應上吐下瀉絞腸抽筋全身痙攣手足厥冷眼球陷落皮膚皺襞中國人不知道我們的眞姓名都喚做時疫因爲有種種的現象便增出種種的名目因爲他絞腸似一般的痛便稱絞腸痧因爲他四肢發麻木便稱他爲脚麻痧因爲他皮膚皺襞指間的螺紋也皺了便喚做癟螺痧又因爲身體痙攣不能伸直就喚做弔脚痧背弓痧種種名目不一而

足都是隨意題出來的其實都是我們的病狀起了這種名目借此恐人的還有一種薙髮匠帶做這一種生意其名謂之挑痧他取了一個針也不管他有穴道沒有穴道東一搠西一搠往往有一種病他們要好好兒的診治也就不致於令我們十分猖獗被他挑痧挑壞了的倒十有五六這是我們不能不感激他的我們那虎列拉將軍性子最急大概在六點鐘以內可以了結人類的一生至多也不過三天兩天有的直教人措手不及連請醫生的功夫也來不及呢所以在我們虎列拉菌盛行的時候往往有一家七八口一古腦兒都收拾盡的也很不少呢我們在祖國印度地方號稱為一種地方病一出外國因氣候上之關係所以流行於夏期每逢夏天我們總要試試手段倘若雨露不時忽寒忽暑的當兒我們便要大試飛躍的手段只是近來人類社會中醫學一門漸漸兒的進步發達了頗足阻礙我們的發展到了夏天早就有什麼防疫的法子又有一種時疫醫院卻是我們的大敵他到了初夏就開辦了一到深秋便收歇了正在我們最猖獗的當兒他們也興高采烈設立這種時疫醫院凡是我們所侵襲的人類十成中倒有九成是被他治愈的你想可氣不可氣呢所以醫學進步是我們大大的仇敵今天諸菌先生在此大家要想個法子纔好咧

第九章

且。說。那。位。霍。將。軍。演。說。已。畢。一個。虎。跳。跳下。演。台。來。大家。推。推。遜。遜。便要。請。那。位。白。先。生。登。壇。演。講。了。這位。白。先。生。單名。是。一。個。喉。字。他的。外。國。名。兒。喚做。實。扶。的。里。在那。今。天。的。諸。菌。之。中。可也。算。是。個。赫赫。有。名。的。大。族。咧。那時。這。位。白。喉。先。生。慢吞。吞。走。上。演。說。台。向。著。在。座。諸。菌。略。俯。了。一。俯。腰。說。道。小。子。白。喉。今天。也。厠。身。大。會。議。之。中。人。家。都。知。道。我外。國。名。兒。喚做。實。扶。的。里。其實。卻。還。有。幾。個。名。兒。在中。國。地。方。有時。喚我做。鎖。喉。風。有時。又。叫。做。爛。喉。丹。痧。外國。地。方。從前。稱。爲。克。蘭。波。司。又稱。爲。蘭。富。蘭。爾。名字。雖多。我也。不。去。管。他。原來。這。種。名。兒。都是。我。們。的。敵。人。題。的。那克。蘭。波。司。就是。在。一。千。八。百。八。十。三。年。發見。我。們。菌類。的。人。名。那蘭。富。蘭。爾。又是。他。第。一。個。用。人。工。培。養。我。們。的。人。名。你想。他。們。發。見。我。們。培養。我。們。豈是。懷。著。好。意。委實。是。滿。腹。惡。意。要想。滅。絕。我。們。的。種。類。以爲。他。們。博。士。學。士。的。功。勞。我們。還。用。他。的。名。兒。嗎。至於。我。們。的。形。態。長也。不。過。和。結。核。先。生。差。不。多。周圍。比他。大。一。二。倍。形狀。卻。是。不。一。有的。作。棍。棒。形。有的。作。絞。絲。形。想在。座。諸。菌也。都。知。道。就是。我。們。的。抵。抗。力。也很。薄。弱。遇著。千。倍。的。昇。汞。水。二十。倍。的。石。炭。酸。水。在二。十。秒。鐘。的。時。候。就死。滅。了。然而。大。家。不。知。道。我要。是。藏。匿。在。人。家。

咽頭的義膜裏頭（按義膜者卽患實扶的里病者之咽頭有一層灰白色之皮膜也）卻非常有耐固之力常有到三四個月還是生存雖乾燥的了卻仍不能死滅還有一件我們最喜附著在大人的衣服上小兒的玩具上五六個月還是好好兒的不算什麼事所以我們的性質是怕濕不怕乾傳染很是容易家中一人被我們侵襲了往往傳到全家爲的是我們專用一種暗渡陳倉的計策教人類中防不勝防你道是怎樣喚做暗渡陳倉的法子原來一家中有人患了白喉症大家知道是個傳染病誰也還肯到他病牀之前去呢除非自己幾個親近的人是捨不得走開的但是我們的侵襲大概喜歡在小兒身上兩歲到十歲的小兒更爲歡迎大人雖然也有招待我們的卻是究竟稀疏得多了我們因爲不能侵襲到大人便想個法子附著在大人衣服之上要是這個大人再接近別個小兒這便是我們的機會到了我們便立刻跳到那小兒口中躲入我們的大本營就是那扁桃腺裏去了所以我們就靠託那帶挈我們的人藉他在那裏傳播他很有功於我們所以讓他一步也不去侵襲他好在瞧他們的外貌一些兒沒有病徵其實你一接近他我們就過去了從前據一個醫學博士報告他說從患白喉的人家走出來的人百人之中至少有十人是帶那病菌出來的就是

沒有到他家裏去不過與他們有間接的關係一百人中也有兩人是攜帶病菌的你想可怕不可怕呢因此上人類中幾個有名的醫學博士很把我們研究因爲有帶菌之關係便說在公衆衞生上須要十分注意第一件因爲我們喜歡侵襲兒童大家就注意到學校上去學校中的學生經我們光降過的過了數天病是全愈了他們家族中自以爲一無妨礙自然每天仍送到學校中念書誰知我們却仍躲在那裏瞧著機會便要待時而動咧從前歐洲有個學校最講衞生倘有兒童入校要用一種徽菌檢査法檢査過了沒有含著什麼病菌然後準其入學要是這個法子興了出來我和今天在會的諸菌先生都該死了幸虧這法子還不大通行大家得過且過只要瞧那個兒童起了牀喫了飯精神漸漸復原就算他全愈了便立刻送他入學也從沒有檢査他病菌的有無的郎使由醫生檢査然而多數的醫生終覺得那徽菌檢査法十分煩雜但瞧他精神不像有病就以爲沒有傳染之處因此我們的生路不致全絕而且遇到一個機會還可以大展法力有一回也是一個學生被我們所侵襲的過了幾天家族中算他病好了巴不得送他到學校其實我們還躲在那裏他到課堂裏我們瞧見有四五十位兒童羣集在一處早已樂不可支觀著敎壇上的敎習正在口講手畫的

當兒我們便自甲童傳到乙童乙童傳到丙童丙童傳到丁童不到幾天又自甲班傳至乙班乙班傳至丙班丙班傳至丁班宛如交戰國一般各處都埋伏著地雷火礮只等一時之間爆發起來果然不到幾天有的便覺得背脊上惡寒戰慄漸漸的有些兒發燒了有的便覺得喉嚨頭梗梗兒不好咽物飲食也不思進了再一回兒便有幾個喉間扁桃腺紅腫起那白色的斑點和線紋了又有幾個咽頭疼痛便生出一層灰白色的義膜來了那時一個學堂有幾百個學生卻被我們攪得一個落花流水七零八落每班中只有幾個學生上課只好暫停了可憐這許多學生不到兩星期都被我們侵襲灰白色的義膜全布滿於扁桃腺直延至後面那時偶然講話嚥物以及轉動頭部都覺疼痛嘴裏粘液的分泌增加屢屢嚥下唾液這聲音便異於往常熱度從三十八度昇至四十一度以上也有的咳嗽聲音有似犬吠狀者呼吸促迫困難喉間如風吹竹管吁吁作響鼻腔閉塞鼻間出血種種現象不一而足直到全身衰弱心臟麻痺那就不中用了幸虧人類中卻出了一個救命星喚做什麼倍林克博士這個東西卻是我們的大敵他行出一種什麼實扶的里血清注射法是我們兜頭的一個大打擊你想我們正在進行之際耀武揚威不可一世誰也提防忽來一枝生力軍宛如駕着

十三英寸口徑的大礮接連的向我們不斷開放早把我們打得一個不亦樂乎自從這血清出來了我們士氣大挫以前所向披靡勢不可當一遇着這位血清大將軍在血裏的種族只好任他掃蕩其餘的也惟有捲旗息鼓而退那時我們沒有法子只有避地之一策歐洲站不住只得到亞洲去先到了日本也曾活動幾時不想東洋人專學西洋人的樣兒西洋有個好法子他便千方百計的弄了來他們醫學又很進步全學西洋的方法這醫學界裏出了一個喚做北里的專和我們為難你想可氣不可氣幸虧得亞東大陸還有一片大殖民地大足供吾輩馳驅便是日本雖然知道這血清注射的好法子還有一大半是由他們自已誤因此我們總得手的這是什麼緣故呢第一層究竟亞東人衛生思想幼稚得很不及歐洲美洲他父母不甚注意雖有這極好的治療法尚還躭誤至死第二層這個責任卻是要怪一般做醫生的要仁慈為懷不能專為圖利起見我們遇見這種醫生雖是最為感激不該罵他但是人類中很喫虧呢我可以講一段故事給諸位聽聽前年東京地方有一貧民人家小孩子害了病他母親把小孩子背在背上來叩醫生之門你想貧苦人家的孩子來請醫生來診治眼見得這病是不輕的了這醫生一診視卻知道是被我們侵襲確是實扶的里必

須用血清注射法方可療治但是這裏卻沒有血清你快快到某病院去懇求施治他是個貧民大概不要他注射費的了諸位要知道窮人家的孩子不是和富貴人家的孩子一樣的嗎他父母愛子之心便是一樣可憐他母親背了個孩子一步一顛到了某醫院之門早跑得汗流氣促幸虧已到了懇求診視誰知這個醫院中卻板板六十四的說道今天診病的時候已過了你明天早來罷那母親大遠的路又背著個孩子再三懇求說要是醫生在家就破例診視一診視罷可憐那孩子病勢不輕我又大遠的路趕到此間煞是不容易的事他們臉兒一板眼睛一瞪說咱們醫院有規律的要是無論何人無論何時都可以診病咱們一天到晚還忙不了呢總之鐘點已過是沒有法子想的那婦人再要哀求時他早已關著門進去了一路歸家連一絲絲氣力也沒有只聽得背上那小兒喉間帶嘶帶哭的聲音又時時好似劈毛竹一般的咳嗽呼吸覺得非常艱困你想他親生的母親聽了可不心如刀割到得家裏連忙放下來一瞧嘴唇早已變成紫色手脚都已冰冷只剩一絲氣兒眼見得是不濟事了你想他們東京地方挨家逐戶做醫生的可也算不少了爲了注射一回血清的事兒演成這一幕悲慘之劇要不是我們的本能爲攻擊人類主義早對著那種不仁不義的醫生加

以誅伐了現在卻為的那種不仁不義的醫生和我們傳播繁殖是有大大的利益不但是和我們一菌族有利益也是和諸菌先生都是有大功的我們怎好以怨報德呢還有一件就是那血清不過把我們分泌的毒質在血裏清一清罷了至於吾等菌體還沒有甚麼大關係所以實扶的里雖已治癒而我輩依舊生存仍舊可以傳播繁殖起來剛纔窒扶斯先生講的現在許多人類不是攜帶細君卻是攜帶細菌這攜帶細菌的人實在比攜帶細君的人要多得遠呢譬如中國人他們的老婆常在家中從沒有攜帶細君各處亂跑亂走的然而攜帶細菌的卻是此別國更多所以有一處地方被我們活動了要謀傳播繁殖之法可是極其容易常常起初不過一二人後來蔓延到全都不算什麼事的中國人沒有統計到了我們無論那一菌族發展的時候只見街上的棺柩扛出扛進也不知是死了多少人但覺得棺材店裏出了生意和尚道士忙個不了要是有統計的地方略一調查那就可怕得很咧就像那日本據他們說每年害實扶的里約有一萬五六千人這一萬五六千人裏頭有三分之一是死亡的那就有五六千人是不治的了但是咱們實扶的里侵襲到人類並非是個不治之症為甚的死亡如此之多第一件是日本近來雖也講究那避疫消毒然而究竟清潔不及

西洋人衛生不及西洋人與我們以活動的機會處甚多第二件呢雖然有這血清注射法可以治療無奈他們在病初起時未能立刻注射因此喫虧不少然而無論如何日本人到底在那裏注意總比中國人强現在他們也有什麼大日本私立衛生會製成了這種血清分配到各縣去教各醫院治療貧民不要取資還有什麼濟世會及一切慈善病院開辦得也不少一班貧窮的人叨得那光卻也很多因此死亡的平均數漸次減少起來要是像支那這個老大帝國卻夢也不曾做一個誰還知道什麼喚做血清有許多人家專相信鬼神的家裏有了病人不去延醫診視卻在那裏求籤問卜禳星禮斗把個病人丟在牀上你想可笑不可笑可憐不可憐呢其實我們的力量正要比鬼神的力量大得多咧還有一種相信求仙方的正是害死了人不少從前中國蘇州地方也是有一個小孩子被我們實扶的里菌族侵襲了雖然也請了個中國醫生他只說是爛喉痧開了一張方子說道表散表散便是飛輪去了誰知到了明天未見輕減反見沉重他們見病勢沒有轉機只說這個醫生靠不住又去邀了一個醫生俗語說得好病急亂投醫你進一帖涼藥他進一帖表藥看看病勢日增沒有法子有人倒說某祖師某大仙的仙方極靈的那時今天求得一包香灰便算是靈丹明天求

得一碗檀香水便說是仙水那病人的喉頭早已敎咱們霸佔住了就是平常湯藥已難下咽偏偏還要敎喫這香灰飲這檀香水這豈不是送他性命嗎所以我們聽得他求仙方卻是格外高興因爲都是幇助我們進行的有人說給中國人治病要消兩種毒先要消去他那種腐敗迷信之毒然後再消去那病菌之毒這話倒有點意思呢

車站取箱時。同乘街車。行有半小時。余與劇談。問渠如何能識道路。彼卽在懷中摸出中國連史紙裱襯皮紙之地圖一張示余。其鄭重若村學究珍視推背圖一般。僅揭而指看。不願放入余手。其圖係手繪。略如從前坊本尙書上之禹貢圖。其形狀稿似歐洲。但不甚肖。界畫國都。亦自有彼法。所注中國字地名。皆如天書。莫名其妙。卽余所稱彼等曾至維也納。彼圖既無維也納字樣。不過其口述之音。有三分相像。且後知彼從德國哲雷斯敦赴倫敦。先從一大都會北行而赴哲雷斯敦。則前城稿爲維也納。見彼地圖。而知彼人必有機關者。因其圖稿係一個團體之中。互相抄用。作爲同人秘要之品。非個人偶爾得取者。彼等能獲頗豐之利。有機關互助行旅。互助滙劃。並互通消息。自然樂之不疲。雖資遣回國。莫肯依從。前年法國公使胡維德曾請得政府欵項數萬金。强迫此輩回華。曾有一次約二三十人。由隨員押送至馬賽上船。上船以後。以爲必可無事。不料於夜間船未開行時。盡數逃去。此雖欲加禁阻。大有甚難禁阻之勢。二則此輩如能改良。可否聽其遠流。此一問題。雖不敢率斷。然以余個人感想。作始也簡。將畢也巨。或竟變爲小失團體。生人惡感。固未可知。亦或於苦力社會。傳達小小文明。並由此而得一部分之利益。暗中頗有小補。亦未可知。比諸美國華工。固儗不於倫。然美國華工所得之利益。則頗爲可駭。最多之時。約有三十萬人。平匀每人每年得利三百元。輸滙回華。則年欵九千萬元。已可補償內國購買洋貨出欵十分之二三。所以彼中禁遏華工。卽此亦爲一大口實。吾人但以爲少數苦力生計出入之問題。則未之深考耳。雖此輩賣紙花人爲數必有限。然積少成多。賣石器者。賣紙花者。賣某某者。合起販絲販茶種大行業。分途推廣而去。則獲利必可觀。獲利之問題且小。各種人錯雜而爲頻繁之交通。或多或少。足以改良內國各種社會。其問題乃大。故以賣紙花者可否聽其遠流爲問題。其關鍵止問能否改良而已。

客問然則子見賣紙花人。前後亦少有改良乎。

答曰。如何顯著之改良。於事實上有所不能。至於婦人席地而坐解小脚示人等之活劇。則未有所續聞。自數年中此等賣紙花人驟然增多以來。倫敦街上亦卽數見不鮮。吾人亦倦於勸說渠等回國。一則知力有所不及。二則彼等形式上似頗改良。所謂賣紙花者。本非恰合之名詞。請客勿以爲彼等所賣之紙花。卽此福建等處所製像眞花草等之一物。彼等所賣者。卽內地江北人插在草帚上。以兩三小制錢賣與小孩玩弄之物。普通以竹絲紮成輪形之圈。輪邊相間周貼紅綠之紙。迎風轉動。小兒見之色喜。

西人小孩少見多怪。亦復顧而樂之。其稍高等者。卽以紅綠紙剪成犬牙之錯紋。摺之甚小。張之爲扇爲球。亦足動小兒之一盼。所謂紙花者如此。二三年中常有一二十人攜售於倫敦。則純粹爲此。並不另翻花樣。或兼捕牙蟲。或使小兒在咖啡店側竪蜻蜓等等。前年余又去唐人街賣紙花人之寓中。則十許人賃居英人家半宅。在屋頂矮樓中爲工作所。有七八人方調膠黏紙。已製成之輪形或球形等者懸於竹上待乾。約有十數大竹。懸所謂紙花者數百於空中。製作室中者爲男人。出街售賣者爲婦女及小孩。因婦女小孩得警察之憐憫。少加干涉也。余所謂改良。則女人已不穿中國衣。罩女洋外套。戴女草帽而着舊皮靴。得比於彼中賣菜之婦。若渠放去紙花。坐黃包車上。在上海南京路遊行。或當疑爲女界新入物矣。小孩亦洋服楚楚。得比於彼中賣報小孩。男人惟於晚間走各酒店。於我所謂豬欄中者兜售。女人間亦有入酒店者。有無受酒辭工人調笑等事。則不能知。蓋英國之酒店中。本常有一班窮無聊賴之人。面塗鍋煤。唇塗紅粉。扮爲黑人。三五成羣。箏琶雜攜。吹彈歌舞。博飲者歡。而乞少資。今則豬欄歡笑中。又點綴賣紙花男女。如是而已。若巴黎之情形。較爲不進化。聞此輩賣紙花之小孩。常在咖啡館竪蜻蜓打虎跳。伸手要錢。侍者等干涉。反遭强硬之反抗。故常至於傳喚巡警。拘入警署。亦或有爲人疑作竊取小物者。因此。留法同人。曾屢次干涉。而胡公亦常常强迫送歸。無如彼等輾轉引避。無法可盡。惟嚴行干涉以後。各種小孩野蠻之狀態。稍稍改除。或者亦能成爲倫敦之情狀。若能純粹變成一小販賣人。衣服完整。舉動安詳。則隨賣石器人。共相遊行於全歐。亦不過若某國之賣香脆餅者在我國中。彼力量既得比頭等國。亦不至以小小貧陋之狀。損其國體毫末也。

客問留歐之華人。除學生使館人員少數商人及賣石器賣紙花兩種小販外。尙有何類之人。

答曰。窮極思索。尙有西人攜去之僕婦。此處彼處。大約必有數十人。因此等人皆在人家大住宅內。故甚少遇見於街頭。惟船上往來。每次終有所遇。故可斷其暫留西方者。必有一成數。所以女多於男者。因彼中人攜僕歸國之緣由。必因有小兒女需人看顧。且往往因奶媽等之關係。與小兒女生出愛情。小兒女不願分離。故攜之而行。此等僕婦。大都華裝。惟尙潔淨。不致惹人厭惡。在上海等處。數見不鮮。可勿深論。除此之外。即當直數華工。因此非盡爲招去之工人。故亦可用普通名詞。稱之曰華僑。大約在水在陸。共有四五千人。廣東人居二十分之十九。寧波人居二十分之一。餘如山東湖北等處。常有一二人。在陸者皆聚於英國。共占三大埠。每埠皆有二三百人。常川住居。一曰倫敦。二曰利物浦。利物浦者。英國第二大城。位於西邊。美國郵船停駐之地也。昔年楊篤生先生。卽特從蘇格蘭之抳北淀城。乘車南下。蹈海於此處。今其遺骸。葬於利物浦極美麗之壙園。豐碑屹立。年年春秋。華僑皆以燒猪及威士忌酒等祀之。此處華僑。在三埠中爲最多。常多至六七百人。三曰卞笛府。乃威耳斯之京城。英國習稱三島。卽英倫蘇格蘭二島相連在東。愛爾蘭獨立海中在西。然英倫又當劃分爲二。其大部分在東者曰英倫。而小部分在西者曰威耳斯。威耳斯於古亦一獨立國。其人種與愛耳蘭相近。在我國海關發迹之赫德。卽威耳斯人。英國所有巡警。亦皆威耳斯產。想來上海之三道頭。皆產於彼。因其人身軀偉岸。又其地比較寒苦。故充是役。亦如印度人在上海所謂紅頭巡捕者。亦係印度西北一部落之人民。與彼所謂貴族婆羅門種。西人認爲亦係亞利安族者。並非同種。其人雖亦纏頭而帶棕色。惟所纏之布。無如是之高。身材與華人相等。並無上海紅頭巡捕之高大。其人亦比較的可稱美秀而文。年來留學西方者。多過於吾人一二倍。而受有高等敎育之人。亦遠多於吾國。凡學界中人。亦皆西裝不纏頭。華僑在卞笛府者。於三埠中爲最少。近年以來。頗有一二學生。學於威耳斯之礦學堂。或實習於礦塲。因威耳斯產煤至多。礦業甚盛也。英國之外。惟德國北海邊上。最大輪船馬頭之漢堡城。亦有數十人留住。並有小雜貨鋪。（皆供華水手者詳述於後）餘則荷蘭舊京之洛陀丹。比國大輪船埠頭。即日本郵船終結之地之安土府。常有數華僑留彼。並設小雜貨鋪。惟或閉或開無一定。大都統數處而言。在陸者千人左右。餘三四千人皆在水。

客問子言歐洲華僑。有在陸在水之分。其在水陸者。不知皆操何工作。

答曰。歐洲之華僑。大異於南洋與美洲者。彼其在陸之千人。亦因有在水者而來。所謂在水。即工作於船上者耳。普通名之曰水手。實非確當之名詞。生活於船上者。其一部曰職員。即船主至於司帳之類屬之。又一部曰工人。工人分三種。彼中口號。一曰船面。即水手是也。凡船面之蓬桅櫓索。以及支帳塔棚。油漆揩洗諸事。皆屬之。其人雖辛苦。然在船上工人中爲高等。因其升高犯險。頗多英雄氣概。故水手頭腦與上等職員齒。必予以相當之禮貌。即尋常水手。亦往往轉變爲水軍。欲屈其爲服役之事。勿屑也。若誤使令之。則惡聲報之矣。二曰房間。自廚房洗衣房。至於客艙侍者。職員房侍者。皆括於此類。此類之人。雖體面與卑屈至不同。其體面者。華服美貌。頗似職員。然在品類爲低下。上等水手勿與齒也。三曰艙底。卽燒煤者是矣。其品雖不爲賤。其辛苦則最甚。故在船上。往往獨立爲一羣。無與往來。因欲與水手相共。水手不屑下交。若對於房間中人。此則嫌其品下。彼則憎其體穢。亦無相與攜手之餘地。而赴歐水居之老同鄉。船面則無人。房間偶有洗衣者。惟甯波甚多廚師。在美洲船中。而歐洲則缺。三四千人皆在艙底而已。彼等從中國艙底。轉而至於歐洲艙底。積至三四千人之多。頗有一段歷史可述。凡西人赴歐之船。其艙底燒煤。皆用華工。由中國去歐。或由歐回華。此等燒煤之華工。每月工資。大都爲十四五元。(飯食自然皆自備)然一經雇用於歐洲各國互相來往於北海大西洋地中海等之小輪船中。可獲每月三十餘元之工資。惟欲自資而往。至少亦需數十百元。則不能措其資。於是承工於去歐之大輪船中。至歐則逃而改就焉。初則遁逃甚易。迨後每次逃者過多。至非補充歐人。不能開船。於是乃雇華人爲船塢番守之人。特別使防逃工。其初凡華人燒煤者之遁逃。往往棄其鋪蓋及數月之工資而不顧。乘工頭不備而遁走。既已上岸。卽有陸上之同鄉。開設水手館者。匿其人於城中秘密所。迨船開而易衣以出。歐人之視吾人。亦如上海人之視西人。苦於想看。皆若形貌相同。莫可究詰。及本船半年後再來。自然卽工作於鄰船。亦無從辨訊矣。迨後既用華人爲番守。而上岸遁逃既不易。且面目姓名。彼此相知。逃後亦能根追。然最後經數番之劇烈對待。羣起而拚命。番守亦不能不通融。彼此相諒。遂變爲有限制之遁逃。即數次始逃一人。使番守有可交帳。而數次必有所逃。使欲改就歐洲工作者。亦不至絕望也。如欲問此等燒煤華工彼中人果否傾軋。則常常遇劇烈之反對。至近年而益甚。彼中工人。排斥華工。不遺餘力。大都起於貶値者十有八九。所以年來非受彼中同等工値。必遭尋釁。彼中工値蓋以三十五元一月爲起碼。然卽取同等工値。而資本家仍喜雇用華人者。則以華工之燒煤。實有可取之處也。

客問華工之燒煤。亦有秘術乎。

答曰。非也。中國人種良耶否耶。複雜而難斷。若從一方面推測。如近日選舉之摸金。致議會政治亦絕望。又如吸煙嗜賭。種種穢濁。皆能令人斷其人種之非良。然從又一方面推測。如中國人愛好和平。性非兇惡。又如能耐勞苦。堪人所不堪。又足爲該種之特色。此等問題太大。今原無從羼論。余所以略論及之者。因華工得燒煤最良之成績。純然卽以能耐勞苦。堪人所不堪。特有其一種之特色而得之。余若驟以此特色相歸。疑若余有『種拘』之病。自譽過當。故先表明吾人自有其短。亦自有其長。遂至世界燒煤之人皆不及華工。然此終為一滑稽評判。言之傷心。蓋燒煤之艙。雖有風筒。其炎熱之度。可想而知。唐人街之華工語我。曾有彼之燒煤朋友。舟行江海中。不堪其熱。無法可避。至蹈海自殺。平均大號輪船。每日燃燒煤斤二十四頓。一天十六人作工。每四人為一班。每四小時而換班。四小時中應由四人用鐵鏟鏟起煤斤六頓。(約計一百零八擔)即每小時中每人應鏟六七担之煤。勞苦亦不可為不重。歐洲工人之鏟法。蠆票盡力將多煤鏟塞爐中。即自行坐風筒之下而吸煙。於是熱度高時太高。下時太下。印度人及斐洲人。往往磕睡躲懶。鏟舉煤塊大小不勻。惟華工則能勻擇煤塊之大小。按候徐徐而添。勤動不息。故能保此傷心之位置。而於歐洲亦有所謂華僑。

客問然則在陸者。將何所作乎。

答曰。無論逃自去歐之船中。或從此船去彼船。必在陸上小住。又且作如是艱苦之工。稍積工資。亦應當停歇短時。為陸上之休息。并此三四千人。皆當自備飯食。則其人性嗜米飯。又嗜香腸醃魚種種之鄉味。並有胡琴洞簫。丹藥鴉片。唱本小說等之娛樂應用品。亦時時需求。於是雜貨店之類。不能不擇陸地而開設。如是則水手館也。雜貨店也。酒食館也。茶菓舖也。鴉片窟也。番攤場也。各有三四五六。而唐人街因之以名也。其問惟有洗衣一業。則由美洲華僑移殖而來。爲燒煤外一種獨立之工業。惟倫敦止有一二家。最多有一二十家者爲利物浦。頗惹起本地洗衣業之注意。時時且聞反對之聲浪。洗衣用機器者。自不及手洗之佳。故美洲洗衣華工。雖遭劇烈之反對。然仍受社會一般之歡迎。所以曾有一美人。形容華人在美業洗衣者之多。言美國大小村鎭。苟該處有一禮拜堂者。無疑無貳。亦必有一華人洗衣館矣。

客問唐人街者。係特別建築乎。抑由唐人居住而名之乎。

答曰。此不過一游戲稱謂耳。彼中亦有支那城(China Town)之稱。其實其地接近船塢。有如上海虹口中虹橋等處之地位。複街貧陋之區。華人在彼賃有住居。設有小店。集有一二十家。就稱謂之便。彼人名曰支那城。吾人稱作唐人街。較易表顯其滑稽之情而已。且惟倫敦集居一二街。而利物浦即散居數街。無唐人街之可名。倫敦唐人街所在之地。爲其東郊。區名樸柏潦。在倫敦爲住民最繁密。及最貧苦之區。太晤士江邊之倫敦船塢印度船塢皆在焉。故住民之中。船工及苦力參半。人種以猶太人爲最多。俄人次之。此區之賣報店門前。皆懸有猶太文之報帖。因售猶太文報紙之故。依船上爲生活之僑民各種東方人皆有。不惟華人而已。即日本水手。亦常見一二。與印度人三三兩兩出入於西人所設之大水手館中。唐人街所旁之船塢。爲西印度船塢。街旁大街曰西印度船塢街。街旁有小巷。曰石灰庫巷。乃唐人街之老本營。其人去自何年。說不定。猶在安徽詹長子湖北黃矮子之前。余所遇之老者。亦已在彼三十餘年矣。二十年以來。漸延及於西印度船塢街上。十年中。於石灰庫巷之對面銅幣街。由三家而十家八家。倏忽已將全街占嶺。天門縣賣紙花人之寓所。卽在銅幣街之尾。銅幣街東去之高街。自設國民黨俱樂部以來。亦有數家。足見年來西去之人有盛無衰。其逐去他人。代以華人之法。亦足破涕爲笑。不勝繁感。蓋該街之住民。起先皆爲白人。猶太人耶。俄人耶。或英之本國人耶。要皆有之。居其地者。比較的終較華人爲貧窶。大約皆設舊貨鋪水菓店等等。華人今日以三十鎊之貼費。逐去一家。明日復以五十鎊之貼費。又逐去一家。其人而得三十鎊與五十鎊。可擴充資本。向他處開張。亦自欣然樂從。然不多幾時。卽盡爲華人所據。轉變爲唐人街矣。此種轉變。固不過爲滑稽之可喜。然反而證之。卽可見萬一吾人再不振作。外人之經濟侵略。日甚一日。中國之城邑。皆可作唐人街觀。昨晤朝鮮某君。卽言朝鮮自呑併以來。四民皆失其業。其先朝鮮雖若何之腐敗。若何之貧困。惟農民不受若何之影響。今則農田皆爲日本人以高價漸漸購去。

農民變而爲佃傭。傭其田則還租太重。不傭則無田可耕。坐以待斃。然則吾人外交得賄。鴉片得賄。選舉得賄。爭名奪利。惟恐個人之慾不滿。惟恐國之不速亡者。其桃源不知何在也。吾念倫敦銅幣街而心痛。

客問唐人街年來之日日推廣。是何因由。

答曰。僅從表面設想。唐人街不衰落而反興盛。似屬奇異。因年來英國工界。盛倡反對華工之論調。似吾人之居留有岌岌不可終日之勢。宜乎去者多而來者少。何以反對自反對。而增添自增添。(歐戰以後。却減少人數不少。然此爲別一問題。)然若從世界交通之趨勢。放開眼界而推論。而人數日多之故。至無足奇。卽將來禁例愈設愈多。尙恐潛滋暗長。積久益盛。吾以爲吾人今日之外遊者日多。並非因中國貧弱。將出而求智識求利益之人。獨於一時間強迫而遠行。或好奇而浮動。此乃世界交通之利器。二三十年來。日臻敏妙。而世界各國外遊之人。無不增多。中國人又適有遠行之需要。浮動之興趣。遂亦同爲此利器所牽捽而動。而爲其乘客之一部分。故不惟學商諸界。出遊者續續而推廣。卽工界亦有十年以前。此人本重去其鄉者。今日亦追蹤遠走。無端而湊合。月百而歲且千矣。故他人之反對者自反對。我之增添者自增添。因人數之增添。故居留之家屋、佔住益多。蓋所擴增者。無非水手館飲食舖娛樂所之種種而已。吾十五年前初至其地。僅有水手館五六、鴉片室三四。酒食茶點舖兩家。雜貨店三家而已。其時卻有一福音堂。名曰英華書院。專爲華僑而設。一老教士曾居留香港三十年粵語嫻熟者主其事。所以名之爲英華書院者。不惟每日有一點鐘之英文教授。名實可副。而且此曹華工。皆仇教甚深。若名講道福音等堂。將愈裹足。名之曰書院。借中國向來高貴之名稱。或可歆動其數往。然終之當時之老同鄉。既已仇教。又不好學。雖書院近接芳鄰。此輩寧守鴉片舖而不去學習英文者。偶有一二人。入班一二週。亦即鬆懈不往。故教書講道。皆止有空名。此老住居中國有年。頗有華人敷衍之習。且如我國老師宿儒。垢穢之程度。亦可相等。余曾訪彼於住宅。住宅去唐人街二里。附郭之村居。照例應當幽潔。乃入此公之門。誠不愧鄉居。桌椅東倒西歪。積堆盈寸。在其書齋小坐。滿檯滿櫈之破書。大小橫疊。皆沒於厚塵之中。至少有三年未動。欲放小手簿。求一檯角。用鉛筆寫一住址。亦不可得。此老七八年前化去。此書院亦因之而銷滅。今已爲一水手館主人吳某之居宅矣。近來之唐人街。自蔓延西印度船塢街。全占銅幣街之後。約得雜貨店五六家。酒食茶點館七八家。水手館十餘家。鴉片室六七處。賭博場三五處。復有公所三處。曰忠義堂。廣府等之機關。曰至公堂。惠潮嘉應等之機關。粤人好分黨派。各派有其堂號。堂號與堂號。在美洲常有械鬥之事。即區區倫敦之唐人街。兩堂亦積不相能。其一則曰國民黨俱樂部。設自民國三年。幸有此機關。兩堂人皆有攜手之餘地。至今兩堂之高明一流。因此而化其畛域。和親甚至者極多。

客問如何謂之爲水手館。

答曰。此亦相沿之名耳。其實即華工住宿之地。與上海江北人開設小客棧。租住黃包車車夫。同一作用。在彼中亦必領有執照。方能開設。按照警章。每屋居宿之人。皆有限制。注重衞生。防空氣之不足。所謂文明造其極點者也。故如上海之小客棧。實行疊床架屋主義。每室可居十許人。但有空隙相容。即可自由招接。在倫敦斷斷不能。有如上海小客棧之一室。止能容許兩人。室中懸有警署所給牌票。文曰『此室容許住宿兩人。違者議罰』(本地小客店皆有之。惟局面像一文明客店者。方不懸此牌)。然老同鄉之水手館。則常常不能遵行此例。因明明一可設三四榻之室。僅宿兩人。豈不可惜。所以宿必三四人。迨夜半巡警或來檢查。則其一二披衣出後門去街上閒行。倫敦固澈夜不禁行人者。檢查以後。復入室高臥。問何以此等住客。獨肯不憚此煩。一必其價較廉。二或因停工之際。無錢給値。出於賒賬。不得不勉爲其難。三或本爲親友。義當體諒、設此水手館之人。必爲彼中翹楚。或竟去自內地。卽有力對付者。爲水手館主人。非僅如上海小客棧之主人而已。卽無異爲其人之頭腦。若在猪仔時代。卽虎而冠之牧人也。故有行爲狠辣之水手館主人。羣水手（水手從廣義稱之）卽詬之曰鱷魚。粤人謂鱷魚。猶內地、謂老虎。其人第一必與船公司譎熟。能爲水手之薦引人。否則徒往而已。固無人顧問也。館主人之入欵最優厚者。爲得新逃之人。此人在由華去歐之船上逃出。必投一水手館。於是館主人匿彼於城中秘密所。一二週後出頭。乃故不爲薦引。卽眞有需之者。亦必匿不使知。因居宿在彼。華銀二十六元一月。雖出賒賬、短一錢不可。飲食薄劣。夜半使出後門。避巡警檢查。皆不敢校。迨住有時日。央懇再四。乃爲薦引。又視酬資厚薄爲遲早。迨兩三月而得工。預支工資三月。皆入館主人之荷包中矣。然此猶商業之手段。無足獨爲此館主人詬病。更有進者。其人勤動年月。積有金鎊高一二寸。卽欲往陸上休養。或遊戲以自娛。然此等人。從前大都短衣垂辮。入王都之市。自慚形穢。而一切公園劇場博物院運動會等。既不敢往。亦非所嗜。名爲休居於倫敦。其實皆未出唐人街一步。至多在鄰近酒肆中三盃威士忌。亦立於猪欄中。以爲不痛快。

吾人習慣高坐據案。旨酒佐以嘉殽。欲淺斟小酌者也。卽有二三半掩門之私窩子。敢與洋太太之調笑者。亦屬少數。於是惟一之娛樂勝事。曰抽鳥煙。曰賭番攤。館主人者。又往往爲其東道主。視此爲正項進欵。而宿食費不過視爲副產物。所謂一二寸高之金鎊。積之盈年者。一半月又入館主人之荷包矣。然此猶營業變相也。尚不足爲鱷魚之鐵証。其有眞爲鱷魚者。又狠辣狡譎。無所不至。舉實事以見一斑。則有某老水手者。在船中爲機器傷一臂。體殘不能作工矣。照例船公司皆保有工人死傷之險。船主予以郵劵。館主人爲領得郵償金七十五磅。匿其五十。止予以二十五。又誘使煙賭博以罄之。此人欲工不能。欲歸不得。愁嘆無計。館主人又日下逐客令。年來旣有所謂新黨。而工人中亦有之。老水手之同邑某。偶聞傳說郵賞金數之非實。積不平。代延能操英語者往探於保險公司。再三而得實。乃聚衆與起交涉。館主人笑曰。汝等知若用錢如糞土乎。吾預爲彼貯此。以便其歸計也。人亦止能無可如何。一笑謝之。其人能行惡而從容如此。

客問唐人街之煙賭。英國巡警獨不加干涉乎。

答曰。英國人對待異種。用一種寬大的滅絕主義。彼則屢試而必效。人則飲恨而難訴。

假如民國改建以後。各處皆停廟祀。而獨南京路紅廟之香火轉盛。各處皆絕剪髮辮。而獨租界之髮辮。有人保護。果也彼有先見之明。未幾而吾亦仍淫祀日多。髮辮牢繫。並無改良之資格。落得彼亦并享不尙操切之佳譽。倘彼時外論稍能相助。安見世界人類所有一種之惡習。不能及早小革。彼則不願爲也。栽者培。傾者覆。自己不愛好而他人能代爲愛好者。固未之或有。卽吾人居留日本等處之官若民。日夜麻雀。秘密吸煙。巡警之干涉。雖稍若嚴緊。然終不若對待其自己人民之周密。英則自信其民之自治力。過於世界各人類。不似日本人等之尙懼容易傳染。故在倫敦。簡直聽我唐人之自由煙賭。惟利物浦與卡笛府二處。尙數聞捉賭罰金之新聞。而倫敦則二三十年。止捉賭一二回耳。煙則本爲其主顧。故未嘗干涉。如至唐人街而游行。觸鼻聞鴉片之氣。如當日過內地煙館林立之曲巷。又時有一二家半開其門。室中聚立一二十人。團團番攤之桌。一路門口窗上。或貼『今日開皮』。或貼『樓上燈吸』字樣。巡警見之。本亦不能通其義。況卽通之。亦一笑耳。吾亦數至幾家煙室。一室之中。三四床對設。與內地小煙間。惟妙惟肖。必有三五六人橫陳其上。『國客』至。而舉頭於枕上欠身招呼。手煙鎗請吸。禮當然也。何以水手館不許三人聚臥一室。而獨煙室可設三四榻。此則所謂行政上之慣例。不能過以情理討論。蓋惟客店有檢床之舉。人家則無之。所以東倫敦猶太人家。一室聚居大小十數人。雖衛生家以爲詬病。而警章不問。水手館必自循客店規則者。因亦可享自由招客權利之故。煙室中固亦有借宿者。而宿之過多。必遭水手館之告發。則私設客店之罰。又難逃矣。故欲享自由招客之權利。不得不受室容多榻之限制。

客問鴉片之吸食。英人果無傳染者乎。

答曰。余去唐人街。曾見有一十八九歲之西童。唐人役之如走狗。問此童何以肯如此就範。有人乃曰。彼已染鴉片之癮。欲博人之歡心而得鴉片。故卽受呵斥。亦不敢校。此童乃一猶太人耳。余問英人有似此人者乎。皆曰無有。卽其他白人。嗜唐人酒食夥矣。獨少嗜鴉片者。有之則有法人與美人。且皆爲溫飽之人。不居於唐人街左近者。山東某姓（僅此一人）之老煙室內。常有美國之女名優及豪商。中夜赴跳舞盛會。凌晨會罷。驅摩託車而至。吸煙數管。付多資而去。余問如是必備精室容之矣。皆曰否否。卽汝曾數到之室中。有兩榻者。某姓一▲。裀褥稍厚。沿床有貯藏金鎊鐵箱之一邊。彼摩託車人。常據之而有餘味焉。蓋彼非臥於此厚膩積寸之枕上。不能過癮。是亦所謂中外之煙客。一既人而鬼矣。無不有怪僻之習尙矣。
客問然則鴉片在世界上漸有嗜之者矣。
答曰。惟其如是。故西洋之仁人志士。亦大聲疾呼。共起而爲禁阻。若無過半之有道人。集會反對於後。則其少半之無道者。方挾其金錢主義之勢力。使永遠直接流毒於中國。間接則漸漸流毒於世界。幸而其有道者爭相持之。故政界蟄賊。肯舍其巨大之餉源。爲吾民造福。吾之飲恨。止恨昔日彼中無人道者耳。至於今之有道者。若在華多半之敎士。皆足受吾人感謝。而且吾人而不竭力反對戒除凈盡。使隱留汚點於世界。則吾民將於世界史上。爲極無知識之賤種。曾有一小說。叙述英國在二百年前。亦曾受有鴉片之毒。當時如何吸法。不可得而知。論今日鴉片烟之吸法。在食法中爲繁複。吾昔日首先受禍之愚人。恐必無如此巧妙。或者與裴根之算術。奈端之重理。爲當時同由彼中人發明。亦未可知。此書但言吸鴉片人之俾晝作夜。道德倫理。皆被喪失等等。彼中一團痛苦戒除之歷史。亦尙未暇詳考。大約在彼中二百年前。亦必有許多斷頭截足之慘劇。方能制止。今則居然能鴉片日處於鄰閭者數十年。而無人沾染。則可見民德之增進。無論若何人種。止需自修。早晚能使後民全體。皆成爲高尙之品也。八年前余在倫敦。張君博泉由瑞士介紹一瑞典文學博士某君來寓。囑陪其人向勃烈顛博物院街購買中國書。彼所欲急購者。爲老子道德經有無詳解之本。其人年可五十許。觀其狀貌。樸誠敦篤。談唾高尚之人也。對華人至親切。彼有友人。法國人名古龍君者。一工校退職之校長。閑住於倫敦已久。亦張君之友。曾介識於余。購求東洋菜。言可食之以防中風。（所謂東洋菜者。日本人在大阪等處製以海草。消行於中國。吳中名曰洋菜。鄉人以雞絲肉絲和之。名曰三絲湯。以代魚翅或燕窩。廣東人用以製涼粉。據云此海草實與燕窩爲一物。燕窩則過經燕子口銜一過。功用更大。此草本亦足稱食物中小小補益品。西洋名阿哥阿哥。（AGARAGAR）若云能治中風。則亦彼中老式迷信家之蔽耳。）亦一古道之老學者。瑞典君購書不能得。遂偕余同訪古君。途次頻問唐人街何在。至古君所。相見歡然。雜談華事。涉及鴉片。瑞典君盛稱鴉片能助文思云云。余力闢其妄。古君亦助余張目。瑞典君如厠。古君見余反對鴉片甚劇烈。即謂我曰。此君吾之至友也。其道德學問。皆爲我所崇拜。惟彼不識鴉片之利害。欲輕於嘗試。則吾深非之。蓋此君結成惡癖。因推服中國老莊諸賢。從而效法華事。無一不以爲可愛。故即鴉片亦在兼愛之中。彼固未成癮。君切勿告以唐人街之所在也。余曰。鴉片中國之害耳。來自印度。固非華產。我國疾惡之者大半在少年爲尤甚。嗜之者特老朽卑劣之人耳。尤於腐敗官僚爲最多。古君乃大擊掌。且曰如是乎。我亦當以實情語汝。吾人在安南歸者。爲彼處華僑所漸染。吸煙者至多。余婿爲巴黎時報訪員。今居倫敦者。卽其一也。今夜我等與瑞典君晚飯市中後。順道汝肯與我同過吾婿。隱諷以鴉片之害。吾且感汝。余欣然諾之。

客問何以居上海之西商。不聞有吸鴉片之事。獨於安南而小異。

答曰。日前大陸報曾載俄國革命黨搜查老官僚在某城知事之畲房中。搜出鴉片一磅半。此城與海參威相近。想來俄人之居住東三省近邊者。亦與法人居住安南同一天高皇帝遠。肆無憚忌。腐敗程度增進。遂易與鴉片作緣。蓋吸鴉片者。無一不荒謬。荒謬之人。亦無有不吸鴉片。其人於明明毒害之物。不恤吸之以自困。但圖幾小時之快意者。則其智昏志短。有可想見。人而願作腐敗官僚。卽同一智昏志短。但圖短時快意之表證。所以甘心爲黑暗境域之惡物者。無不與鴉片有針芥之投合。當瑞典君尚在厠屋時。古君又言吾婿一敏捷有爲之人也。彼獨嗜鴉片。吾甚心痛。君不見近日報上吾法外交部有從官某人。私賣秘密地圖與德政府乎。(此案在當時鬨傳全歐)此人即一吸鴉片者也。不知其一吸鴉片。何遂荒唐至此。余乃嘆曰。我國政治之腐敗。其原因雖多端。然無恥之徒。秉國鈞而敗壞國事者。無非皆吸鴉片耳。古君亦太息不置。深懼此禍之西行。冀竭力聯合阻止。瑞典君至。余乃邀彼同去城心探花樓食華餐。彼甚欣然。即古君亦頗重華物。瑞典君雖不能使筷。亦喜勉爲之。飯罷。同去古君女婿處。其人住居英國議院之隔岸。住屋甚華。古君之女僅二十許。美麗作時世妝。其婿長身玉立。滬上所謂滑頭之一種。一見即知爲久居東方之人物。心肝皆已特別改造者。情態之間。甚藐東方人。特以妻父引來遠客。竭意交歡。設茶點以佐談。談言略洽。古君詞鋒涉及鴉片。其婿初尙支吾。嗣知意有所指。遂露不悅之色。然強忍焉。改用報館訪事之面目。縱談時事。詰余汝信中國之鴉片能禁絕乎。余曰。恐現政府能力稍短。彼即怫然曰。禁種而不種。此事實也。曷爲爾卻信心之未堅乎。余既操斷續之英語。不能與之深論。且知彼以橫七豎八之法。欲阻余不敢言。西人頗重情意。古君恐其婿忤我。且恐我亦予其壻以不堪。遂一團高興者。至此知不是話頭。各打野話。盡歡而散。然則世界志士仁人。若不能用特別精神。此與毒物相鏖戰。世界之內幕。眞有不堪設想者。數年前余見英國報紙。屢及法國搜獲煙館之新聞。故吾望安南法人。既受此苦痛。而南洋羣島中。西人若不加意將此物剷除。今日以爲無與於乃公事者。異日之子孫。恐必有一日受其弊害矣。

客問何爲番攤與廣東所有者。相同否。番攤以外。尚有別種賭法乎。

答曰。麻雀便是麻雀。番攤便是番攤。此等惡弊。皆一道同風。無遠之勿屆、豈有倫敦唐人街番攤與廣東者有不同之理。其法以精白小制錢數百枚。陳於桌邊。任握一把。置於桌心。以飯碗掩蓋之。任人於靑龍白虎進門出門。擲其孤注。揭露碗錢。用長籤撥數。四枚爲一撥。剩餘之錢。卽定門類。一爲進門。二爲白虎。至易了解。故卽十五六歲燒煤工人之煮飯小厮。亦無不通曉。其餘尚有白鴿票。將三寸見方之紙。刻印天地玄黃等八十字。任以朱筆點選二十字。中若干字者。一錢能得若干錢。稍繁複矣。余則未暇詳詰其賭法。但每到唐人街。見家家桌上櫃上。皆有此八十字之印紙。有時購買醬油乾菜等之食物裝箱見寄。箱中或滿塞此等印紙。以防瓶罇相碰。據云此票範圍甚廣。故家家寄售。每日開彩。往往亦有用六辨士獲得數十金磅者。然得者爲少數。而勞苦所得之血貲。皆爲吸收而去。則一定不移也。

客問如子所述唐人街之情形。亦腐敗甚矣。

答曰。如移其街上之狀况於內地。尚可曰文明。無所謂腐敗。腐敗二字之品題。亦幾無可諱。但尚有當分別論之者。倫敦利物浦之兩處。皆夾雜於彼中腐敗之區域。（利物浦爲七十萬人口工商業繁盛之大城。東半城亦煙戶稠密。窮民由愛而蘭對渡而來作工者。其生活之狀况。與東倫敦之猶太人相似。）我唐人雖以烟賭之生涯。居於其間。而表面尚算光鮮。此其一可慰也。十五年前唐人街之唐人。比較今日之唐人。其改良不可以道里計。當時皆短襖拖鞋。垂辮遊行。怪狀百出。今則一律西衣整齊。鞋帽完全。十中三四。頗與留學生無所分別。遠體面於彼中船塢之工人。聞美洲華僑。有其一部分尚演倫敦十五年前之怪狀。而全歐洲之華僑。則皆改去舊時面目。頗足與世相適。此其二可慰也。年來開水手館及雜貨鋪者。頗有一二正當商人。集合有限公司。西去營業。煙賭皆屏勿近。即舊日一二鱷魚。亦甚多改行率德。有離去唐人街。設肆鬧市。以華貨之繡磁等等。售與西人之傾向。此其三可慰也。此等華僑。從無攜帶眷屬之事。而積資略多者。有一二十人皆與西女結婚。所生子女。面目雖類西產。大都心向中國。蓋爲彼中社會所夷視。彼等忿疾西人。有過於我。年來頗有受過中等教育之人。欲一躍而入大學。特有一二人試求之。以考試不易而罷。西女之嫁華僑者。亦不似留學生所娶之西婦。但圖奢逸。華僑之西婦。皆黽勉相夫成家立業。而且和而不同。欣然與唐人相交接。而家庭之一部分。仍用西法修治。整潔不類其鋪房。余見利物浦有一人。爲厨司而設酒食館。其人肥胖而頑固。一切酒肉薰天。涕唾任意。衣履膩垢之習慣。直與內地骯髒厨夫毫無異同。見彼之日。尙在宣統時代。開通之華僑。剪辮者已多。獨彼垂其綫香之小辮。抵死不肯剪除。其妻則終日爲司帳櫃。和氣與諸華工交接。任其夫午後打盹大椅中。鼾聲如雷。痰唾淋漓。而伉儷至篤。愛護有加。生有子女四五。皆甚類上等西國工人家之子女。衣服整潔。面目酷肖其父。而髮淡鼻聳。又類其母。成年者一一皆在校讀書。(此生於英倫者。認爲英人。已及學年。自應入校。卽他國人西去無幾。苟在七歲至十四歲之間。亦必强迫入校。否則科罰。與本國人相同。) 除店屋外。其一部之客堂房間。收拾清潔。與西人有規則之住戶相同。是華僑頗能增殖合種之愛國小華人。此其四可慰也。

客問然則英國華僑之溫飽者。頗不乏人矣。

答曰國外尋錢。比較略異。因其錢幣之値。卽較大於我國三四倍。我國向以小制錢爲本位者。今已漸以銅圓爲本位矣。以銅圓爲本位。則食麵一碗。給値六銅圓。再過百年。

想及今日之物價。必有以爲碗麵僅需六錢。猶夫故老傳說前清康熙時代之造屋匠。僅七錢一工。紅棗僅三錢一斤。同一感想。物無定價。貴賤實皆幣價之升降而已。惟幣値驟降。十錢之幣。視同一錢。購物則幣値極低。收入則幣値仍昂。蓋大多數能力可得工値三千之人。今得銅圓三百枚。不啻大匠已貶爲小工。以三百枚之錢。得其應需之物。皆自不能備具。遂議物價之騰昂矣。而不知實爲工價之銳落也。以我華工能力價錢三千者。忽得辨士三百枚。乃値中國制錢三十千。故在彼中爲平常者。而以積資計算。以語國人。便覺富厚。不惟工價然也。而售物之所得。亦有此比例。如廣東點心一件。現在上海値一銅圓。在彼卽售一辨士。所以凡有雜貨鋪水手館等之營業者。積資數千金磅。直與內地積數千元相等耳。以華錢計算。其人卽已有數萬元之資本。如是之人。不下數十百。等而上者有數人。卽皆爲腰纏十萬以外之富翁。倘移唐人街之人物於內地。在理亦必爲商會體面商董。所以不爲比於南洋與美洲。而歐洲華僑。亦儼然華僑。可受內地人歡迎華僑之敬禮。卽彼等年來盡力於公益。如數次革命。通電內國。三四百元之長電。數人集得頃刻拍發。僅如內地拍發數元之電報。前年助設一飛行學校。隨便出資。數月亦耗一二萬元。皆毫無難色。凡諸公益。動集數千元。頃刻而致。此皆內地富足城邑所不易得者。今但舉山東某君一人而言。三十年前孑身去歐。與一西婦成婚。舉有子女三人。年過四十。尙貧困無聊。自言一日不能舉火。無物可値錢。遂取吾妻之皮鞋。付之質庫。而得止饑之麵包。吾妻竟傷窮而逝。某君爲此言時。其臥榻傍之鐵箱中。有工人艷其藏。謂內貯現金千磅。銀行萬磅之存簿亦在焉。雖其子女不令見也。後數年此君大開通。欲覓一學生而嫁其女。其女亦受有國民教育。能爲大衣店之女夥。若行上海南京路。儼然一某洋行之洋太太。嗣得一粤中少年華僑。頗有留學生風味者爲婿。其父所給奩贈甚厚。某少年又善於運營今已在香港開有甚華美之西洋客店一所。頗不讓於上海之滙中旅館。每當夕陽在山之時。夫婦同乘馬車。向公花園遊行。見者必以爲某財神之公子。聚有西婦者也。

客問水上三四千。陸上一二千。唐人之情形略悉矣。此外尙有華工乎。

答曰。此次我輩爲半個月之問答。本爲今番西歐招工之問題而起。未入本題。先說野話。幾忘此番談話之目的。惟此次西歐招工。固以法國爲主要。而法國於未招工之先。已有改良文明之工人百餘人。則不可不述。百餘人之中。其半五六年前先去。乃自用於華人所設之豆腐公司之中。豆腐公司者。李石曾君受法國農學家植物學家諸名人之慫恿。化驗大豆所含之滋養料實與牛乳同等。豆腐漿同於牛乳。豆腐乾同於乳餅。（卽西名其絲。）因此糾欵開辦。惟豆腐一項。雖尸公司之名。卻不易發達。此乃西人向來習慣上之食法。不能與豆腐相融之故。西人食品以菜爲主。而麵包佐之。不似華人以飯爲主。而菜佐之。吾鄉俗語有云。豆腐殺殺饞。全靠熱同鹹。故若不鹹。則熱食尙可。不熱則鹽拌乃宜。西人則不喜熱食。不喜鹹食。豆腐若溫褻而味淡。必豆腥劇烈。難於適口矣。且豆腐之爲物。數小時而味變。若設大廠。不易配達。止宜於小販賣。所以李君之豆腐公司。未能違此原則。起首卽姑置豆腐一項。所辦者爲廿餘種大豆出品之物。如豆腐漿、豆腐乾、豆糖醬、豆咖啡、豆餅乾、豆麵包之類。積數年之經驗。而以豆腐漿、豆糖醬、豆餅乾、豆麵包爲最銷行。普及則以豆腐漿爲盛。歐戰未開之先。已有德國人用數百萬資本建一豆腐漿廠。與李君之豆腐公司。欲相携手。豆腐漿者。其初本欲直接供給人食。後以法國懷欵派。尙多攻擊。英人特恐其攙入牛乳。以僞亂眞。尤於議會上生出詰問。遂議以豆腐漿供給小牛。省出牛乳。以供人食。皆無異詞。此卽德人出而調停。該數百萬資本之德廠。正欲興高采烈之進行。而歐戰忽起。不能於法地存身。德國亦無大豆入口。此事大約暫停。巴黎華人之豆腐公司。自歐戰一開。本賣豆漿至少。

新會員題名錄

姚康之字晉笙年四十九歲。安徽桐城縣人。現在函授新醫學講習社學習西醫。現爲中西醫學研究會會員。工書善文章。爲會員中之佼佼者。

章倬字鴻卿號楚樵。年三十九歲。安徽安慶府桐城縣人。前清安徽省立法政學校畢業生。選委湖北江夏縣審判廳審判員。後棄宦游。研究醫學。前充安徽廣仁醫局醫員。續充慈濟醫院醫員。現充同登壽中西醫藥局主任。兼桐城中學校校醫。及高等師範學校校醫。虛懷若谷。對於中西醫學。研究之不遺餘力。

最新出版

醫學新名詞解釋

凡治一種學術。必先審查了解其名詞。爲第一義。研究新醫學。最苦者爲名詞。十八九出於譯音。佶屈聱牙。羌難索解。是書爲無錫萬叔豪先生編輯。將醫書中常見之病理、內科、外科、化學、解剖學上難解之名詞。一一詳爲釋解、如解釋實質二字曰。生理學名詞也。凡臟器之內外兩面。莫不有被膜覆之。其中層則係臟器原有之質。是質名曰實質。又如解釋嵌頓曰。嵌頓猶言嵌住也。如既出而不能復入。既下而不能復上也等等。後復附日文表注。以便與原文對照。註解詳明。專門家及普通人閱之。皆能一覽瞭如。誠醫家必備之良書也。　每部定價大洋八角

醫藥衛生淺說報出版廣告

本報爲研究醫藥提倡衛生起見已於陽歷十月十四號出版此後每星期出一張隨時分送不取分文如願長期閱本報者先交一分之郵票二角四分卽送至全年爲止　天津東門南盧氏醫院發行

皮膚病新藥萬能油出現廣告

本醫院現發明萬能油新藥甲乙丙三種。甲種稍有刺戟性。止痒之效最强。乙種毫無刺戟性。收斂之效最强。丙種則由甲乙兩種混合而成。性質緩和。兼有止痒收斂之特長。甲乙兩種。專備醫家採用（並無裝飾）自行配合（可照說明書成績報告書行之）以治病人。其價値甲種每兩大洋三角五分。乙種每兩大洋二角。甲種每磅大洋二元。乙種每磅大洋一元五角。（郵費在外）非醫家購買。並不出售。至於丙種則裝飾華麗。仿單商標均極詳明。每小瓶大洋三角。此外又有萬能油硬膏出售。每塊大洋二角。本藥油藥膏治效卓絶。決非虛語。將來必能暢銷。可以預卜。外埠各藥房。有願代售者。均按七折。如交現欵。則每打六折。十打五折。此啟　總發行所天津東門南盧氏醫院

中華民國七年三月出版

中西醫學報

第八年第八期

本期之目錄

本報全年十二冊本埠洋八角四分中國境內洋九角六分日本臺灣洋一元零八分香港南洋各島洋一元三角二分零售每冊洋一角上海英大馬路泥城橋西龍飛馬車行西首間壁三十九號丁福保醫寓發行

日商

福壽堂大藥房廣告

● 醫療用各種藥品 ●

● 醫療用各種器械 ●

● 工業用各種藥品 ●

● 棉花繃帶材料 ●

● 代售各種靈藥 ●

敬啓者。本藥房開辦伊始。各種藥品。批發價目。格外克己。備有藥品價目單。函索卽寄。

上海二白渡橋北首乍浦路〇四百七十三號

●電話北二一七五五

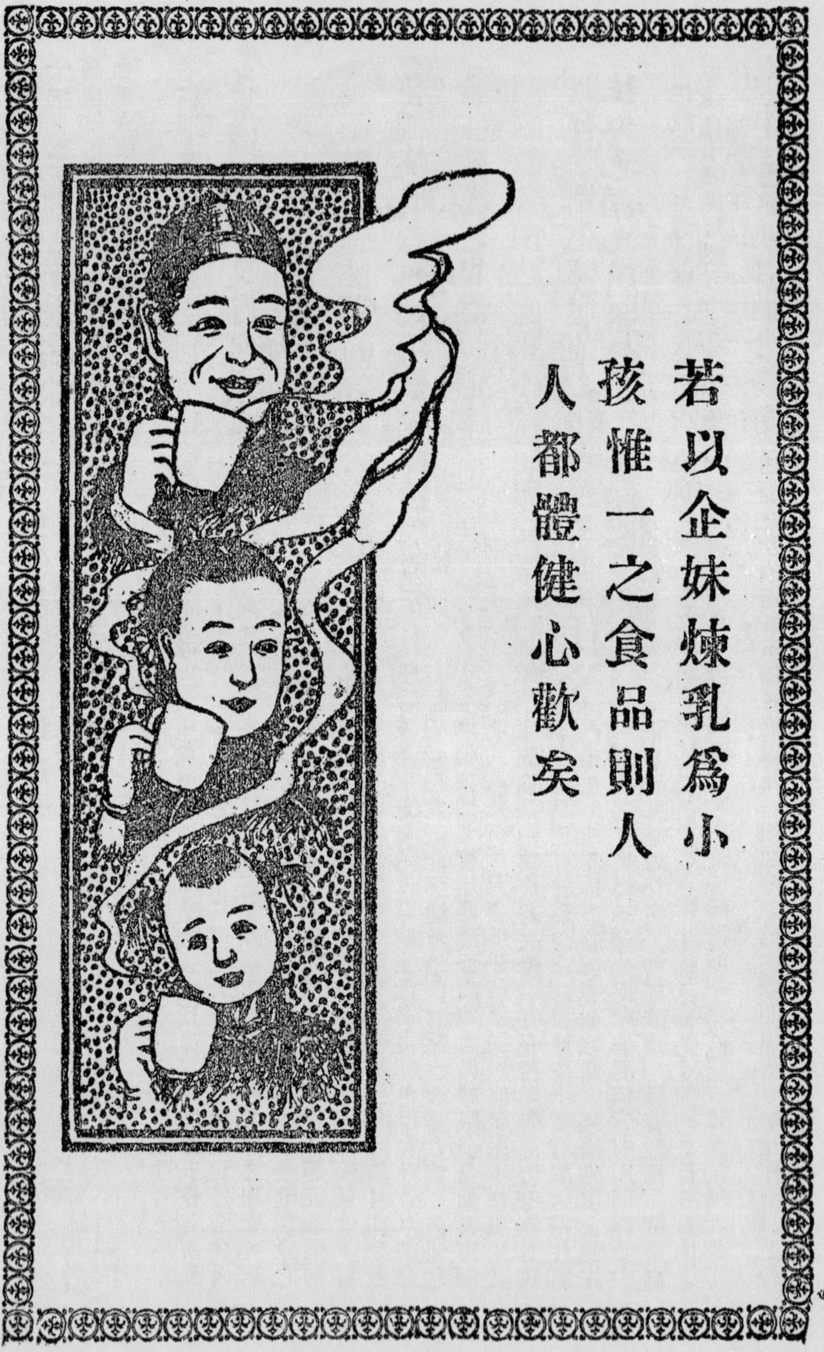
若以企妹煉乳爲小
孩惟一之食品則人
人都體健心歡矣

花柳病菌由來之研究

寧河　張豫學穎初

余讀細菌學至花柳病菌一篇。因掩卷妄揣。而竊有所得焉。之數菌者。究發源於何地。其鼻祖果由何所自也。雖有謂由哥崙布探險新大陸而來自海奇島者。然發現於該島時。又自何處而至歟。此余之所以必欲研究者也。今特不揣譾陋。以個人之理想。發僻謬之妄言。期就正於中外醫學鉅子。笑我者余亦不以爲羞。斥我者余亦不以爲怒。惟期持此說公之於世。以爲研究花柳病菌者之一助焉。

花柳病菌者。軟性下疳菌、梅毒病原體、與淋菌是也。其寄生地雖有種種。要而言之。不外生殖器之自然腔洞。（尿道、膣腔、子宮等）惟此等腔洞。純爲交接時射精與受精之機關。故各菌之由來。不得謂與交接無關係也。雖然。於夫婦之間。旦旦而伐之者。吾未聞有發見花柳病菌之報告。而凡罹花柳病者。概爲賣春之婦。遊蕩之夫。余本此理。敢謂。一女子於短期間（例如一星期）而與多數人交接。爲產生花柳病菌之最大原因。何則。蓋一子宮腔內而收容多量異族之精虫。其各族之精蟲。因皆欲圖生存。則精蟲與精蟲之間。或卵子與精蟲之間。必興起一種最劇烈之戰爭。當是時也。優勝劣敗。乃天演之公例。强存弱亡。爲自然之轉歸。及其終也。不外他弱族滅亡。一强族存在。但所存之一族。既經此鏖戰之後。其身體必有一番特別發育。其性質亦必有一番變更。故當未戰之先。雖係中等之體格。柔和之性情。然於既戰之後。則變爲强健之體格。暴烈之性情矣。此不死之一族。卽所謂花柳病菌者是已。按生理上精蟲與卵子。原不病人而既變爲花柳病菌後。則爲害滋甚。茲再就形態上。而分別研究之。

(一)軟性下疳菌　精蟲之本來面目。頭部大而圓。體尾長而細。當格鬭時。想必藉體尾施其勇。而頭部無與焉。依此而徵諸生理學家之勞動足以增大。與廢用足以萎縮二說。則經戰後之精蟲。其體尾自必較前發達。而頭部自應縮小。故本菌爲細小桿狀。

(二)梅毒病原體　精蟲之已變爲桿狀者。若再經一次戰爭。幸得存在時。其菌體因受種種衝突及打擊。遂又生變形。如外力自前方加者。則體必向後彎。自右方加者。則體必向左曲。於是乎由桿狀而變爲螺旋狀矣。且本病原體。因較前者多經一次戰爭。故其病人亦最烈。此梅毒之爲患。所以甚於軟性下疳者也。

(三)淋菌　前二者爲精蟲間互相殘害。此則爲卵子獨戰精蟲也。卵子爲圓形體。外有包膜。中容卵黃。若爲二個精蟲相擠時。則成爲啞鈴形。此時之卵黃。遂分裂爲二。以其仍欲恢復其固有之形態。故其已分裂之卵黃。各由兩脚。向外方排擠。終冀外觀如初而後已。然既分裂之卵黃。則終不得復合。且爲有胞膜之故。初則因受外力而分裂爲二。既則對於外力而難盡其勇勢。不得不脫此無用之胞膜。各成一獨立體。其同胞者。復相依爲命。互難別離。故淋菌恒有兩腎相向狀。淋菌以非由精蟲變成。故其病狀較前二者亦迥異。卵子含於經液。而經液則不外子宮腔內之一種分泌物。故淋菌之發病。亦以其固有之分泌物爲主徵也。

由是以觀。花柳病菌之由來。既如此其艱固。不徒效秦二世而亡也。唯其冀永久存在。則非具有特別之傳染力及耐力不爲功。傳染力者。爲繁殖子孫之要素。耐力者乃抵抗害物之中堅。無傳染力。不足以播種。無耐力亦不足以圖存。勢必二者兼備。乃克有濟。花柳病菌實具有此兩種特性。安得不傳染日衆乎。此花柳病菌之所以流傳至今。有增無減。隨文明潮流。廣爲蔓延。而消滅之爲難也。

澹盦隨筆

叔豪

叔豪某夜睡正酣。夢梅毒病菌揖而言曰。吾有六當王。余曰、何謂耶。曰、人莫不好生而惡死。吾能使人死而無怨。一也。症狀既發。仍能使之戀戀於肉慾而不自覺。二也。下自龜頭、睪丸、陰唇、子宮、上至鼻腔、喉頭。悉毀其天賦之形狀。內而消化器、血行器、腦髓、神經系統。外而胸、腹、背、手足、肛門、會陰、盡改其生平之態度。然猶許其生存而不遽褫其魄。三也。自男而女。循環感染。俾成喪恥之病夫。四也。祖父子孫。累代相傳。皆爲弱種。五也。東漸於海。西被流沙。圓顱方趾。莫不俯首貼耳。受鞭箠而甘如飴。六也。叔豪恬然曰。子有一六。吾有二六。曰六零六。朝加於君輩而夕已僵矣。

論無醫學衛生智識之害

繆素靈

天生人而畀之以命至寶貴者也以天畀之命而不知愛惜、是謂之自戕自戕者其罪大矣然誰人肯自戕其命也有之於不自知而自戕之然誰人不欲保衛其命也有之於不知保衛之法而不能保衛之不自知而自戕其命不知保衛之法而不能保衛其命概之曰無醫學衛生之智識之害而已矣

今人多無醫學衛生之智識也欲保衛其命或無病而終年服補藥以爲能保衛其命也而不知身中固有天然之生理漸爲藥力所摧殘數紙補藥良方無異於催命符也或以爲多飲食能强壯身體而不知過飲食有害於胃之消化消化不良而身體反弱而疾病易於叢生矣又或以美食能養生而不知甘脆肥醲卽是腐腸之藥肥魚大肉皆爲致疾之媒古有明訓又或以絕不勞動能安息養身而不知養成身體之弱質懶惰之習慣此種種不規則之衛生欲以保衛其命而反足以自戕其命而不自知也嗟夫故人不可無醫學衛生之智識也

無醫學衛生之智識不獨不自知而自戕其命且可不自知而戕及家人子女之命也何以故姑畧言之如以美酒香煙以享家人子女以爲待家人子女之厚也而不知美、

酒香煙皆含毒質食之足以戕身以美酒香煙以享家人子女實無異以毒物以享家人子女也又如家人子女有嗜食之品此品有害身體者而我不知之而投其所嗜以爲能順其意而表其愛情此不知順其意所以損其人也因愛之而即以戕之也又如家人子女有病若無醫學衛生智識不知行正當合衛生之看護法而看護之欲看護之而反加害之此皆不自知而戕及家人子女之命也此而外尚有種種類於此者難以縷述總之無醫學衛生之智識於未病不知先事預防於已病又不能善爲調攝殊不知愛惜天畀之命也

語有云福壽康寧固人之所同欲死亡疾病亦人所不能無雖英雄敢死之士亦無不悲悚者也所恃者於未病之前以衛生之法善爲調攝以去病於未萌既病之後以醫藥之術得爲調護以治病於已發冀無夭札之虞耳吾人何絕不思具有醫學衛生智識以去病於未萌以護病於已發以保生命乎免至不自知而自戕其命及家人子女之命乎吾不禁再大聲曰殊不知愛惜天畀之命也

如上所言無醫學衛生之智識於不知不覺一人一家之害其顯明如隔岸觀火無以遁其形也然關於一人一家之害尤小而關於國家强弱存亡之害尤大國積人民而

成民皆病夫則國亦病國矣國家之强弱本乎國民之强弱國民之强弱本乎國民醫學衛生之智識爲何如耳國民若皆具醫學衛生智識其國民必强國民强其國焉得不强反是則民弱而國衰吾敢斷言矣於此可見人民無醫學衛生之智識不獨關於一人一家之害且關於國家强弱存亡也

由是觀之無醫學衛生之智識之害能無悚然震懼哉不欲免此害則可苟欲免此害宜速講求醫學衛生不容稍有緩也

素食有關於進化說

繆素靈

素食主意今之大素食家所倡言曰(一)關於衛生上不可肉食(二)關於良心上不可肉食已闡發無遺不容予贅惟予於此二大主意外尙得一大主意焉此主意爲何乃關於進化上不可肉食也

欲知進化上不可肉食之理由須先明進化之樞機吾人類得進化之速度能睥睨萬物者其樞機全在有(一)遺傳之學(如書記等)(二)相習之學(如教授等)(三)自新之學(如由自己思想而出等)吾人類有此三學其進化之速全在此爲樞機而人類之外諸動物不能進化之故乃無此三學爲樞機其進化之力限於天然故永不及

吾人類萬萬分之一所以爲人類魚肉者皆此故也

闒騰之世凡一切動物（包含人類）其進化本同一之速度所差不多而今人類其進化之速度突飛於諸動物萬萬倍之上者此何故哉未使非吾人類恃其强權而食之有以致也請申予言以証之

吾常觀諸動物所作極精巧者有之爲人類所不及者有之其思想力非不靈也惜吾人類食之之故致有巧而不能遺傳其學不能遺傳其學致不能相習不能相習則自新之學何從誘起吾故曰諸動物不能進化乃吾人類食之有以致也不其然乎

苟使吾人不食之則諸動物必有遺傳之學因是相習之學自新之學漸漸有進化定不如今日冥頑不靈之動物必多有可爲吾人類可用之動物也

夫吾人類能得今日之進化不過因學者日衆彼之所研得我之所研得合磨礪而光大之致有今日之進化耳然則今日果得極端進化已乎以吾觀之恐未必也苟欲速得極端進化須添我人類無數感觸力（指見此之巧而思出彼之巧）無數輔我人類所不及者然後得極端進化或可速進然則欲添吾人類無數感觸力無數輔吾人類所不及者果如何而後可曰不肉食可得而致矣

不肉食也使諸種動物如上所言有遺傳之學然後相習之學自新之學漸漸而生由是吾人類何得無限量之感觸力於動物無限量輔我人類所不及者之動物無限量可爲吾人類所用者之動物則吾人類進化之速力必又突飛於今日萬萬倍之上也試觀無人食之動物必多靈敏於少人食之動物少人食之動物必又靈敏於多人食者由此可推素食有關動物之進化也

偵探之狗先知風雨之兩棲類崎嶮中採藥之猿猴護衛之犬等等皆人類所不及者爲人類大有可用者苟吾人類實行素食則諸動物必各出其奇多有爲人類所不及爲人類所用者何止此數人類或以難爲的此時則動物或以爲不難而代操之由此可見素食大有關於進化也

余言素食有關於進化者此也。有心於進化者。其亦知此意乎。素食諸君。未知韙其言否。

丁製家庭藥庫治療成績報告

章倬

一胡君致祥、年二十二歲。桐城中學校學生。因體操過度。忽得嘔血不止。延余至校。遂將安靜氷罨療法。不過些微稍遜。復用家庭藥庫第九種立止吐血藥三包。如法分服。其血若失。

一吳右、年近六旬。得喘咳症。延余至家診斷。六脈洪數而滑。肺部笛音兼水泡亢進。瞳孔放大。喉聲呷鋸。魚口開張。在中國醫書。各家均云若現此敗象之症。無方可擬。無藥可投。余遂將家庭藥庫第三種半夏消痰丸。如法令服。余翌日復往診視。病減幾有半矣。又將半夏消痰丸早晚食後分服。並令房內窗戶洞開。流通空氣。約逾兩星期。即得完全恢復。

一李右、年三十一歲。因夫妻反睦。忽得鬪痧。昏絕於地。人事不省。牙關緊閉。口流涎漠。延余至家。速將久能木吸入器。噴五%硼酸一次。牙關頓開。繼用家庭藥庫第六種急救痧藥水。如法服下。約四句鐘。即蘇生如前。

船暈之原因及療法

郭雲霄

美國費茲夏氏在噴西爾窪尼亞大學病院耳科。對多數之患者。行內耳檢查時。會遭遇數例呈船暈之症狀。本此實驗。積其研究之大要。如左。

凡從事內耳前庭部之檢查者。必用迴轉椅子。旋轉患者。或於內耳行冷壓注法或溫壓注法時。患者屢呈類似船暈之症狀。此由身體之旋轉。內耳之動搖。或溫度之急變。惹起內耳內所充之內淋巴液流動。刺戟三半規管內之毛細胞。其興奮及於神經中樞。遂誘發船暈諸症狀也。

古來就船暈之原因。多持異議。或因發惡心嘔吐等之症狀。而歸於胃臟之障礙。或因有眩暈之感。而歸於視覺之刺戟。然按今日之學說。則船暈亦如彼受內耳檢查於迴轉椅子上之患者。身體由船之動搖。而內耳內之淋巴液激蕩。爲其原因無疑。

誘因　船暈之眞因。雖如前述。然此外尙有多少素因或誘因。例如一種之臭氣。誘發惡心。爲吾人日常所目擊者。由船中之食物發生之臭氣。殊脂油之臭（豚肉、牛脂）或所謂船臭。爲其誘因者最多。又望波浪之運動。水平線之動搖。或見他船客苦惱情形。或吐瀉物等。此由視覺之刺戟。而爲誘因者也。稀有惟見碇泊之船舶。而亦起惡心嘔吐者。又對船暈預有恐怖之念者。亦爲斯病之誘因。此皆由精神作用。神經機轉之興奮性太高故也。

不苦船暈者極鮮。婦人較男子易感受。小兒苦船暈者罕。幼兒爲免疫性。用旋轉法或壓注法等之人工刺戟法時。婦人亦較男子感受性顯著。小兒少。幼兒全無。幼兒由壓注法無惹起嘔吐者。凡感受性之強弱與內耳之發達爲正比例。幼兒對船暈爲免疫性者。全因內耳之發達幼稚故也。

豫防法並療法　船暈乃爲正常機轉之正常反應。對內耳之動搖之生理的現象也。其豫防並治療上最有效果者。爲臭素劑。雖用安母紐謨、斯篤倫胄謨、那篤僧謨、並加僧謨鹽等。然以斯篤倫胄謨刺戟胃輕。爲最良。於出帆前一週間使服用中等量。卽取〇、九。一日三回分服。航海中亦持續用之。他之鎭靜藥。殊阿片之誘導體亦有效。凡對一般神經過敏症、恐怖並可沮喪患者勇氣之疾患之療法。概爲船暈之豫防法。胃腸航海中最宜保持健全。出帆之前用下劑。攝取易消化之食物。用諸種之消化劑亦佳。前有用吊床或吊椅子等。而圖避船之動搖者。然不能得十分之結果。

豫防法最有力者。爲對內耳之異常刺戟。養成個人之習慣性方法。船員或定期旅客。

常在海上。以內耳慣於異常之刺戟。無罹船暈者。陸上之人。不必行乘船之練習。只由迴轉椅子之應用。卽能達免疫之目的。且可由醫師監視之下。能適宜加減其強度。法使患者凭於迴轉椅子。或旋轉。或前後動搖。或於兩耳行壓注法。而其强度至起眞船暈。無繼續之要。初發不快之感。直中止操作。如此反覆爲之。漸加用量。能高大患者之感受性。由操作而獲得免疫性之患者。其最初之航海。亦猶如老練之水夫。可得無事云。又對初次航海之人。由迴轉椅子或壓注法。能決定對船暈感受性之大小。今若有由數回之迴轉或壓注法。不覺何等惡心嘔吐等不快感之人。則其人必不罹船暈。若對迴轉或壓注法極敏感之人。乘船之先。須十分講預防法。

船暈之療法。行對症的療法。惡心及嘔吐。不惟能使患者衰弱。時有因胃壁曾有病變。由胃出血而致斃者。胃洗滌大有治效。或使飲多量之重曹液食鹽液或水。亦有同樣之效果。由此飲用之胃洗滌法。能溶解胃壁之粘液。亦有治惡心之效。惡心極重劇之時。用莫比〇、〇一。行皮下注射。最效。必要時可反復之。此際宜研究海洋之狀態。與船之動搖。使患者之水平半規管取最劇被動搖樣之位置。此因水平半規管之動搖。能令患者感不愉快最少故也。於開放空氣中。使取凭物位最佳。

對船暈發作後所來之虛脫。可行斯篤里幾尼涅或亞篤魯比涅（用量〇、〇〇〇三）之皮下注射。亞篤魯比涅制止全身的殊胃腸之知覺神經。除二次性之苦悶有效。而以斯篤里幾尼涅之脊髓剌戟作用。併用於此亞篤魯比涅之作用。則治船暈偶發之循環器障礙之效顯著。酒精雖使患者覺一時的爽快。然同時有亢進神經系與奮性之不利。是宜加注意者也。

如織。不能有一分時之錯誤。鐵路職員。倘不禁酒。必不免有誤時失事之處。故全國鐵路公司。相戒不用飲酒之職員。苟有才識優長之人而不禁酒。亦願謝絕不用。刻下美國總計五十餘萬之鐵路職員。已無一飲酒者。美國工業製造。悉用機械。工人偶一不愼。便有危及生命之處。合全國而統計之。每年死於機械者。爲數甚多。有人調查死者之嗜好。大半染有酒癖。於是各製造廠相率禁酒。以酒含有麻醉及奮興之力量。故被酒者有神志不淸神思困倦神經張皇諸弊。美國之大商店。調査夥友之行爲。時時得罪主顧者。恒爲嗜酒之人。不飲酒者之招待主顧。較爲精細。人亦和藹可親。以是對於夥友亦有禁酒之約。其嗜酒不戒者。因而漸致失業。州會議員。調知飲酒之害。各州遂不約而同而有禁酒之議案。

試觀嗜酒之人。既飲以後。必驟失常態。與未飲之前。判若兩人。狷潔之士。飲酒後可變狂易。溫和之士。飲酒後可變粗暴。少年有志者。飲酒後不免墮落。老成持重者。飲酒後不免輕躁。總之因酒而誤事、而失業、而喪志、而自殺者。不知凡幾。酒誠爲人生可畏之大敵也。

竊嘗聞之。酒之爲物。害隱而毒遠。上述費先生之言。僅其一斑。美國前數年。有人調查在獄之罪犯。嗜酒者居大半。又調査犯罪者之父母。亦多嗜酒之人。於是證明生理學上之遺傳性。父母嗜酒者。兒女必多粗疏粗戾之氣。少貞靜純一之德。縱一時之口腹而遺害及於子孫。流毒之遠大。想亦嗜酒諸君所不及料也

是以今日世界大勢。禁酒問題。將日興而月盛。俄爲酒風最盛之國。今已完全禁絕。美國之禁酒問題。不久亦將解決。世界青年報。以酒及德奧二國爲英之三大敵。英國酒害之深。與英人恨酒之切。已可概見。環顧我國。烟害未淨。酒夢尤酣。禁酒一事。不能不有望。於靑年諸君之自身。首先起而實行之也。

病家十戒

一戒節色慾世人驕恣慆淫常近女色不自保護及至有病徒乞靈於草木尚不能堅力以遠房幃惟持智慧劍者防之極嚴以理制慾心如槁木死灰直視四大假合則心以清而腎以寧未病者終不病已病者可無病耳語云服補劑十朝不如獨眠一宵又大中丞亨高壽者自謂平生惟服獨睡丸予故讀詩至眞精送與粉骷髏却向人間鍊秋石之句而不禁爲世之不善守身者三歎也

一戒信醫不專蓋醫之工拙審擇在於平時苟至臨証猶疑信相參旦暮更醫藥力未

行前方又損不惟無益而反害之又且有病家親朋偏論是非或舉薦醫或自獻方攻補妄投毫不中病豈不戕生

一戒不節飲食蓋病中好食煿炙醉飽自就即日服蔘茸終屬無效惟淡泊清芬以調養脾胃始能助藥力以成功

一戒信巫不信醫若妄事殺牲祈禱干瀆神靈書曰自作孽不可活可立待也余歷年來惟見力行善量力勉爲者每每病有轉機藥能奏效蓋惟以善補過乃能仰邀庇佑云

一戒不能安命怨天尤人橫生懊惱須知疾苦顚連夙業所致惟歡喜領受自然服藥有益可保長年

一戒治療失時或艱於服藥或過於惜錢怠緩因循日復一日及至大勢已去始俯首乞憐雖有善者亦終無如之何也

一戒心性務宜和平不可動怒蓋怒則傷肝病愈難治須知袪病延年第一妙法惟尋花鳥以抒情對魚蝦而悅性或覓良朋益友講開懷出世之談庶幾心曠神怡日服藥餌而日有生機也

一戒專心服藥屏去雜念凡人患病酒色財氣各有所因知其所因卽當畏如狼虎苟復營營心中致使神明內亂則病必加劇終亦必亡而已矣

一戒起居不愼蓋病中春夏宜早起以養陽秋冬宜晏眠以養陰苟不善保養致爲風寒所侵神昏擾亂又遇粗工表裏不分糊亂雜投釀成壞證斯時欲補益不得欲表散不能雖明醫値此亦大費躊躇矣

一戒輕身重財遇病來時但索簡便方頭妄自加減價貴之品置而不用濫惡之材隨便煎服此非愛命之君子也病之輕者必重重者必致死矣寃哉寃哉

何首烏

藥中有何首烏據本草言有何翁者鬚髮已白得之山中服之遂返老爲童因名爲何首烏云采此藥者用黑豆拌和九蒸九晒服之能益壽延年然服者多效者極少或曰必此物已成物形者服之方驗或曰若此物已成人形者服之更勝或又曰此物若已成形必能通慧倘百體具備能發爲語言笑啼者人聞其聲往覓其形人方掘取於此間彼已遁往於他處因此頗不易得能得一已成人形者如法服食再加修養可成地仙卽不然亦可享高壽古今所傳大抵如此有江西人劉姓久寓滇省鬢已過腹而色

黑且潤。其面目猶如童子。人不解其故。疑其蓄鬚何若是之早。因詢其年齡。應曰。再度花甲。又已四年矣。問者疑其戲言。然念初見不應作誑語。因不再問。時有旁坐者曰。汝疑劉君誆耶。彼實非僞言。彼今年一百二十四歲矣。因詢其何能若是。劉君曰。言之甚長。君不厭煩。請舉實以告。余於康熙末年來滇。彼時已四旬有餘。鬚髮半白。體力亦龍鍾。一日偶至一熟識之藥材行閒談。適有鄉人持一已成人形之何首烏至行求售。其狀較初生之嬰孩畧小。百體具全。與小兒無異。索價銀數百兩。行主以無人願售。辭。鄉人持之他往。甫下階。即傾跌。所持何首烏。亦着地瓦碎。白漿横流。濃厚如蜜。余習聞此物能延年益壽。乃俯身貼地。將白漿吸食盡。鄉人僅將斷碎之空壳持去。余食後即歸。腹飽不思飲食。至次日腹痛甚。連瀉三日。不能飲食。人皆笑余曰。子欲成仙。今已辟穀。行將羽化矣。余亦以爲將泄死。屬同人備後事。至第四日泄止。遂能食。半月後精神煥發。鬚髮返黑。龍鍾者改爲强健矣。今又虚生八十餘年。故已百二十四歲。子何疑耶。此清嘉慶初年事也。後聞其人至道光初始卒。實年百四十六歲云。

美國女優傷耳之趣談

傷及腦筋。無害也。傷及唇齒毛髮。則殆矣。

美國女優比維雅麗基者。近年美國著名之麗人也。論者恒以神女稱之。則其風華婉媚。傾倒一時之概。亦可想而知矣。前在紐約市中。忽遭自動車擦傷之險。左耳破血。左足踝際亦血殷羅襪焉。嗣該女伶對於自動車主。要求損害賠償金額二萬元。始克結局刻有美京某新聞記者。關於斯節。特訪該女伶質問之云。卿不幸傷耳。故要求二萬元之償金。倘不幸傷及鼻頰唇齒等處。將更要求何額耶。該女伶莞然答云。儂此次耳部所受之傷痕。不過暫時。即可望痊。故僅要求如許耳。設使此傷永久不痊則或將要求賠傷金爲二十萬元。亦未可定也。婦人兩耳。素來多隱於雲鬟以內。尚非重要部分。較毛髮目頰鼻唇等處。顯然可觀者。猶屬微末。苟傷及斯等部分。則殆矣。考婦人第一愛護者。厥惟頭上如雲之髮。假使髮毛虧損。總少亦須要求償金二萬五千元。面部最重要者惟鼻。倘傷及鼻際。則鼻要求二十萬元不止。儂此次受傷之踼部。不過出血而已。故不須賠償。苟傷而成跛足焉。則六萬元之要求。竊料亦屬正當手續也。儂輩婦人。最貴者首推唇齒。實尤較毛髮爲重。若唇際損破。而接吻之價値失矣。堂堂鬚眉丈夫。孰肯與屈唇露齒之女子接吻乎。故如儂輩唇際受傷。殆勿論如何巨額金錢。亦不能償補矣。禿頭婦人與缺齒老嫗。均屬美顏之極重遺憾。儂若傷及齒牙。當要求二百萬元之償金矣。如前所述。傷及髮部。既要求二萬五千元矣。倘不幸傷及頭腦。惟要求二千元。即爲滿足。何言之。蓋婦人外表實重於內部也。腦髓健强。不過推爲賢明婦人。然使顏面醜惡不堪。縱性質賢明。竊恐人將見而却走耳。與其尊重腦髓。仍不若愛護頭皮。世間不愛美麗。惟希賢德之婦人。儂聞其語。究未覩其人也云云。

名醫治奇症

江西曾某名醫也。著醫書行世。所載多妙旨。時有某達官女。年正及笄。於夏月夜深。移步後園。方伸手採折花枝。忽覺痲木。手不下垂。請醫診治。皆不見效。後訪知曾某。延請至署。曾詳審致病之由。逾三日。請於某官曰。已得治法。但不知令愛能見從否。某官曰。曷試言之。曾曰。須擇一內室。將窗戶緊閉。用紙糊裱。使無穴隙。只容令愛與某共處一室。袒裼對坐。別有良策。未可預言。某官固知其女實不能從。惟夫人屢勸。意請先拜曾某爲父。女曰。無論義父。即親生父母。亦安能袒裼而坐耶。逾數日。某官計無所出。復苦勸其女。女只得勉强從命。曾某復告知某官。只靜候戶外。聞喊叫聲。即推門而入。曾某同女在室內。注目凝視。使女滿面赤紅。羞急無地。怒氣勃發。逾時手尚未見動。曾某亦甚惶急。遂近女。欲撤取下衣。女乃狂叫一聲。而手已下垂矣。某官入戶。見女即兩手相握。喜不自勝。因向曾某曰。病已見愈。但未審施治之法。從何悟得。抑殆有神術耶。曾曰。此亦究出病源耳。令愛生長深閨。幽閒自適。月夜深坐。純陰凝結。四肢屬肝。非激其肝氣勃發。何以可效。此豈草木之性。針炙之方。所得而施耶。某官贊佩不已。又某令因妻妾致怒。兩目失明。醫者謂怒氣過甚。瞳人反背。亦屢治不效。延請曾某至。詳詢始末。因謂某令之弟曰。此症若治見效。當索厚謝。但須先請中證。俾不致爽約。即囑其弟與兄言。約以某日請署中幕友。及同寅至。時飲酒甚歡。某令之弟請曰。先生所言謝金。當何如。曾某曰。試與令兄言。病果見愈。當以一寵姬見贈。緣曾某訪知某令妻妾五人。惟四姬最爲愛寵。因失夫人歡。致生嫉忌。某令聞先生言。籌思久之。許曰。吾願以第五姬相酬。曾某曰。不然。非得君四姬見贈不可。某令聞言大怒。奮步出與曾某喧鬧曰。先生何相戲之甚。竟欲奪我愛姬耶。怒氣直衝。不顧賓客在座。大聲疾喊。曾俟其怒甚。乃徐言曰。請君息怒。吾豈眞欲君以姬妾見酬。但非此言。何以取效。某令不覺失笑。眼已復明矣。

瘡作人言

高要紳某。因辦紅匪。誅戮頗濫。事平受賞。於去年九月。膝生一瘡。初僅如贅疣。癢而不痛。既而漸大如碗。有目與口。如人面狀。忽出聲曰。我曾迪也。我未嘗作賊。因表兄在賊營中主炊。我往探之。留我一飯。汝便謂我通賊。枉殺我。今幸得請於天神。決不汝恕矣。每出一言。則痛徹於心。家人見其如此。多方求禱。爲之設齋醮。終不愈。召曾迪父母至。則瘡又不言。俟父母去。則曰。此豈父母所能代解耶。人問紳所見。若言紳言每發一語。皆如出自心中。不知人何以得聞也。月餘。醫藥罔愈。遂死。噫。異矣。按佛書有所謂水懺者。言唐僧悟達。生瘡於膝。如人面狀。眉目畢備。痛苦萬端。有茶隴山異僧。教以泉水濯之。瘡曰。汝袁盎我晁錯也。東市之冤。累世求報。今始相遇。蒙迦諾迦尊者。洗我以三昧水。與汝冤解矣。余初疑其妄。以此事觀之。何恰合也。又池北偶談云。古月頭歙陀人也。順治初。居京口。兩膝生瘍。宛成人面。耳目口鼻皆有。瀕死者數矣。辛卯冬。瘡忽人言曰。我梁時盧昭容也。子害我於洛陽宮。今日報汝。醫何能爲。詣佛懺悔可耳。既甦。發願寫經書水懺。至九卷。遂杖而起。至三十六卷。遂能行。此叚又似因水懺而附會。然以所見證所聞。又豈盡虛耶。客能言紳之姓氏。并述其劣行數欵。茲俱諱之。可知報應之不爽矣。

產犬

婦人。懷。袵。三月。而成。形。古文史鑑云。欲生。男者。執。弓。矢。欲生。女。者。觀。鸞。鳳。牡。丹。施。環。珮。欲子。美。宜。佩。白。玉。欲。子。賢。須。看。詩。書。欲。轉。女。爲。男。則以。絳。紗。囊。雄。黃。佩。於。孕。婦。身。上。此皆。內。象。外。感。觸。類。而。成。應。物。而。變。古人。試。驗。有。得。而。筆。之。於。書。者。也、佛山黃礎有某甲。東莞人。妻某氏。懷孕甫兩月餘。適其家牝犬產一子。形狀狠惡。舉動猖狂。人皆以爲不祥。某氏心亦惡之。用繩繫其頸於梯上。不欲其生。久之乃死。命人棄諸野。至夜適有隣婦至。入坐談天。氏忽心腹狂痛。正欲如厠。俄覺有物自產門迸出。如桶脫底。頓覺神魂失措。仆於地上。衆急扶起。火光中見有物跳躍而前。其色甚白。視之乃一小犬。大僅寸許。各爲嗟訝不已。嗣氏神色稍定。呆坐良久。幸獲無恙。乃遣人送之海濱。此蓋外有所感。應類而生也。可。爲。妄。作。乖。張。之。孕。婦。警。

敗鈕成鼈

杭城三聖巷口某宅一幼童。年方六歲。偶以破銅鈕含之於口。誤吞腹中。始亦無他恙。而形體日漸黃瘦。閱二年。於四月十九日。童忽距躍三百。曲踊三百。呼號之聲。震動屋瓦。旋見二鼈齧臍出。童輾轉匍匐死。其母因其黃瘦之時。未經調治。悔恨不已。詢之儒醫。醫曰。若論此病。雖扁鵲不能治。何也。蓋蟲蝕內傷。各有其脈。此病若云蟲蝕。則並非吞蟲之故。若云內傷。則又非五臟受傷。與血虛之證。除非當初吞鈕時。搗荸薺汁數斤服之。方能消磨。若血既貫注於斂鈕之內。而復得肺金之氣。與銅鐵氣凝化為雛鼈。則雖有醫國手。不能奏功也。

百歲老嫗

美國米索利州卡而塞季市中。有老嫗馬羅拿鈞孫夫人者。誠為世界上稀有之老嫗也。身長六尺二寸五分。體重二百零八斤。本年百有一歲。健康無異壯年人。其每日所為之事。家中有少女二人。又有借宿之客一人。以及自己共有四人。一日中三次執炊。且每一禮拜。必一次掃除屋宇。及洗濯衣服。二次為縫紉之事。一次詣寺禮拜及訪問友人。鈞孫夫人生於蘇格蘭。千八百五十五年時。美國虎列拉病大流行。夫人志願加入四十人之看護婦隊來美。南北大戰時。夫人又任看護婦。從北軍。夫人之父活有一百二十八歲。故夫人自信尚有二十七年之生存云。

醫士捨身

英國舊例。凡國中有功之人。於元旦加以勳號。然大抵皆政界軍界中人。未有以醫界而得膺斯榮者。有之自今歲之端南氏醫士始。端氏雖精於醫。人多未耳其名。命下之日。咸咄咄怪之。嗣悉南非之役。端氏曾從軍至開普蘭。爲軍營醫院院長。療治傷兵。厥功甚偉。時普多利亞癩病院。有患癩者百餘人。此病既無治法。又易傳染。雖醫士不敢近。慘痛呼號。待死而已。端氏偶至是院。見之憫然。數往診治。並研究病菌之性質。爲發明治法之預備。戰事既罷。仍留不去。久之竟染斯疾。全體腐爛。骨節脫落。兩年於茲。事聞於國。英君嘉之。遂有是命。端氏不忍坐視病人而不救。而忍捨一身。雖其志未竟。將來必有繼起者。所謂醫家有割股之心。猶未足以盡端氏也。

食料補益測驗機

美國國家力圖公衆衛生之進步。近頃創製一種新機。測驗食料中若者資養力最足。而用費最省。使國民咸曉然於利害之所在。所以防免無益之食物而節減其用途。意至善也。此機形類脚踏車。裝置室內地上。一端無輪。一端有輪。踏之輪卽能轉動。測驗之法。先測人之重量與膂力。乃入機室中。進以某種食物一磅。使登機轉輪。凡四小時。所消耗之量。測驗機有機記明。然後出機室。復量其力與重。若較前並不減輕。則可定某種食料一磅。所生之效實與轉機所耗之力相等。若其力與重較前或增或減。亦可本此而推測之。由是歷試諸食物。一一明其效用。公布之大衆。使皆瞭然於養生之要素。按試驗所得。乳餅爲食料中之最上品云。

解釋家語之專禽

美華盛頓之禽學專家胡德氏。精研禽性。謂禽族亦有交語之能。鷄類尤著。非因其爲人馴服而然。殆亦由於天賦。其發言與人絕殊。更不若鸚鵡之學作人語也。據胡德氏考驗所得。謂公鷄報曉之啼。其意卽云我司守凡百皆安也。又其常作之各各聲。意卽云此有蟲來食之。諸如此類。氏彙集甚多。皆鷄族常發之聲。熟察其發聲時之狀貌。而演繹其意趣者也。有此發明。不可謂非人畜感情溝通之進步。

促睡新機

倫敦某婦近日發明一機。可治失眠等症。機之一部。儲溫水或藥水。先時限定水若干。然後令病者仰臥。以通水之管。置於頷下及額際。額際襯一水墊。頭下設一筩。水自管中流出。即入筩中。不待水分流盡。而病人已入睡鄉矣。此婦未發明以前。曾見非洲土人以蘆管注水於小孩額上。即時安睡。因製此一機。試之果驗。

鋼琴可療神經病

音樂之功用。可以調情節性。消除戾氣。此中西之所同也。故泰西詩家嘗言奏樂動聽。可革蠻風。良非虛語。夫音樂既可改良未開化之人種。則其於文明國人。裨益愈大。可揣而知矣。試舉一例為證。丹國有善治神經病之某醫士。謂鋼琴之發音。柔婉抑揚。最有功於病者。非僅治其精神也。苟令病者橫臥琴上。低奏一闋。絃索之顫動。尤能調和其血氣。其言如此。誌此以備醫家研究之一助。

蜂螫可療僂痲質斯症

近有人考得蜜蜂之刺。為治僂痲質斯症之要藥。已經美國星星拿的城醫士。試驗奏效。該城有雷納約翰者。久苦斯症。步履艱甚。乃引蜂螫治療法。每星期赴養蜂處二次。每次需有三五蜂螫患處。計二星期受螫十七處。今已告痊。健步如常矣。據醫士考得蜜蜂之刺。有毒汁曰蟻酸。螫人時此酸入膚。即覺奇痛。被螫多次。酸汁散布。即有治療僂麻質斯之功。雖未患者。亦不妨受螫以防此症侵入。至病者之甘受蜂螫。則雷納氏嘗自言曰。蜂螫之創。雖劇而暫。藉可免恒久之痠痛。余故不以蜂螫爲苦也。

茹素延年

美國康內的克省有華特者。生平茹素。今雖年逾古稀。而健步尚如少壯。嘗登廣告。請人與之競走。略云願來競走者。不拘年齡。亦不論距離之遠近。均可應命。蓋華氏戒葷節食。深得養生要訣。每日僅食餅乾、麥粥及落花生製成之乳酪。計一星期膳費只五角耳。

紙煙與兒童廢學之關係

美國官學校之兒童。每有因吸食紙煙及他種煙草。因而廢學游惰。習爲匪僻者。近據芝加哥城母範學校校長慕登森氏之調查。則云廢學兒童中百分之九十六。皆嗜吸煙。且有吞食煙草者。同城華生校長。亦謂學童之廢學者。均以吸捲煙。故或竟咀嚼煙葉。則較吸食者尤多。蓋以咀嚼便易。難於發覺也。美政府有鑒於此。擬重申煙禁。以繩流弊云。

祖烈案煙草之毒。最能損害神經。使兒童智力縮減。爲患絕巨。有興學之責者。宜早防杜之。

電氣魔醉法之發明

最近德國醫學家格修密德。發明以電代藥劑之魔醉方法。所用之電流。係特殊之交流電流。詳細方法。尚未發表。而其効果甚著。通此電與患者需施手術之局部。則電汽僅通過其局部。決不傳佈於全身。電汽通過之處。但使其觸覺魔醉。痛覺與溫覺。均非全失。而切開其部分之時。刀所觸之感覺。雖及於患者。然絕不知痛。此魔醉作用。惟通電流之間有之。電流一去。則其作用。立卽消滅。

言語種類

言語種類。除方言外。最少亦有五千種。若加以方言。則不知其類矣。

蟲耳聰穎

西人樸里褒氏研究蟲學。謂一切小動物。其耳之聽。有大過於人者。蟻之耳在足。若於其旁作極微之聲。則倉皇駭走。不知所措。魚之耳在骨中。骨內有竅有膜。有腦筋近於腦際。若水外有微聲。魚卽能聞。蝦之耳在尾中。無骨而有薄膜。在水能聞衆聲。他若各種微蟲。往來相接。亦有傳語之法。惜人不能聞。故至今尙未察出也。

簡便實用船暈治療法

德國某大名醫。近發明一極簡便之船暈治療法。歐美間之紳士淑女。凡患船暈者。試之蓋莫不應驗云。今介紹其法於下。凡乘船而患船暈者。初覺暈眩時。可卽將衣帶衣鈕等物。一切鬆解。勿令壓迫身體。而安臥於船室睡床或船面之睡椅上。以手巾三數枚。浸諸八十度之沸湯中。先取出一枚。擲去其水。乘熱緊束諸額上。俟帶冷却再束別枚。如此循環至半點鐘時。則嘔吐之氣卽平。眩暈亦爽然若失。惟初束時覺額辛苦煩悶。須耐之。至第三四次則無所苦矣。體弱而眩暈甚者。則束至一點鐘或踰一點鐘始能有効。而行此法時。一切飮食及煙草等。皆宜嚴禁。患船暈者。必覺苦渴、此乃一定之理。其時索水茶等。皆宜勿與。至嘔吐之氣既減。則可畧與以少許之燒麵包及淡茶。如食後而不覺有所苦。則從此卽可自由飮食。而此後雖遇若河風浪。皆可揚揚如平常云。

動物之年齡

據動物學者之言。謂蚊之平均壽命。大約可達三年。蟾蜍則十五年。鯉之長壽者。可至百五十年。雞速者十二年。久者十五年。犬自十年至十五年。龜百年。鸚鵡二百年。鵠與象可生至三百年。而鯨則有踰四百年而不死者云。

結婚禁例

美利堅邊士路巴尼亞州定例。關於人之精神及其身體上。共有四十八條件。若一有未悉。或一有未備。卽不許公然結婚云。

樂器解蚊

美國馬薩諸塞上州之摩士敦府衞生局。發明吹奏樂器。能使蚊失飛行之力。其狀有若麻痺。或奏急調。但見蚊從壁上紛紛落下。其樂器音如吹奏喇叭。卽爲此故。然其原因在音調振動之間。並不拘何種樂器耳。

腦之蒐集

巴黎醫學會。總計蒐集二千二百種之腦袋。逐一附以詳細之解說。聞其蒐集如斯多數之腦袋。凡亘三十年間。歷幾許苦心。乃克達此數。其結果於神經學之研究。與一大發達。殆無疑義。以此稀有之蒐集。非常見重於醫學社會云。

世界唯一之寒國

吾人人類所棲息之土地中。其最寒者。爲西伯利亞之威路曹張士古。此地位於東經百三十三度五十一分。北緯六十七度三十四分。其最低之溫度。直降至攝氏寒暑表冰點下六十八度。其人口凡十五萬五千餘。而其地有一大部分之空氣。常異常乾燥。風吹極稀。寒威之凜烈。究非可以言語形容者。故蔬菜果實皆不生。惟荷蘭薯年產極少之額。其住民所賴以爲生活者。惟獸類及魚類之肉而已。

動物之本能

吾人爲動植物中之最高等者也。然假迷入森林。而不借磁石之力。以指示方向。則必無從而發見歸途。至於禽獸昆蟲等類。無論居於何處。則反可以自由往返於其目的地。此實極有趣味者也。近有某生物學者。行實地試驗。以一出產後僅經八月之穉貓。閉諸密籠中。而移之於十哩遠距離之地。乃僅經三日。而此斑斑者。已自十哩之遠距離。而返於以前之處所矣。

動物知音

西人曲脫蔭氏。謂動物亦有喜音樂者。蛇聞弦歌之聲。則昂首竊聽。及至抑揚宛轉。雅協宮商。則似有喜色。若變聲如裂帛。則蜿蜒遁去矣。北極之人熊。聞樂聲則企其後足。側耳而聽。或往來行走以示歡樂。或其鳴鳥鳥與樂聲相和。獅聞樂聲。躍躍欲試。象聞笛則喜。駝鳥亦然。虎聞高抗之聲。則暴性頓發。聞和平之奏。則暴性頓歛。音樂之能感物也有如此哉。於以知游魚聽琴。野鶴下降。非誕說矣。

六指村

美國梅州之林卡那與沙卡達華克郡之間有一村。其間男女。足皆六指。其六指之原因。由於數世紀前之血族結婚所致。村人以六指穿靴頗爲不便。多倩村外之外科醫士。用刀割去其一指云。

蝸牛之壽命

蝸牛之壽命。平均五年。茲就絡吾氏實驗之結果。述之於次。一千八百八十二年八月。由卵孵化。直徑約一時八分之三。一千八百十三年十月五日。殼之直徑一尙無釐一千八百八十五年八月九日產卵。千八百八十七年十月三日。老牛卽死。其壽五歲零兩個月。

課餘雜箸

鼠疫瑣談

無錫萬鈞 叔豪

吾前作鼠疫一夕話。既將鼠疫之病狀治法預防等種種。略言之矣。而意猶未盡。特草是篇。以伸其義。

道南鼠死行曰。東死鼠。西死鼠。人見死鼠如死虎。鼠死不幾日。人死如圻墻。晝死人。莫問數。日色慘淡愁雲護。三人行。未十步。多忽死。兩人橫截路。夜死人。不敢哭。疫鬼吐氣燈搖綠。須臾風起燈忽無。人鬼尸棺暗同屋。烏啼不斷。犬泣時聞。人含鬼色。鬼奪人神。白日逢人都是鬼。黃昏遇鬼反疑人。人死滿地人烟倒。人骨漸被風吹老。田禾無人收。官租向誰考。我欲騎天龍。上天府。呼天公。乞天母。灑天漿。散天乳。酥透九原千丈土地下。人人都活。歸黃泉。化作回春雨。觀此詩。可知吾國在乾隆時代。鼠疫傳染之列。蔓延之酷。已有燎原之勢矣。惜乎當時科學未發達。西國新醫學。尚未灌輸於吾國。故鼠之自。斃。不知其因傳染百斯篤桿菌也。人聞其臭。卽死。不知因被死鼠身上之蟣蝨所嚙。或接觸鼠所汚染之服用器具而來也。以爲鬼神使然。無與人事。既昧疫癘之性質。又不明傳染之途徑。雖棄鄉潛逃。亦不能免。嗚呼。慘矣。道南乾隆時趙州人姓師氏著有天愚集。洪稚存稱其生有異才。所賦鼠死行。奇險怪偉。爲集之冠。惜年未三十。卽染疫死。考鼠疫一症。吾國舊有癧子痒子核子瘟疣疫等名。西國名百斯篤。教會醫院中譯曰黑瘟疫。又曰黑死病。光緒二十年。曾發現於香港。由香港而蔓延於全世界。至光緒二十四年。此疫寄寓於亞洲。是年之內。復傳至非洲。逾年徧傳歐美各洲巨埠大市。傷人無算。雖經各國政府大加研究。施行種種之防禦法。然疫勢依舊纏綿。根株未絕。至光緒三十三年。全球罹疫而死者。統計之。已有一兆二十萬人之多。嗚呼。刀兵水火。其殺人之多。有如是耶。宣統二年冬。鼠疫亦稍稍發見於上海。幸防範綦嚴。未大流行。而哈爾濱奉天等處則大發特發。勢甚猖獗。蓋北方氣候嚴寒。流行時又值冬令。此時鼠疫蟲。以寒冷而增其毒性。人類以寒冷而屢起呼吸粘膜炎症。故病毒之侵入。甚易。且嚴寒之時。人皆蟄居室內。對於衛生上多不良。空氣亦不足。故蔓延尤甚。當其初起之時。不過俄國之一獵者耳。後彼此互相傳染。自一千九百十年十一月中起。至十一年。

四川止已死數萬人之多其傳染所以如此速者因病人之痰中含有病菌數千萬萬咳嗽時自口中噴出散布於室內人吸之遂直接被其傳染也故當時雖正在流行之際而鼠身並未發見有百斯篤蟲附着也余以爲欲保持自己之健康者無論其人之有病無病有疫無疫談話時、必距離在二米以外以免予傳染病以侵襲之機又據俄醫鳩爾伯氏之檢查報告云死亡於百斯篤病之人其體中之病原蟲在一二年內無論何日皆能生活故罹百斯篤而死之屍體最好付諸火葬也

謹告藥鼠者

請勿再用老鼠藥

近日北省發見鼠疫病滬人士爲未雨綢繆計多紛紛購買老鼠藥以藥鼠不知藥鼠愈多疫將益盛蓋鼠斃於人不及見之地久則糜爛臭氣四布人感其味易受疫毒耳宣統二年之疫亦爲藥鼠故工部局特派人挖開地板以搜尋死鼠居民之損失甚大豈忘之耶願弭鼠患者勿再蹈前轍急多蓄貓多備捕鼠器也

天花(痘)瑣話

吳門天笑生善小說名滿天下。前著病菌大會議。以詼諧之筆。描寫各種病菌害人之

烈。與夫吾國人昏駭之狀。妙緒環生。動人心。移風俗。以小說改良社會者。此爲上乘矣。不才見獵心喜。忘其譾陋。步其後塵。大聲疾呼。冀有裨補於社會。近聞醫者言。上海鼠疫雖未發見。而天花已先期降臨矣。前日報端。亦載有法界某里。三日連死四人之文。英界西捕。亦有在途查見天花患者。乘車赴醫之事。由此以觀。則天花先期降臨之一語。爲不虛矣。夫天花。非細疾也。易傳染。喜侵襲小兒。患之者。十八九不治。卽治亦斑痕滿面。頓改其向日風致翩翩之舊觀。此容也。於男子。雖無大礙。女子最愛好天然容顏。若於玉容上。布滿痘痕。則醜陋無倫。不免抱恨終身矣。昔人有嘲面有痘痕者曰。老天道。爾容顏好。將爾容顏密密圈。又有俗諺曰。雞啄西瓜皮。雨落灰堆裏。翻轉石榴皮。釘鞋踏爛泥。是言也。未免過於刻薄。然對於面有痘痕者。則形容盡致矣。吾國人民。非不知天花之爲禍。至於斯極也。奈儉樸之習。過甚。故多惜目前之小費。不肯燒棄病人服用之衣服器具。且醫學未發達。在上者。不知注意。不行消毒隔離諸法。一任人民之自由行動。故多蝕此大本耳。吾友某君嘗曰。入其國。欲覘其文野。祇望其國人之面貌可矣。不必求教育問實業工藝也。誠哉是言。蓋文明各國。多種牛痘。生兒及百日。卽以牛痘漿種於其身。爾後每三年或五年種一次。雖年登期頤之老翁。亦於春秋佳日。袒其臂請醫士接種焉故西國自牛痘苗發見以來數百年中未見有一人患天花亦未見有面麻之西人此眞文明也吾國則不然小兒五六歲尚未種痘者比比也其有不幸而患天花死者則委諸天命曰是非人力所可挽回也嗚呼其果無可挽回乎傷哉惟我國雖種痘亦多危險蓋所種者非牛痘而人痘也其種之之法取患者之痂皮吹入種者之鼻腔或以患者之衣服裹纏於被種者之身亦即採取天花患者之膿疱內容物以移殖接種於健康之小兒也若採漿之小兒而有遺傳梅毒癩病及他種種慢性傳染病者則此種痘之小兒亦必傳染梅毒癩病及別種傳染病矣故每有種痘而亦陷於重篤之天花以死者非天命實人力也其不死者則痘痕滿面成爲粗麻、細麻、白麻、黑麻、紅麻、種種之麻子矣吾國之爲文明爲野蠻吾不敢言請諸君於公餘之暇稍涉足於繁盛之地默察夫熙往攘來之民有麻者乎無麻者乎麻者多乎麻者少乎可自明矣惟牛痘在人體之免疫力期限在五年以內過此則失其効力復予天花病菌以可乘之機故每三年中宜種牛痘一次其有種而不出者則母之痘毒免疫質過強小兒稟受母之血氣以生故亦得其抵抗痘毒之免疫質也再三種之數月或數年後則自能出痘矣天花西名small-pon。亦曰痘瘡。小兒最易感染之。發病之初身體惡寒戰慄。熱度甚高。以寒暑計量之。可三十九度或四十度。脈搏與呼吸之數。並皆增多。於此時期。有兩種最要之症狀。曰腦症狀。曰消化器障碍。腦症狀者。頭痛、眩暈、痙攣、精神恍惚、不眠。等之症狀也。消化器之障礙者。口渴、食思缺乏、惡心、嘔吐、便秘。等之症狀也。此時。腰部。亦有劇烈之疼痛。至發病之第二三日。則發疹於下腹部。及股腕之內側。然不久即消失。及第四日。熱退而痘疹發矣。疹多有膿漿。且發高熱者。名曰眞痘。疹少而熱度底者。名曰假痘。當眞痘發病之第四日。皮膚發圓小之紅點。其大如針頭。又如粟粒。以手指壓之。則紅色消褪。疹先發於額面。次蔓延於軀幹上肢。終乃發生於下肢。至第五日。疹大如豌豆。其疹之上。出尖銳之蕾疹。至第六日。則蕾疹成爲水疱。其中央窪陷。大如豌豆。或如乳頭。發溷濁色。是曰痘臍。約經三日。至第九日。痘疱十分增大。其中有膿。周圍繞以紅暈。其部緊張疼痛。頭面手足等。其痛尤甚。熱度更高。病勢益劇。又三日。乃入化膿期。(即第九第十第十一二三日也)至第十二日。體溫低降。種種之症狀。亦漸輕減。膿胞或破或否。漸次乾固而成痂皮。於此時期。必感奇癢。其留於皮膚之痂皮。爲類綠色。自第十六日後。痂皮漸漸剝落。其剝落之後。遺留赤色之瘢點。如皮膚下之眞皮被其侵害。即成褐赤色之瘢痕。此瘢痕後。乃變爲白色。即可惡之麻子是也。當發疹之時。口舌、咽頭、喉頭、氣管、食道、直腸、鼻及眼等之黏膜。亦一律發疹。此疹破裂而成潰瘍。遂起噴嚏、鼻涕、流涎、口臭、舌炎、咳嗽、聲音嘶嗄、嚥下疼痛、眼痛怕光、及重聽失聰等。

假痘疹數既少。病亦最輕。往往僅爲水疱而不成膿疱。五六日後。卽結痂。不復有瘢痕之存在。其熱度甚輕。疹發以後。卽降爲常度。不再昇騰。

眞痘假痘之外。又有所謂融合性痘瘡。出血性膿疱、狀痘瘡。痘瘡性紫斑病等等。病既重篤。性又猛烈。往往於數日之內。患者陷於昏懵、喀血吐血、血尿血便及全身衰脫而死。

治痘瘡之特效靈藥。今日尚未發明。雖各國賢明之士。多犧牲其光陰。絞其腦汁。滴其心血。以研究之。然終不能得也。當其發病之時。惟令其含冷水以洗滌口內。或嚥下氷塊。眼內出疹者。亦以清水洗滌之。頭痛發熱。則頭部貼置氷囊。與以流動而無刺戟性之食物。飲料則用酸性之飲料。及酒類。膿疱上塗以油類。並縛其兩手。防其搔把。

本病爲一種之蟲。由空氣或器物傳染於人類。故患天花者之膿液、皮屑、鼻汁、咯痰等。含病蟲極多。此等病蟲。耐久力甚强。雖遇乾燥及嚴寒溽暑之秋。亦不失其傳染力。多變爲塵埃或小泡沫飛揚於空中人誤吸之則予病蟲以侵襲之機而天花得矣此病蔓延廣而且速雖行隔離消毒法亦甚難阻遏其病勢甚可懼也抵制之法惟有先事接種牛痘以預防之若能五年接種一次者則萬全矣

記孝賊張懷

孝賊張懷無錫西鄉人也少孤貧母老無以爲養遂作賊久之爲捕者所獲數受笞無怨色亦不作乞憐語及械之則號泣曰小人有母無食以至此也夫不告而取罪也笞之固宜械小人則無人致老母食矣以是捕者恒憐釋之一日母死無以爲殯葬之資哀慕乞憐亦無應者遂夜入富人家竊其財貨以市棺焉孝賊既盡哀葬其母反登富人門訴前狀叩頭乞免富人驚感其孝贈金遣之辭不受曰前小人爲母而行竊今母死矣安用金爲後竟窮餓而死不娶亦不復爲賊

論曰嗚呼吾民不幸生此叔季之世既有水火刀兵之爲災復有盜賊疫癘之爲患在上者終日營營惟私利是謀不爲貧民籌一策及其窮無可歸流爲盜賊遂用嚴法以繩之謂非此不足弭强暴而安善良然以此治盜盜風乃愈熾蓋貪生怕死人之常情與其袖手待斃窮餓以死不如挺而走險以圖徼倖若而人者苟能足其衣食敎之儀

禮亦皆忠義可使之民也奈何不本之是急而徒務其末惜哉張懷不過廉恥之心稍厚於恒人耳未有過人之情也特記之以告在上之有力者也

記少林拳僧印月

侯官林畏廬作技擊餘聞無錫錢子泉作技擊餘聞補敘事直逼承祚能拳勇而名不出閭巷者賴以不湮余欲以師友所講論者綴拾而更爲之續然謭陋不文譬猶蟾蜍而追飛黃也相去萬里矣

少林寺僧印月其初山陰人以貧不能自存遂入少林寺習武藝能得其傳又身輕於燕飛簷走壁如履平地以絕藝出爲某地方丈忌者莫能如何也人頗馴謹能守清規不恃勇陵人故鄉里皆愛重之有某甲者膂力絕衆慕僧名往師事焉僧日與講武事并跳縱之法期年學大成小人度量狹窄嫉僧技之出己上也欲中傷之以爲快然思力不敵則必爲僧所戕懼不敢一日盛夏僧方晝寢坦腹睡正酣甲乘無防持刀力刺僧腹刀將及僧忽轉身向裏起一足擲甲門外刀陷牀不得出蓋甲用全力以刺之也僧起而數之曰汝初得皮毛即以爲人莫吾敵且大丈夫作事貴光明磊落有不慊於是人者明誅之可也暗殺胡爲者吾精於藝刀來能避蓋刀劍之來先必有利風刀未

及身風已觸吾知覺神經而醒矣嗟乎吾半生心血誤授匪人吾道其終不傳已乎遂折甲臂恨恨而去僧去後周游四方以天地爲旅舍甲自遭此創痛更潛修默運以期達到爐火純青之目的然此時甲與僧工力悉敵無能軒輕矣初僧非養癰成瘡留此大憝以爲地方患也亦力有所不逮而姑示寬厚耳甲自僧去後言拳勇者莫能出其右益橫行人有財帛必力取之人有美色必姦污之親戚族黨皆側目而視然莫敢如何也里有孀婦某雖徐娘半老丰韻猶存能以貞節自守甲艷之遂迫從焉婦有孤兒曰振鵬年十二頗文弱雖知其事然自量手無搏雞力與之敵猶石與卵耳徒死而仇不能報無益遂遠走他郡冀有所遇一日於僧舍中得僧大喜遂愬所苦而望救焉僧不能却乘黑夜挾兒返僞爲丐者橫臥狹路中甲適自婦家出跨僧身過僧伸一手撮甲之睾丸丸韲碎甲立斃人多快之

嗚呼以甲之雄苟能歸於正未必非干城之選也奈何恃其多能肆行無忌卒之天網恢恢死於匪命爲鄉里人人所戮笑豈不惜哉

記紅衣新娘

豐城某寺有一老僧年七十餘貌甚清癯而古奇常叩梵唄誦佛號與之言恂然儒者

也。一日、有鄰童數輩。嬉其臥室。陡見牀下臥大斧一。出視之。長三尺許。重可四十斤。雖經鏽蝕。而寒光逼人。問所從來。喟然歎曰。實告君。我豫魯大盜也。素精武技。每出插雙斧於腰際。跳越如飛。人莫能近。稱豪綠林者垂四十年。所向無敵。今回憶往事。雖遁跡空門。猶令人心旌搖蕩不已也。僧曰、某年之春。有富室娶媳者。奩具甚豐。余頗涎之。乃乘夜躍牆入。時已人靜矣。諒新夫婦已上牀成好夢。無復防守之者。乃以斧撬窗。攀其帷而視之。微有聲。內已驚覺。（戇哉僧也。其未經人道歟。新婚之夕。正愛情最濃厚之時。豈有久傾慕思之二人。一旦倚紅偎翠。而能學豕犬之酣睡乎。當日之未喪其顱。亦云幸矣。澹盦戲注）見一新娘自牀中出。披紅衫。喚伴婦起。令並四桌為方形。鋪以紅氈毹。羅列珠玉金寶。（若誠如此。當知新娘非細敵矣。不然、烏有慮盜不知其有寶物。而故視之以誘其來劫者哉。）金寶之上。復蓋以氈。繞桌三匝。入帳重寐。余見之。雖知有異。然自恃藝高。且輕其為女子。即不懼。撬窗蛇行而入。揭其氈。氈粘如膠。不能啟。以斧破之。堅如鐵。諦視之。周圍無間隙可乘也。乃大駭。急遁走。忽帳門飛動。新娘疾馳而出。其速如箭。余越過高牆。即拼力狂奔。久之迴首視。見新娘逐益逼。正舉手將捉其領。此時千鈞一髮。自度將不能脫。遂躍上城樓。乘其不備。飛一斧擊之。新娘從容不迫。以巾捲斧。輕如鴻毛。曰今夕佳期。理宜從吉。不能多屠鼠輩。姑饒汝命。吾去矣。遂如飛隼而去。倏忽不見。余自脫虎口。魂飛魄碎。遂皈依釋氏。以贖前愆。不敢恃强作暴矣。嗚呼。若紅衣新娘者。殆卽古劍客之流亞歟。

記張擺渡事

張擺渡。無錫人。談者佚其名與字。以其由搖擺渡而致富也。故直呼曰張擺渡焉。亦猶歷史上之偉人。多以出生地及其謚法爲號也。擺渡少孤貧。性殊聰慧。雖一伶仃孤苦之可憐兒也。而落落不與羣童伍。年七歲。村塾師器其才。乃授之學。憫其窮困。免其脩脯。且給以膳養焉。著者曰。孟子有言。天將降大任於斯人也。必先苦其心志。勞其筋骨餓其肌膚。而俗諺亦曰。不上高山。不知平地。路好走。張擺渡無凍餒之憂。得壹志於學者。期年而師又病歿村館矣。於是眷顧乏人。復如東風之楊柳。飄泊無定矣。噫。擺渡有兄曰張天錫。業農頗友愛。妻氏王悍潑而有力。遇擺渡無異眼中釘。時時撻楚之。蓋婦人器量狹窄。見擺渡幼稚而不事家人生產。故惡之。天錫固陳季常之流亞也。聞河東獅子吼。早已慴伏無人色矣。雖愛其弟。莫敢助之也。著者曰。吾涉筆至此。不禁心中重有所慨矣。豈魁偉奇特之士。天必先降之凶嫂哉。何張擺渡之歷史。與漢丞相陳平如出一轍耶張擺渡以不堪嫂氏之蹂躪出食他方而年正齠齔也他人此時方受父母鞠育之不暇而張擺渡能自立乎余不敢知也里有李七者某航船之主也常往來於蘇錫之間時輪船火車未盡通行凡往來於蘇錫者莫不賴之故生涯尙稱鼎盛見張而憐之遂引爲船夥敎以搖船推梢執槳諸術而擺渡暇則咿唔呫畢理其舊課棲住有枝瞰飯有地甚安之主人以擺渡能勤愼厥職亦頗倚重會海禁大開文明日啟輪船火車亦因時勢而增設矣優勝劣敗天演公例航船大利盡爲所奪船主歇業張乃出貲賃一小船常往來於某河港口渡過客逐蠅頭利以養其身有餘則以施之殘疾無告者常曰我雖短褐不完然差可溫飽若回頭看則不如我者尙在林滿林在谷滿谷也烏可坐視不一拯手哉嗚呼以此存心宜其有善報矣一日爲除夕張盡以所得分散於窮苦無告者曰我子然一身爲天地之贅獨樂不如衆樂也然則擺渡其果樂乎鶉衣百結遙立船頭飽喝西風耳時逾深夜聞隔岸呼渡甚亟即之則一少年步行欷斜喘息不已似身負重病者上船少頃即寂然及抵岸呼之不應推之應手而倒撫其肌氷矣乃大駭懼天明爲人所見執告有司受官刑遂送屍荒塚而埋焉舟至半途梗不得進似爲物所擱者乃入水探之有巨纜一橫亘船尖纜之兩端各緊一巨甕出

視。之。則盡金寶也可數百萬蓋盜臟也。恐事。發。故藏。於。是河。以掩。人。耳。目。者。張。擺。渡。於。無。意。中。得之。大喜。明日。遂棄。所業。厚殮死。者。力行。善。事。以。終。焉。今好。事。者。過。其。地。尙。載。手。指。曰。此。張。擺。渡。昔。年。泊。舟。處。也。

貪官鑑

文耀清滿洲正白旗人。工媚善運動。藉中貴人之力。得官鄂二十餘年。媚上罔下。無惡不作。宦囊纍纍。皆民脂民膏賄賂苞苴所入也。子三人。碌碌無足短長。仲子震寰娶同邑。鐵。公。女珊珊。珊珊。性。聰。穎姿。色。奇。艷。鐵公。視。如。掌。珠。聞震寰行逾檢。頗有悔婚意。珊泣然曰。從一而。終。婦道也。今兒身。許震寰。雖未完婚。兩心。已。相。映。矣。遽棄絕其如人。言。何。夫名。譽。爲人。第二。生。命。名。譽。果汚生亦何。樂。再强。卽以死請。鐵無如何。卽擇吉厚粧遣之。珊自歸文後。益凜夫婦相敬如賓之訓。非禮。不。動。非禮。不。言。時以正言規震寰。震寰頑石耳。不之。聽。珊珊。惟。於帳。角枕。旁。隱隱。啜。泣。自傷。薄命。配此。荒。傖。未期年。遂鬱鬱死。有居氏者。少微賤。負殊色。由某氏之紹。得續震寰。之紘。日以。獻媚。爭寵。爲能。耀清見二。人。相。得益懽以爲克持家矣。亦甚誇愛之。後震寰因漁色過度。未幾竟死。居氏。素性。淫。蕩。其獻。媚。震寰。本具。醉翁之。意。不數月。遂挾所歡席捲走上海。耀清無如何也。上海素號銷金窟。米珠薪桂。倍蓰長安。坐食安可久者。未幾二人金盡裘敝矣。居氏流某院爲娼。艷幟高張。海上富紳大賈趨之若鶩。耀清自有清失政以來。閉戶家居。老懷寡歡。偶來遊上海。時亦涉足花叢。一日正置酒高會。紙醉金迷之際。孰謂踏穿鐵鞋無覓處之仲媳。竟手挾銅琶。施施而來。居氏見耀清。執婦禮無恧容。并以回家爲請。時座上客皆勝朝之達官貴人。斤斤以名節自許。見狀引爲大辱。皆避席走。耀清亦鼠竄遁歸。後耀清數遭回祿。家產蕩然。二子又繼死。常孑然一身。喁喁于市。人見之者。輒曰此貪官汚吏之現世報也。

游惠泉山記

叔豪少多疾病。長又鶩鈍。故交游限於一隅。足跡不出閭巷。天下名山大川。可以爲吾人遊目騁懷。留連憑吊之資者。每形諸夢寐。而不克一登其巔。今秋九月。內兄戴孟瞻孝廉耳二泉名勝。厄余作竟日之遊。是日也。天朗氣清。惠風和暢。出錫城西郊五里許。抵惠麓。遂啜茗於二泉之亭。(二泉亭亦曰漪瀾堂)泉味清洌。沁人心脾。亭當上山之衝。清高宗皇帝嘗題詩刻石。其右左有趙孟頫擘窠大字。曰天下第二泉。背負方圓二泉。面橫巨池。泉由螭吻溢出。直注池中。黃色之魚數十尾。遊泳其間。狀似甚樂。且時昂其首若歡迎遊客也者崢嶸之怪石杈椏之老樹圍繞亭之兩旁極幽靜之勝故遊人過此每駐足焉當此時也仰望天空則圓穹一碧俯察林間則好鳥飛鳴誦蘇子瞻詩還將塵土足一步漪瀾堂之句深羨吾人幾生修到得飽享清福大餐此好風景也正欣喜間司茗者告余曰客亦知夫池魚乎大雖盈尺而無肉易水則不生所謂徒有其表而無其實者也余恍然曰我知之矣池中之水純係清泉非運河之濁流可比池中之魚有人供給食料毋庸勞求夫久嬉於荒則金玉其外敗絮其中久處於淸則厭棄塵囂不安於濁有表無實豈獨池魚爲然哉山在泉亭之西與錫山相對峙峯巒秀麓高可千仞常有白雲繚繞其端遠望如練乃躡草萊除亂石攝衣循麓而上有瀑泉焉浪花四噴環顧四周闃其無人惟有落葉與白雲相伴既而造極下視平蕪則全城歷歷皆可指數其右有太湖汪洋千頃一白無垠帆檣林立舟小於蟻翠島矗立如棋布星羅顧而樂之追思曩昔良朋高會曾日月之幾何而雲流星散求一抵掌之樂而不可得今重遊是地不禁百感之橫集也遠聞寺鐘飄飄乎如脫塵網而登蓬瀛若不復知有此幻軀也者既而夕陽在山人影散亂鳥啼猿嘯炊煙四起乃緩步下山抵麓稍憩於竹爐山房竹爐在二泉亭之左有屋三楹爲明初僧性海倩巧匠製爲啜茗之具

者也累經兵燹爐已化爲異物名存實亡不禁興無限滄海桑田之感焉少頃乃與內兄偃舟返寓是役也奔馳阪陂十餘里精力憊矣乃假寐於書齋夢一老翁朱服修髯神采英異莞爾而言曰名山之游樂乎何悲感爲富貴貧賤離合悲歡皆幻景也吾輩視之不過一微塵裏鬭雞耳余曰怪哉是何言歟老翁曰夫於諸元之中而有諸天於諸天之中而有無量數不可思議之星雲星團星氣於無量數不可思議之星雲星團星氣中而有日於繞日衆游星之中而有此地於此地中而有國省縣及我身豈不渺乎微哉子乃痴網密織莫能解脫是何異蟭蟟巢中咸來決鬭蝸牛角裏爭鬬戰場乎子其有緣當與偕行余曰噫嘻頃之寺鐘非老翁所鳴耶何幽遠動人若此問其姓名俛而不答飄然竟去追之無及遂驚寤時殘漏欲盡短檠昏闇風飀敗葉若聞足音起視庭外絕無影響乃入室重寐夢以求覿

虎邱紀遊

丁巳之夏友人黃志靜有事吳門且慕虎邱山之勝强使從之余久慕虎邱山若天上遂欣然負笈與俱黃子公幹既畢遂由涇臯買舟出通慧橋左夾山而南約三十里入巨浪中汪洋飄渺漁舟出沒芰荷荇藻香氣襲人時舟適逆風而進行甚遲日薄西

山晚霞若綵蕩漾碧波中若萬道金光而舟行沈浮又若浴於天水之間者眞奇觀也未幾日落崦嵫天色昏暗舟子戒途遂傍雞聲而宿焉甫就枕夢入一山景致幽雅非人間世所應有於是涉其顚而遐矚焉遊方酣陡聞虎嘯發於林間驚極而寤乃知南柯一夢也醒後輾側不成寐不及待旦遂促舟子解維行行數里東方泛魚肚白一輪紅日亦自天水間躍出矣盥漱旣竟偕黃子碩立船頭以吸取新鮮空氣遙見空中一物直矗雲際黃子告余曰此虎邱山塔也塔高可百仞余喜不自勝無何舟愈進而塔逾遙且忽不見余甚怪之黃子曰舟繞山下盤折如箕兩岸喬松密柳遮藏如蓋故行水中者見樹而不見山耳由橋門西折至山前酒市花村處處掩映余與黃子紆衫曳履而上忽見紅紫聯翩輕盈窈窕來自山巔不禁目送入舟帆影漸沒猶痴躇久之佛言人之於情也如炬爇火逆風而行必有燒手之患余非情種子何亦顚倒於孽魘隊中也嘻登山麓見有一石中分兩截劃然無參差黃子曰此劍石也以夫差試劍得名余以爲夫差旣得寶劍何爲輕試之頑石且安得如此長劍如此厚劍如此利劍哉又相傳山中有西施脚跡余與黃子遍覔不得余謂西施跡則誠有之特吾儕無暇細檢耳蓋西施以千秋絕色朝歌暮舞於陽臺之下好事者或故留其跡以慰千百世後風

因豆餅乾、豆麵包之需求太多。無暇兼及之故。至前年急欲大擴資本。內地無可增籌。遂不得不與法人合辦。合辦以後。發展更速。一則資本增多。二則豆餅乾豆麵包之銷路。日廣一日。因凡患有糖病之人。固不可食飯。亦不宜食麥製麵包。西人固不食飯。然必食麵包。近來醫生考查有糖病者實居人類之一部分。向時患此。止以爲脾胃不甯等等。今乃知或多或少。悉爲糖患。戰線之上。食品之衞生。又當考究。故豆餅乾、豆麵包等之輸送於前敵者。爲數甚巨。因而該公司頗能獲利。其間所用四五華工。李君初時卽妙選人才。皆爲鄉里敦樸之子弟。或曾受學校教育者。飲食居處。與辦事人一律同等。廠中設有課室。工餘則延師教授語言文字及普通科學。其人作工時。服彼中工作之衣。整齊有條。工餘則一律裝束如留學生之式。卽所謂尋常體面人之服。本亦彼中上等工人所相同也。有時則引彼等觀覽博物院遊行名山水等等。彼等亦踴躍作工。溫雅自處。其實並無所費。今日華工赴彼者。倘能有人爲之經理。未嘗不可人人如此。如能造成千萬如此整潔有度之工人。居於彼國。則受敬重。返於本國。則已改良。豈不至快。所以李君焦毛濡髮。欲盡力圖維。彼中知道之人。亦熱誠相助。正在進行中也。

客問法國尚有先去華工百人之半。則爲何種工作。

答曰。其半五六十人。亦由李石曾君於四年前介紹去法。因法人工作需人。不惟戰後爲然。卽戰前亦有然。倘所去之人。能文明如彼中之工人。資本家固歡迎。卽工黨察知無貶値破規等之舉動。亦甚相愛。此五六十人者。李君尤妙選人物以應之。其中甚多中學校及師範學校之學生。彼等皆慕日美苦學生之成績。思開我國苦學之先聲。非求餬口海外。純爲工値者也。所去工作之廠。則爲假絲廠。該廠設於巴黎西北六七百華里一海口大城名『棣麦坡』者之南鄉。此鄉自爲一小鎭。約有人口二三千。廠房規模。略如上海製造局之大小。民國三年春間。余與蔡孑民李石曾諸君之父子。及褚重行君等。同遊該廠。先至我國工人特別設備之寓所。該寓本爲一廠中棧房。收拾淸潔。故暢朗萬分。樓上爲臥房。鐵床整列。窗戶明淨。窗中外望。周圍花木。村景秀雅。樓下一廣室。約有上海張園安塏第大小者。爲飯堂。亦卽爲演講堂。兩面玻窗。陽光和煦。法國少用地毯。故地板光澤而淨潔。白木長桌。蓋以黃色充楠木漆布。雖甚樸素。亦極精整。北壁之上。懸掛黑板及動植理化等之圖表。蓋此間工人亦每日延有法國教師授課一二小時。並有某君經理帳目飲食起居諸事者。用華文助教。余等卽與作工諸君。會食於此堂。飯罷數十人列坐。爲一演講式。蔡君與余皆有所陳論。余述教育部注音字母。便於通俗。作工諸君本亦有曾習王小航君之簡字者。皆有願任推行之興會。此寓之旁。繞一小澗。有亭翼然。臨於澗上。余初入寓時。以爲點綴使有園林之趣味耳。及飯罷往觀。乃一安設水動電機之方亭。亭後爲閘。置廣輪於閘口。上流之水。激而動輪。借此動力。牽轉發電機。全鎮數百家所用數千盞之電燈、皆恃此區區水閘之力。（惟假絲廠所需作工之電力過多。廠中另有汽機造電）閘之上流、並無高山大嶺。惟一數尺高度之平岡。邐迤有半里者而已。故有人云。中國不惟如富春江上流諸處可造絕大之電廠者甚多。卽他處亦無不可瀦蓄水勢。裝用電機。以供農工諸事。及城鎮燈火等等。余親臨此鄉。覺其風景。曾無少異於吾邑之鄉間。吾亦有岡有澗。胡爲水聲淙淙、僅使與疎松短竹。同供詩人之流連耶。爲踟蹰久之。

客問假絲者究以何物製成。子曾親見之乎。

答曰。當吾未遊假絲廠時。吾亦以爲假絲者。不過略得其形似。偶以攙入織物中。博些小之微利耳。迨入廠觀之。始爲狂駭。我等飯後。自工人寓所赴廠。約行程一里、既抵廠門。李君以姓名來意告門者。門者入白。久之廠中之副經理特來延接。此君固與李君因招工交涉。諳熟已久者也。先導余等曲折至經理室小坐。出經理室。首觀原料廠。原料者。厥狀如南貨鋪中包物之粗草紙。約四倍而大。兩倍而厚。所以引以相比者。因其質地之鬆度。恰正相合。至於顏色。草紙爲焦黃。假絲原料則爲石灰色。略似宣紙而無其白。此等紙料。係用那威國之松樹所造成。其實世界木材。可以製此紙者尙多。那威產松特盛。出品價廉、故現時假絲廠就便購取耳。非必那威始有此假絲之原料也。數千百張疊一二尺厚爲一捆。鐵架之廠屋十許座。堆積數萬捆。次至化料處。室中開有巨大方池。用水泥製成。投紙原料於池水中。入以硫酸諸藥。遂腐爛成漿。次至繅絲廠。其絲椗等等。全與上絲廠內繅絲室之裝置。粗看無甚異同。惟湯盆則爲水槽。槽中即入以腐爛之料漿而已。引漿以入抽絲孔。亦如繭子之隨即引出纖維。入孔而被抽。其孔則以白金爲之。以其能鑿極小之孔。且不懼酸性。每孔所引纖維之細。眞匪夷所思。蓋聚十六孔所引之纖維。併成一絲。才如上海絲廠中所出經絲之粗細。我國工人皆作工於此室。所以然者。因此室頗有硫酸蒸發之氣。彼中工人。過講衞生。赴招者不甚踴躍。因有外人之餘地。其實此室甚暢朗。空氣亦極流通。我等入其中。不甚有十分酸性之感覺。較之入照相製板室之鋅片腐蝕所。則彼之劇烈於此者已多。而彼且視爲上等工作也。次觀紡紮室。將新繅之絲。從椗上取下。改紡於搖輪。取自輪上。乃成長短晝一之絲紮。此時其色爲麥柴黃。於是送入漂白室。漂白室之蒸發氣。遠烈於繅絲室。故至室外遠望。導者卽示不必入內領略惡氣之意。遂未入觀。然見此中之工作人。則爲彼中工人。且比較似高等。據云假絲之色澤等等。在此漂白一手續中。最有關係。最後乃至包絲間。數十紮堆聚爲方形。復入壓架壓緊。取出乃以厚紙包裹。貼以彩色之牌號單子。於是以若干包爲一箱。置入大木箱中。數千百箱送火車。以供他城邑織廠之用。而此廠之能事遂畢。紡紮室與包絲間。皆用女工。男女工人。約有三千。華工固滄海中之一粟。歐戰不開。本議續續招往。今則此廠逼近戰地。停辦久矣。其絲若與眞絲比較。色澤稍燦耀。不及眞絲之溫靚。略如上等燒料與玉之比例。倘但看假絲。其勻淨可愛。遠勝於我國土產之肥絲。自觀此廠以後。乃能辨知西洋市上千百種之便宜綢緞。皆假絲所成。恐輸入我國之外國綢。夾雜此物。亦必不少也。

客問此等工人其得値幾何。

答曰。所得工値之確數。吾未嘗過問。略聞概算。除其人食宿零用及每月寄家一二十元外。言能年積五六百佛郞。作工三年。可得二年入校之學費。然以歐戰等之阻礙。此法尙未能實行。前年冬間因法政府發生招募華工問題。李石曾君知新募之華工西去。若不幸而仍顯現南斐華工等之老狀態。則既失西行之好處，又生彼人之惡感，甚非細故。欲免乎此。非導以工餘求學。冀以演講等等。與爲接近。使輾轉化誘。共能於兩三年中。各得細微之文明而歸。不惟免於工作時以野蠻舉動。得野蠻待遇。亦且數萬人多獲改良。可爲不虛此行。故商於彼中士夫。欲組織華工教育。皆大稱善。遂擇豆腐公司及假絲廠之工人數十人爲師範生。先立華工學校於巴黎。迨工人至法。即以此等師範生。爲之助教。爲之傳譯。故先去之舊華工百人。多半已不復正式作工。

客問新募華工之議。發自何時。

答曰。大約在前年帝制問題發生時代。法之陸軍部。特派武員至華。商定招工計畫。在華法國外交官等。指引該武員與梁士詒商量。因梁素有能名。且與外人多所拉弄。外人亦以其信用於袁氏。國中容易呼應。由彼指揮。招集數萬工人。較易捷速。商量之餘。遂訂一合同。託彼包辦。彼即成一惠民公司。專爲招致六萬華工而設。計算在每名工人身上。可扣得四十元。即有二百四十萬元之利益。除去其徒黨之報酬。彼必能坐獲二百萬元。不料三次革命忽起。馴至身爲罪魁。逃亡不能出面。呼應大不靈便。去夏才招成第一批工人。一千七百人放洋西行。至八月而着法。北方旋因起老西開案而中阻。分設惠民公司於香港。甫招若干人。又因尅扣太多。待遇太劣。遭粤人之劇烈反對。朱省長亦依從衆意。禁止招募。惠民公司因而擱淺。去冬旅華法人。又自於上海等處別招機匠。今亦零星續招。散無定法。故政府又有派官代招。不准隨便私招之議。加以華工爲加入戰團之交換品。而華工問題益紛。

客問聞李石曾君亦曾擬有招工之章程。其議發生於何時。

答曰。李石曾君受法國工部之要求。爲之改良章程。以求雇主工人雙方之利益而已。彼並非自擬章程。以與招工作緣也。前年帝制正熱鬧之時代。法國陸軍部派人與梁士詒訂設惠民公司。工部始知之。以爲工人不關於軍用。最好由工部主政。而且數萬之外國工人。破天荒而去西歐。倘有如英報所譏評。（英報當時大不滿意。頗譏評法人之失策。不應引導野蠻工人。侵入歐洲文明之地）則散之於通國。將社會上感受不良之影響。因知前李君有改良工人之計畫。而且工部之主事者。適爲法國工黨之一派。極歡迎世界改良之工人。頗懼一不慎重。至於破壞成規。決非肯貪圖一時牛馬役人之小利。而自壞其鐵血爭得之工約。所以特就李君而訪問。李君卽言梁氏之爲人恐不足恃。最輕之結果。若廣招失業無賴。吸烟嗜博之徒。遍於法境。則必生有小小不良之傳染。且昔日華工之貽人口實。其半亦當歸咎於招工者之刻扣苛待。不以平等工人相待。於是就招者旣鮮好人。其人亦卽自暴自棄。生出種種不自愛好之舉動。倘以平等工人相待。招募時良工樂就者多。旣可嚴於選擇。其人得與歐工相比。亦卽謹於步趨。工部諸人皆大韙其言。囑擬改良之章程。其時聞梁氏已開招五千。主由陸軍部。故擬趕卽就李君章程。亦招五千。主由工部。使兩批工人到法。作一比較之試驗。李君允爲設法。惟約銀錢。皆由法人派人自理。而彼惟盡其鼓吹之力。適當時李君又與法國數名人立有華法敎育會。一面遂由會中組織華工敎育。一面因西南逐漸獨立。其頭批之五千人。就雲南招募。私計雲南地處偏僻。必尙多樸實之農民。或近日生計艱難。苦學萌動。必有學校生徒。亦能應募。區區五千人不難立集。遂約蔡孑民汪精衛諸君。共爲通告。對於學校敎師及敎育會人員。使相助號召。不料重重阻難。旅華之法人。不皆如工部之存心。不以工部所定之章程爲當。卽李君派人至雲南。方知彼處之人。正還重去其鄉。號召三兩月。僅得數百人。無足成行。至於今日。尤極紛錯。隨時隨地。自爲章程。李君歸來後。至北京與法使已交涉數四。聞已稍得頭緒。或政府所謂派人管理禁止私招。亦能采用李君章程。以適應法國工部之希望歟。

完

醫學新名詞解釋

凡治一種學術必先審查了解其名詞爲第一義。研究新醫學。最苦者爲名詞。十八九出於譯音。佶屈聱牙。羌難索解。是書爲無錫萬叔豪先生編輯。將醫書中常見之病理、內科、外科、化學、解剖學上難解之名詞。一一詳爲釋解、如解釋實質二字曰。生理學名詞也。凡臟器之內外兩面。莫不有被膜覆之。其中層則係臟器原有之質。是質名曰實質。又如解釋嵌頓曰。嵌頓猶言嵌住也。如既出而不能復入。既下而不能復上也等等。後復附日文表注。以便與原文對照。註解詳明。專門家及普通人閱之。皆能一覽瞭如。誠醫家必備之良書也。　每部定價大洋八角

頓死論

無錫丁福保譯。吾國人不知病理。不識解剖。又無科學思想。見人有猝然而死者。如其家適有營墓築室或築井等。則必曰。其動土處誤犯三煞七煞。其家亦深怨葬師日者之誤事。否則必曰。猝死者或逢惡鬼。或遭陰譴。或前世有冤債。鬼神特來索命。種種迷信之說。不能殫述。醫亦莫明其致死之理。往往附和其說。是書將所以猝死之理。由條分縷晰而說明之。不特可以挽救社會之迷信。亦可爲醫生指南之針。箴醫林之要書也。　每部定價大洋兩角

中國經驗良方

杭縣葉瓊編述。千方易得。一效難求。故驗方求之最不易得。如驗方新編一書。徒騖浩博。而名不副實。病家檢方施用。轉有以病試方之苦。甚遭意外之危險。此因未經實驗之故也。杭縣葉瀘伯先生。肆力中西醫學十餘年。懸壺滬上。口碑載道。近出其家藏秘方及得於師友所傳授而確有實效者。彙成一編。名曰中國經驗良方。其有未經實驗之方。概不與焉。醫家病家。苟能按方施治。則回春可券。免受藥石亂投之苦矣。　每部定價大洋二角

日商 **仁壽堂大藥房廣告**●醫療用各種藥品●醫療用各種器械●工業用各種藥品●棉花綳帶材料●閨閣用各種化裝品●代售各售靈藥

敬啓者本大藥房專向日本著名各大廠販運上等原封藥品並寄種仁丹　日月水　中將湯　胃活　靈效丸等著名靈藥茲値交易伊始**特廉價發售以廣招徠**賜顧者請認明牌號庶不致誤此佈

上海虹口吳淞路〇字第一五〇號 **仁壽堂大藥房謹啟**

電話第四〇五七番